1天36小時！

# 最實用的全方位失智照護聖經

領導失智護理40年，暢銷350萬冊

手把手教你高品質照顧家人，
減輕你的壓力、疲累與無助感

The 36-Hour Day: A Family Guide to Caring for People Who Have Alzheimer Disease and Other Dementias

（高齡、退化、長照適用）

南希・梅斯（Nancy L. Mace）、彼得・羅賓斯（Peter V. Rabins）———著
張家瑞———譯

健康smile 97

# 1天36小時！最實用的全方位失智照護聖經（高齡、退化、長照適用）

領導失智護理40年，暢銷350萬冊！
手把手教你高品質照顧家人，減輕你的壓力、疲累與無助感

The 36-Hour Day: A Family Guide to Caring for People Who Have Alzheimer Disease and Other Dementias

原書作者　南希．梅斯 Nancy L. Mace、彼得．羅賓斯 Peter V. Rabins
譯　　者　張家瑞
封面設計　林淑慧
特約美編　顏麟驊
特約文編　王舒儀
主　　編　高煜婷
總 編 輯　林許文二

出　　版　柿子文化事業有限公司
地　　址　11677臺北市羅斯福路五段158號2樓
業務專線（02）89314903#15
讀者專線（02）89314903#9
傳　　真（02）29319207
郵撥帳號　19822651柿子文化事業有限公司
投稿信箱　editor@persimmonbooks.com.tw
服務信箱　service@persimmonbooks.com.tw

業務行政　鄭淑娟、陳顯中

首版一刷　2023年10月
定　　價　新臺幣680元
I S B N　978-626-7198-89-6



歡迎走進柿子文化網 https:// persimmonbooks.com.tw
粉絲團：60秒看新世界
～柿子在秋天火紅 文化在書中成熟～

國家圖書館出版品預行編目(CIP)資料

1天36小時！最實用的全方位失智照護聖經（高齡、退化、長照適用）：領導失智護理40年，暢銷350萬冊！手把手教你高品質照顧家人，減輕你的壓力、疲累與無助感／南希．梅斯（Nancy L. Mace）、彼得．羅賓斯（Peter V. Rabins）著；張家瑞譯
-- 初版. -- 臺北市：柿子文化事業有限公司, 2023.10
　面；　公分. --（健康smile；97）
譯自：The 36-hour day: a family guide to caring for people who have alzheimer disease and other dementias
ISBN 978-626-7198-89-6（平裝）
1. CST：老年失智症 2. CST：阿茲海默氏症 3. CST：長期照護
415.9341　　112015761

## 具名推薦

**林仁廷**，諮商心理師
**唐從聖**，全方位藝人
**凌煙**，作家、照顧者
**陳乃菁**，陳乃菁診所院長、高雄長庚神經內科主治醫師
**陳維萍**，台灣省私立台北仁濟院附設仁濟安老所所長、中華民國家庭照顧者關懷總會理事長
**楊月娥**，資深媒體人、資深照顧者
**劉秀枝**，前臺北榮總一般神經內科主任
**瞿欣怡**，作家

## 國內好評

失智症的影響遠遠超出了患者本身，它如同一道波紋，觸及每一位與患者息息相關的人。本書描述出失智症患者及其照顧者日常生活中的點點滴滴，書中文字深情地、充滿同理心地描繪了失智症患者及其家庭所經歷的情境變化和情感起伏。更令人敬佩的是，這本書不僅僅著眼於患者，它更深入地探討了照顧者的心靈世界。我們都知道，照顧失智症患者是一項充滿挑戰的工作，照顧者經常承受著巨大的壓力，感到身心俱疲、情緒低落，甚至孤立無援，但這本書為他們提供了一盞明燈，分享了實用的建議和策略，幫助他們在這趟充滿坎坷的旅程中，找到平衡，尋求協助資源，照顧好自己的身心健康。

這本書所傳達的，不僅是和失智相關的知識和照護技巧，它更想傳遞的是一種態度，告訴我們如何用愛、理解和同情心有技巧的去面對失智症這一挑戰，期待患者及其家庭能夠感受到充滿愛的《1天36小時！最實用的全方位失智照護聖經》。

——王培寧，一森診所記憶健腦中心總監、台北榮總特約醫師

臺鐵退休的火車司機蘇先生得了阿茲海默症，他很風趣，每次來門診都愛說笑話，最近卻常常被警察帶回家。追問之下，原來蘇老爹騎著摩托車在他目前的住家與從前的舊家之間來回奔騰，從早騎到晚上，這麼做的原因是在找蘇太太；家裡找不到，於是他想，老婆該不會回去舊家拿東西了吧？安全帽一戴，發動引擎就往舊家騎，一路上狂飆，很快就到了舊家，開了鎖進入舊家，卻找不到太太，心想她可能已經拿到東西返回現在的家了。蘇老爹在兩地來回之間，有時忘了方向，有時發生事故，有時不慎受傷，就這樣周而復始。

其實，蘇太太於今年五月去世，當子女告知他這件事，蘇老爹不禁傷心哭了一場。隔天起床，同樣又騎機車來回奔騰找太太，聽起來頗令人鼻酸。

從二〇一七年開始，臺灣各地陸續設立失智共同照護中心，數目已經破百，轄區內普設失智日照中心與據點，並提供居家服務、陪伴就醫、喘息照顧等二十二項服務，許多家庭都感受到這個政策所帶來的好處。

當下的臺灣，愈來愈多人有照顧失智者的經驗，即使沒有照顧經驗，對失智症也不再陌生，基於失智症種類與臨床表現，照顧需求與面臨的問題常常因人、因情境、因病程嚴重度而異，讓家屬及照顧者困擾不已。這時，如果有本書在手，就有可能解決部分的問題，也能預知未來將會遭遇的狀況，儘可能事先防範，避免突發窘境時不知所措。

《1天36小時！最實用的全方位失智照護聖經》譯自南希．梅斯和彼得．羅賓斯原著的《1天36小時》第七版，這是本老牌失智照護手冊，讀者可能很難想像這本書第一版發行距今已經快要四十年，難能可貴的是新版內容與時俱進，就連最新的單株抗體（monoclonal antibody）藥物也都有描寫，並提及重點。

我十分推薦這本書給讀者，由於國情不同，書中有些用詞或許不盡一致，但您若曾經照顧過、或是此刻正在照顧失智病人，想必很能感同身受，並能從中得到省思的機會。

——**白明奇醫師**，成大醫院失智症中心主任、熱蘭遮失智症協會理事長、成大老年學研究所所長

疾病雖然無法停止，但還是有方法能改善家人與患者的「生活品質」，而這本書會帶你找到方法。

——**劉仲彬**，臨床心理師

老化與疾病，應該是作為人，從出生之後一路奔向死亡盡頭所無法避免的過程。而其中，最難纏的，又最折騰病患及家屬的，失智症絕對榜上有名。我們不知道失智症會在哪一個年紀、哪一個階段找上家人或自己；我們不知道成為失智者的家人或自己會逐漸失去哪些能力，是否會因為喪失記憶而遺忘最親愛的人；我們不知道在失去的過程是否還能懷抱對生活的期待，生命是否還有持續展現光熱的可能。甚至，我們也不知道當走在失智症陰暗的隧道裡，在抵達有光的盡頭前的碰撞、跌宕與摸索，是否還能讓家人與自己持續愉快與幸福。

失智症會影響患者的行動、記憶、認知、意識、判斷等各種能力，失智者可能會因此容易跌倒、走失，需要周密照護，渴望溫柔對待，當然也容易受騙，導致財務損失。在還來得及的時間點，預先做好醫療、照護、財務以及法律的規劃安排，才能避免之後的倉皇失措。

「我們有能力繼續去愛一個人，即使他發生了劇烈的改變，就算他目前的狀況深深困擾著我們，也不會改變」。對於每個人都可能被迫必須面對的失智症，提早瞭解並做好準備，和平共存以及洞燭機先，是延續愛的有效能量，這應該是本書想要表達並教會讀者的關鍵。翻閱這本書，掌握改變失智症樣貌的可能性。

——**鄭嘉欣**，宇皓法律事務所律師

## 國際迴響

我們渴望著那一天，那一天不再有阿茲海默症、不再有阿茲海默症患者、不再有阿茲海默症照顧者。然而，在那一天到來之前，我們需要這本書！

——**傑佛瑞・卡明斯（Jeffrey Cummings）**，克里夫蘭醫學中心大腦健康部門主任

全方位且充滿同理心，提供好理解的資訊和實用的建議，對於有失智家人的家庭來說，是十分不可或缺的資源。本書依然是黃金標準，是家屬在照顧阿茲海默症家人時，一次又一次尋求指導和支持的首選參考指南。

——**莉莎・潔諾娃（Lisa Genova）**，哈佛神經科學家、《我想念我自己》的作者

在過去的二十年裡，我深刻體驗過這本書中的每一章每一節所說的內容，因此深知本書提供像我一樣的照顧者們建設性和同理心滿滿的建議。這個全新版本提供了明確的證明，顯示了阿茲海默症的緩慢毀滅力量，以及它如何挑戰照顧失智家人的家庭。

所有需要照護長輩的人必讀！

——**梅麗爾．科默（Meryl Comer）**，艾美獎得獎記者、《與陌生人共舞》作者

從細節滿滿的標題到充實的內容，本書真的「理解」你正在經歷的一切。這本失智症照護百科全書，沒有遺漏任何受失智影響的生活層面，從棘手的行為症狀到受挑戰的新關係，再到藥物和治療的決策等，每一個都以我們照顧者深切需要的坦誠和同理心來描述。

——**寶拉．史賓賽．史考特（Paula Spencer Scott）**，《存活在阿茲海默症下》作者

## 媒體讚歎

提供許多出色的指導和清晰的資訊，這正是有失智家人的家庭所迫切需要的……作者們提出了一些很實際的建議。——**《紐約時報》**

在照顧失智病人這方面，這是一本十分令人欽佩又實際的指南。——**《紐約書評》**

既是一本指南，也是一個傳奇。——**《芝加哥論壇報》**

同類書籍中最棒的！——**《芝加哥太陽報》**

這是一本十分優秀的實用指南！對於需要照顧患有導致失智的漸進性疾病的人的家庭或專業人士來說，都是如此。本書內容具體且發人深省，對任何人都有幫助，就算你與「有障礙」的病人僅有一點點或較疏遠的關係，本書依然對你有用。強烈推薦本書給公共圖書館和護理圖書館。——**《圖書館雜誌》**

對於那些家裡有失智病人的家庭而言，本書依舊是照顧者的「聖經」。——**《書評雜誌》**

醫生可以很自信地向他們病人的家屬推薦這本書！——**《美國醫學協會雜誌》**

雖然這本書是給護理人員和家屬的，但也應該列入攻讀護理和醫學的學生之閱讀清單，每個病房也都應該備有一本，因為護理師和臨床醫生可以從中學到很多東西，以確保對病人的高標準護理。——**《護理時報》**

一本卓越的指南，為照顧失智患者提供了豐富的資訊。本書以人為本，描述了照顧的複雜性和深度，不僅適用於阿茲海默病和其他形式的失智症患者，也適用於照顧者自身。——**《活動、適應與老化期刊》**

對於需要照顧失智患者的人來說，這是一本詳細、實用和富有同情心建議的必備指南。本書依然是數百萬失智症照顧者的黃金標準照護指南。——**《老年醫學期刊》**

對於想找一本書來了解阿茲海默症及如何照顧患者的人來說，本書必買。——**《選擇雜誌》**

# 繁中版編輯序

眼看著所愛的人因為失智而性格改變、情緒失控、行為異常、技能喪失，令人心碎；日復一日照顧失智家人所承受的身心壓力巨大無比，也許你同時需要兼顧家庭和工作，如果還被旁人誤解、質疑甚至指責，實在讓人覺得一天怎麼像三十六小時那麼漫長。本書作者專精於精神醫學和行為科學，他們融合自己長年從事失智症臨床研究的經驗，以及家屬實際照護的案例分享，針對失智症的診斷、照護和治療提供全面且詳實的說明和建議，也帶領照顧者自我覺察、照顧身心並尋求協助資源，讓一天二十四小時變得像三十六小時那般充裕！本書主要內容包括了：

◆ **失智症診斷、評估的最新資訊**：有哪些診斷項目一定要做？你可以找哪些專業人員協助你認識失智症、做診斷，以及治療並照顧患者。

◆ **失智各階段的行為症狀和照護指南**：從輕度認知障礙（非失智症）到失智症晚期，認識失智各階段的典型行為症狀和背後原因與管理指南，減少盲目摸索，並儘早為患者和自己的未來做全方位的規劃。

◆ **理解並照顧患者的情緒變化、精神症狀**：針對患者錯誤的想法、猜疑、苛刻、憤怒、固執、怒罵看護或家人、憂鬱、有自殺行為，給予有溫度、具同理心的陪伴，並提供讓照護工作更輕鬆、更有效率的具體建議。

◆ **帶你尋求家人、鄰居、喘息服務、支持團體、照護機構和政府的幫助**：有效整合與運用家庭與社會資源，以提前思考與規劃的長照之路，不至於事到臨頭才手足無措。

◆ **面對和處理因照顧失智症患者所產生的家庭問題**：從家庭角色和責任的轉變、因為照顧方針歧見或責任分工引發的家庭衝突、婚姻生活的變化、如何召開家庭會議，到不是主要照顧者的家人如何支持主要照顧者——甚至還有專為兒童和年輕人而寫的注意事項和建議。

◆ **了解失智症對照顧者帶來的種種影響，以及如何自我照顧**：覺察和照顧你的感受、壓力，如何紓壓、緩解身體的疲累，如何處理自己的疾病、性生活；當你忍不住發脾氣、對失智家人做了你但願自己從沒有做的事時該怎麼辦，以及如果有一天「照顧的責任」結束時，你將如何面對接下來的生活……

◆ **你應該知道的財稅和法律資訊**：失智患者可能無法自己理財、照顧長期病患的花費可能很大，如何評估目前和未來生活的可能花費和所有財務資源、資產，事先做好規劃十分重要；關於應該使用多少和何種維持生命的介入措施，甚至患者是否立下遺囑等，能事前討論和規劃，都能減少之後的倉皇失措。

◆ **認識導致腦部異常和失智的各種原因和疾病，以及延緩認知退化的科學實證發現**：失智是一組症狀群，而不是某種疾病，很多原因和疾病都可能導致失智，認識這些因素能幫助你了解患者的失智性質、可不可逆（有些失智症是可逆的），並在求得醫師的正確診斷後規劃治療和照護方案，此外，也帶你進一步了解，失智症研究的最新進展和藥物資訊，以及如何在眾多預防或延緩失智症的方法中，判斷哪些有科學證實、哪些是吹噓的假治療。

具名推薦 3
國內好評 3
國際迴響 6
媒體讚歎 7
繁中版編輯序 9
前言 25
序 27

CHAPTER 1
是健忘還是失智？ 29
什麼是失智症？ 35
失智症患者會面臨到的困難 38
患者和家屬該何去何從？ 41

CHAPTER 2
為失智症患者取得醫療協助 43

CHAPTER 3

評估疑似失智症的患者 44
要找誰來做評估？ 49
失智症的治療與照護管理 51
醫生／護理師／社會工作者／老人護理管理人員／藥劑師

## 失智症的典型行為症狀及其背後原因 55

大腦、行為與個性：為何失智症患者會那樣做？ 56
幾個照顧患者的一般性建議 60
記憶問題 64
過度反應或災難性反應 65
有攻擊性 71
語言和溝通問題 73
患者在讓自己被他人了解上遇到困難／失智症患者在理解他人方面出現困難
喪失協調性 80
喪失時間觀念 83
一些時好時壞的症狀 85

CHAPTER 4

# 該讓患者獨立生活嗎？ 87


**確診「輕度認知障礙」之後** 88

**管理失智症的早期症狀** 89

**當患者必須放棄工作時** 90

**當患者不再適合管理財務時** 92

**當患者不再適合駕駛時** 93

**當患者不再適合獨居時** 97

當你懷疑某個獨居者可能失智症時／你能做些什麼呢？／搬到新的住所


CHAPTER 5

# 如何讓照顧工作更輕鬆？ 107


**需要注意的危險情況** 108

屋內／戶外／坐車／高速公路和停車場／抽菸

**營養與飲食** 115

準備餐點／進食／有問題的飲食行為／營養不良／體重下降／噎到／何時該考慮使用餵食管？

**運動** 127

**娛樂** 129

CHAPTER 6

有意義的活動 131
個人衛生 132
洗澡／浴廁照護設備資訊／穿衣／打理儀容／口腔衛生
大小便失禁（弄濕或弄髒） 141
小便失禁／大便失禁／清潔善後
走路、平衡與跌倒的問題 148
只能坐（輪）椅或臥床／輪椅的挑選
你在家中能做的改變 153
輔助設備／環境應該凌亂或空無陳設？
疾病和健康問題 157
疼痛 160
跌倒與受傷 161
褥瘡 161
脫水 162
肺炎 163
流感與新冠肺炎 163

便祕 164
藥物治療 165
牙齒問題 169
視力問題 169
聽力問題 171
暈眩 172
看醫生 173
假如患者必須住院 174
癲癇、痙攣或抽搐 176
急衝性運動（肌躍症） 178
死亡 178
死亡的原因／在家裡過世／安寧療護與緩和療護／在醫院或照護機構死亡／何時該停止治療？／在生命的最後能給予什麼樣的照護？

CHAPTER 7

# 管理失智者的行為和神經症狀 187

行為管理的六R 189
隱瞞記憶的喪失 190

## 遊蕩 192


為什麼會遊蕩？／遊蕩行為的管理方法／睡眠障礙與夜間遊蕩

夜間情況惡化（日落症候群） 206

把東西弄丟、貯存或藏起來 208

在抽屜和衣櫃裡亂翻 209

不當的性行為 209

重複問同樣的問題 212

一再重複同樣的行為 213

注意力渙散 214

不斷在你身旁轉來轉去（跟屁蟲） 215

抱怨與辱罵 216

隨意拿東西 220

忘記有人打電話來過 221

要求苛刻 221

固執與不合作 224

當失智症患者辱罵看護時 225

利用藥物管理行為症狀 226

CHAPTER 8

## 與患者情緒變化和猜疑有關的症狀 227


憂鬱 228
抱怨健康狀況 229
自殺 230
酒精或藥物濫用 230
淡漠和無精打采 231
感覺記憶 232
生氣與易怒 232
焦慮、緊張與坐立不安 234
錯誤的想法、猜疑、偏執與幻覺 237
解讀錯誤／認不出人或事物（「認識不能」或失認症）／「我媽要來找我」／猜疑／藏東西／妄想與幻覺
無事可做 248


CHAPTER 9

## 當照顧者生病或死亡時該怎麼辦？ 249


規劃緊急取得協助的方式 250
萬一你比患者更早走 252

CHAPTER 10

向外尋求協助，不再孤軍奮戰 255

來自朋友和鄰居的協助 256
向外尋找資訊和其他服務 257
服務的類型 258
請人到府服務／居家照護／成人日間照護／暫托住宿照護
居家照護、日間照護和喘息服務的事先規劃 264
當失智症患者拒絕被照護時 265
你對於自己能喘息一下的感受 268
如何查尋相關的服務資源？ 270
付費問題 273
喘息方案該把有不同問題的人混在一起嗎？ 275
判斷服務品質 276
研究與示範方案 278

CHAPTER 11

你、患者和其他家人的角色變化與衝突 279

角色的轉變 282
了解家庭衝突 288

分配責任

你的婚姻 291
應付角色轉變和家庭衝突 292
召開家庭會議
當你住在外地時 296
當你不是主要照顧者時，能給予什麼協助？ 298
照顧患者和繼續你的工作 299
你的孩子 300
留心青少年的反應

CHAPTER 12

照顧失智症患者對你的影響 305
你可能會有的情緒反應 306
憤怒／尷尬／無助／罪惡感／歡笑、愛與喜悅／悲傷／憂鬱／孤立無援與感到孤單／擔心／懷抱希望與面對現實
當你失控且不當對待患者時 322
你可能會有的身體反應 323
疲憊／生病

性生活怎麼辦？ 325
如果你的配偶失智了／假如你和失智的父親或母親同住
規劃未來 328
身為一個孤單的配偶
當你照顧的對象過世了 332

CHAPTER 13
## 照顧你自己 333
騰出時間給自己 335
送份禮物給自己／朋友／避免孤立無援
如果有需要，就去尋求額外的協助 338
辨別警訊／諮商
結合其他家庭：失智症協會及類似組織 343
互助團體／逃避的藉口
擁護權益 346

CHAPTER 14
## 你和患者的財務與法律議題 349

你的財務估評 350
列出可能的花費／找出潛在資源
到哪裡尋找患者的財力資源？ 355
法律事務 359


CHAPTER 15

長照機構及其他居住安排 363
生活居住安排的類型 365
隨失智症患者搬遷 368
專業照護機構 369
照護機構裡的失憶照護部門 371
如何選擇長照機構？ 373
付費／選擇長照機構的指南
把患者搬遷到住宿照護機構 385
適應新生活 387
探望患者／你自己的調適
當照護機構發生問題時 393

照護機構裡的性議題 395

CHAPTER 16

預防和延緩認知衰退 397

與老化有關的常見變化 398

回想說過的話和心智運作的速度

失智症的風險因子 399

心血管因子／運動／社交與智力活動／飲食／教育／糖尿病／憂鬱／毒素／頭部創傷／老化／遺傳

藥物治療 405

總結 406

CHAPTER 17

腦機能障礙和失智症的原因 407

輕度認知障礙 408

失智症 409

與酒精濫用有關的失智症／阿茲海默症／失憶症（高沙可夫症候群）／大腦類澱粉血管病變／慢性創傷性腦病變／大腦皮質基底核退化症／憂鬱／額顳葉失智症

／愛滋失智症／亨丁頓舞蹈症／路易體失智症／與帕金森氏症有關的失智症／原發漸進性失語症／漸進性上眼神經核麻痺症／創傷性腦損傷（頭部創傷）／血管型失智症／年輕型或早發性失智症

**其他大腦失調症** 420

譫妄症／中風及其他局部腦損傷／短暫性腦缺血發作

CHAPTER 18

# 失智症的相關研究 423

**理解研究** 425

小心吹噓的假治療

**血管性失智症和中風的研究** 427

**阿滋海默症研究** 428

大腦裡的結構變化／腦細胞／神經可塑性／神經傳導物質／電訊號／異常蛋白／腦細胞內的異常蛋白／神經成長因子／感染／普恩蛋白／腦（或幹）細胞移植／金屬／免疫系統缺陷／頭部創傷／藥物研究

**流行病學** 436

**唐氏症** 437

**老化** 437

遺傳與失智症 437
性別 440
神經心理檢查 440
腦部影像 440
保持身心活躍 441
急性病對失智症患者的影響 441
研究如何推廣服務？ 442
保護因子 443
一種或多種疾病？ 443

# 前言

本書已經為兩代人提供明確的支援、有用的指引，也為阿茲海默症失智症患者的親友帶來很多的支持和安慰，並且被許多人讚譽為照顧這種退化性疾病患者最容易取得、最好理解的居家療養指南，現在它已經發行到第七版，創下了十分輝煌的出版紀錄。我很自豪地記得，一九八一年這本書初次問世時，我參與了其中一個小角色，也很榮幸地在之後許多年裡見證本書對讀者所貢獻的一切。

我們都認同，失智症今日的核心問題大多和本書初版發行時大致相同，即便已經能更確定地辨識出並大幅減緩失智症的進程，我們仍然不知道如何預防或治癒這種令人苦惱的機能障礙。不過，我們學到許多方法來幫助大眾去照顧和保護他們因失智症而受苦的親朋好友。

和之前一樣（現在還補充了最先進的科學研究相關資訊），第七版會說明哪些機構（和所在地）能為這種疾病提供治療並延緩進程，以減輕一些惱人的症狀。不過，本書仍將相關醫藥事項放在「照護」這個範圍相對廣博的情境中，以更完整地反映出患者及其照顧者日常所關切的問題。從這個角度而言，它的參考架構依然不變——**強調如何看待罹患這種疾病的患者，以及如何協助患者在疾病的過程中維持個人的生活平衡**。

我相信，我們可以在這本書的歷史和它所提供的幫助裡，發現更有意義的事情：這種疾病所帶來的個人問題——就像生活的許多其他層面一樣——在親友的介入之後所產生的不同情境或背景之下，可能會變得更好或更糟。藉由指出並解決在失智症病程及過渡時期裡浮現的問題，本書成功地提升了相關人員的調解能力。在以此方式有效運作的過程中，本書作者和讀者一起證明了，**儘管身處在失智症帶來的困境中，患者及其家屬仍然能盡情享受人生——恆久的友誼、共享的經驗、日常的邂逅、信任的關係**。

秉持這樣的精神，本書作者和讀者們把想法和經驗貢獻到本書的最新版本當中。我慶賀它的到來，不僅因為它是我們過去共同努力之下的成果，也因為這個令人振奮的新版本能教導辛勤照護的新讀者化自己的心力和勞力為有效的照護。

現在，我們深具信心，今日我們以有效和合宜的照護方法為親人付出，終將造就一個能讓治療和預防方法浮現出來的未來。這些患者背後有一票鬥士在努力著，阿茲海默症所引發的失智問題將不再是個被忽視的研究領域，而是科學研究迅速前進的領域。在孕育下一版之前，我們可以預見失智症在治療和預防上將可能出現重大的進步，我們也看得出來，推動這種進步的力量，有多少應該歸功於本書的讀者，以及他們肯定患者個人價值的照護承諾。

## 給讀者的話

本書不能取代對阿茲海默症、其他失智症或記憶力受損的患者的醫療，治療方式不能僅依據本書的內容，而需根據個人與醫生之間的談話。本書的目的即是做為談話的輔助。

**保羅．麥克修（Paul R. McHugh）醫學博士**
前約翰霍普金斯大學醫學院精神醫學暨行為科學系主任

# 序

本書第七版的發行，讓我們有機會去感謝自本書一九八一年首次發行至今，為它和它的前身《家庭手冊》做出貢獻的許多人和機構。《家庭手冊》在珍．露卡絲．布洛斯坦（Jane Lucas Blaustein）的協助下於一九七九年發行，她是阿茲海默症協會馬里蘭分會的創始人。

本書的許多照護建議來自親身經歷過失智症症狀的患者、患者的照顧者、全國各地的醫療保健專業人員和阿茲海默症協會工作人員等。我們很感謝他們所做的貢獻，也讚許他們的毅力以及分享自身經驗及想法的慷慨。本書的基本信念（以更多方法改善失智症患者及其照顧者的生活）直接來自於我們的老師保羅．麥克修和馬歇爾．弗爾斯坦（Marshal Folstein）。沒有他們的支持、倡導和知識貢獻，就不會有第一版的問世。

在第一版中，我們的同事珍妮．佛洛伊德（Jeanne Floyd）、珍娜．巴契爾（Janet Bachur）和珍．布洛斯坦（Jane Blaustein）貢獻了點子和時間。自那時起，許多其他同事也以他們自身的例子和直接建議來教我們，他們的用心，讓我們得到不少鼓舞和啟發。我們特別感謝馬汀娜．賴弗里夏（Martina Lavrisha）、芮貝卡．雷（Rebecca Rye）和瑪莉．安．懷利（Mary Ann Wylie）多年來的協助與各種建議。

寫第一版時的財務支援來自於羅威與艾諾普斯基金會，這項支援讓我們能夠在後續幾年間將自己所學傳授給別人。近來，彼得．羅賓斯的研究和臨床努力得到利奇曼家族基金會阿茲海默症及相關失調症講座的支持，並將成果放到最近幾版的修訂版中。

凱倫・羅賓斯（Karen rabins）仔細地閱讀過本書每一個版本，並提供了專業的校對和修正。我們在約翰霍普金斯大學出版社的編輯：安德斯・里奇特（Anders Richter）、溫蒂・哈里斯（Wendy Harris）、賈桂琳・威穆勒（Jacqueline Wehmueller）和喬・魯斯柯（Joe Rusko），他們為本書提供了專業與支持，我們感謝他們的忠告及建議。

正如保羅・麥克修在前言裡所述，世界各地的醫生、研究人員、家屬、倡導機構和政府單位的努力，改變了失智症患者及其親屬得到照料的方式。那些與疾病奮鬥的患者，以及其照顧者的勇氣和奉獻精神，鞏固了失智症在治療和預防方面持續研究的基礎。在達成完全預防的目標之前，**充滿關愛的照護**對於治療失智症來說，仍然十分重要。

**彼得・羅賓斯**

**南希・梅斯**

CHAPTER

1

# 是健忘還是失智？

這兩、三年以來，溫瑟太太已經意識到自己總是忘東忘西的。首先，她開始很難記住朋友孩子的名字，有一年她還把自己做的草莓醬忘得一乾二淨。她以記筆記的方式來彌補不好的記性，並且告訴自己：畢竟我年紀愈來愈大了。直到後來她發現自己竟然得苦思一個原本記得的常用單字，她才開始擔心自己是不是得了阿茲海默症。

最近在和一群朋友聊天時，溫瑟太太體認到她不只是忘掉一個偶然聽到的名字而已，而是整段對話都忘記了。但她仍有辦法掩飾這一點：她總是給予得體的答覆——即使她暗地裡感到很困惑。

沒有人注意到這一點，也許除了她媳婦——她媳婦曾對朋友說：「我覺得我媽老是忘記事情。」這種情況讓溫瑟太太很是擔憂，有時還很沮喪，但是她總是否認自己有哪裡不對勁。她沒有人可以傾訴：「我的記憶力正在退化，才轉個身就忘記事情。」同時，她不願意去想這件事——想「變老」這件事，最重要的是，她不想要被當成老糊塗那樣看待。她仍然要享受人生！她還可以應付這一切！

這年冬天，溫瑟太太病了。剛開始她以為只是感冒，去看醫生之後，醫生開了一些藥給她，並且問她說：「妳都這把年紀了還想指望什麼？」這令她十分不悅。後來病況急轉直下，她躺到床上，感到害怕、虛弱又疲倦。溫瑟太太的媳婦接到她鄰居的電話，當他們一起趕去她家時，發現她意識模糊、發燒，時不時囈語。

住院的前幾天，溫瑟太太對於所發生的事情只有片段、模糊的概念。醫生告訴她家人說她得了肺炎，腎功能也很差，他們動用了醫院裡所有的資源來對抗感染。

溫瑟太太身處在這樣一個陌生的地方，一切她都不熟悉。眼前的陌生人來來去去，他們告訴她這是什麼地方，但她忘了。在陌生的環境裡，她已無法做什麼來掩飾自己的健忘，突發疾病所引起的神志不清更是加深了她的困惑。她以為丈夫來看她了——那個穿著軍服的年輕帥哥啊！後來當她兒子來的時候，她很驚訝自己竟然有那麼大的兒子！她兒子不斷跟她說：「可是媽，爸在二十年就過世了。」但是，她知道丈夫沒死，因為他剛剛明明就還在那兒。然後，她向媳婦抱怨說她都不來看她，當媳婦跟她說「可是媽，我早上才來過」時，她認為對方在說謊。事實上，是溫瑟太太把早上的事情給忘了。

有人進來伸手撥弄並推她的身子，在她身上亂放、亂塞東西，然後又取走。他們用針戳她，又要她參與物理治療。在跑步機上走路成了她的惡夢之一，她夢到自己在強行軍的隊伍裡，朝未知的地方急速走去。她不記得自己身處何處。當她想要上廁所時，他們跟她說一定要有人陪在她身邊，她覺得很難堪，忍不住哭了起來，然後尿濕了自己。

溫瑟太太的情況逐漸好轉，感染消退了，也不再頭暈目眩。只有在生病剛開始的急性期間她才有出現幻想，但是經過發燒和感染之後，困惑和健忘似乎比以前更嚴重了。儘管生病也許對她的記憶逐漸喪失沒有影響，但卻使她變得太虛弱，而且令她離開她原本熟悉的環境——她在那樣的環境裡才能夠做事。最要緊的是，這場病讓大家注意到溫瑟太太情況的嚴重性，現在她的家人都意識到，不能再讓她自己一個人過日子了。

人們圍著溫瑟太太不停討論，他們肯定向她解釋過他們的計畫，但她根本記不住。最後，當她終於可以出院時，他們把她帶到她兒子家，媳婦可以幫忙照顧。那天，大家的心情似乎很愉快，他們把她帶到一個房間。那裡至少有一些她的東西，但不是全部，她想，也許其他的東西在她生病期間被偷了。他們不停地告訴她說她的東西在哪裡，但是她記不得他們說的話。

他們說，從現在起她要住在這裡，和她兒子與媳婦一起住，但她很久以前就下定決心，絕對不要跟孩子們住。她想住在自己家裡，在自己家裡她才找得到東西，在自己家裡她才能像以前一樣處理事情——至少她是這麼相信的。在家裡，也許她能找到那些她擁有了一輩子的東西，而這裡不是她的家，她失去了獨立、失去了自己的所有物，她有很大的失落感。她已經不記得她兒子的溫情解釋：因為她無法獨自打理生活，所以讓她搬到他的家住是最好的安排，這樣他才能照顧她。

溫瑟太太心裡經常有一股莫名的恐懼，她受損的心智無法說出或形容那股恐懼。有人來了，記憶也來了，但又都很快就消失了。她無法分辨哪些是現實、哪些是她對過去人們的記憶。浴室的位置跟昨天不一樣，穿衣服變成無法克服的考驗，她的手忘記怎麼扣扣子。腰帶不知道為什麼會掛在她身上，她無法思考該如何應付它們，或是它們為什麼掛在那裡……

溫瑟太太漸漸地無法理解她看到和聽到的事情，雜音和混亂令她感到恐慌。她無法理解，周遭人也解釋不清，她常常被恐慌感弄得不知所措。她擔心她的東西：一把椅子和一套她媽媽留下來的瓷器。他們說，他們一遍又一遍地告訴過她了，但她就是不記得她的東西放到哪兒去了。也許是被偷了！她失去太多東西了，於是她把她仍擁有的東西藏起來，但之後她又忘記藏到哪兒去了。

「她不肯洗澡，我叫不動她，」她的媳婦沮喪的說：「她身上都有味道了。如果她不願意洗澡，我要怎麼把她送到成人日間照護中心？」

對於溫瑟太太來說，洗澡變成一種可怕的經驗。她搞不清楚浴缸要怎麼用，她沒有一天記得該怎麼應付水龍頭的水：有時水通通流光了，有時水位一直上升，但她就是關不掉它。洗個澡要記好多的事情，包括怎麼脫衣服、怎麼找到浴室、還有怎麼洗身體。她的手指頭忘了怎麼去拉拉鍊、她的腳忘了怎麼踏進浴缸……有這麼多事情要思考，讓腦袋受損的她驚慌到手足無措。

發生問題時，一般人會怎麼應付？我們可能會試著暫時離開那個擾人的情境，讓自己好好想個明白：有人也許會外出喝杯啤酒，也有人可能會去花園除草，或是出去散散步。有時候我們的反應是生氣，對引起這個情況、或至少牽涉到這個情況的人發脾氣；又或者我們會沮喪好一陣子，直到我們漸行好轉或問題自行消失。

溫瑟太太用過去她處理問題的方法，來面對她現在遇到的困擾，覺得緊張時她會到外頭走走、會站在陽臺上出神地往外看，把煩惱拋到腦後。但問題依舊存在，而且更糟了，因為她迷路了，眼前的一切都不是她所熟悉的：房子消失了，街道也不是她認識的那一條——又或者，那是她童年時的街道，還是孩子們成長時期的街道？驚恐伸出巨浪般的爪子試圖抓住她，這讓她走得更快了。

有時候，溫瑟太太會做出憤怒的反應，但連她自己都不懂自己為什麼生氣。可是她的東西不見了、她的生活似乎走樣了，記憶之門突然彈開又關上，或是記憶整個消失了……誰不會生氣？有人把她珍惜了一輩子的寶貝拿走了，是她媳婦，是她婆婆，還是她童年時哪個討厭的姊妹做的？她指控了她媳婦，但很快地就忘了自己的猜疑，然而，她媳婦卻得應對這種難以招架的情況——而且想忘也忘不掉。

許多人或許還記得上國中的那天，前一晚我們無法入眠，因為害怕隔天在陌生的大樓裡迷路，找不到教室；對溫瑟太太而言，她的每一天都是如此。她家人開始送她去成人日間照護中心，每天早上會有司機來載她，到了下午，媳婦會來接她回家，但是她沒有一天記得有人會接自己回家。她在照護中心迷路，有時候甚至會誤闖男生廁所。

她的社交技巧大致還在，所以她在照護中心能和大家談天說笑。她在那裡愈來愈放鬆，能享受和其他人相處的時光，但她的記憶力已不足以讓她有能力把這一切告訴她媳婦。

溫瑟太太喜歡音樂，在許多其他事情都被遺忘之後，她仍將音樂記得很久，彷彿那已經嵌入她的腦袋一樣。她喜歡唱熟悉的老歌，她很喜歡在照護中心唱歌。溫瑟太太記不得她媳婦的歌藝不佳，但這對婆媳都發現她們很喜歡一起唱歌。

然而，照護工作對身體和精神上的負擔終於還是讓家人身心俱疲到無法承受，溫瑟太太被安排住進療養院的那一天終究還是來了（編註：跟住宿照護中心或輔助生活住宅相比，療養院通常有提供專業的醫療護理，相當於臺灣的護理之家、長照中心）。經過頭幾日的混亂和驚恐，她開始在充滿陽光的小房間裡找到安全感。雖然記不住每天的時程表，但是例行事務的固定性讓她感到安心。有時她會以為自己好像還在日間照護中心，但她無法確定。她很高興廁所就在旁邊，一眼就看得到，她不必去記它的位置。

家人來訪時她很開心，有時候她記得他們的名字，但大多時候不記得。她從不記得他們上週來過，所以總會斥責他們遺棄她。他們想不到有什麼話可以說，於是他們會環抱著她衰弱的身體，握著她的手，靜靜地坐在一旁或唱著老歌。

她很高興家人不會試圖去提醒她剛剛說過什麼、他們上週才來過，或是問她記不記得誰誰誰，她最喜歡他們就這樣單純地摟著她、表達關愛之情。

你家裡若有人被診斷出失智症，那有可能是阿茲海默症、血管型失智症或其他疾病（見十七章）。也許你不確定是哪種情況，但不管疾病的名稱是什麼，你的親人已經遺失了某些智力——思考和記憶的能力。他／她會愈來愈健忘，個性也可能出現變化，或是有沮喪、悶悶不樂或退縮的情況。雖然不是全部，但在成人身上引發這些症狀的許多這類疾病，都是慢性且不可逆轉的。在確診罹患了不可逆轉的失智症之後，患者及其家人所面臨的挑戰是**如何與疾病共存**。不管你決定在家裡照顧患者，或是把他們送去療養院或輔助生活住宅接受照護，你都會發現自己要面臨一些新問題，以及應付自己在面對親人罹患此失能疾病而出現的情緒反應。

本書的設計是為了協助你適應及處理照護失智症家人的例行事務。我們發現家屬會有疑問，而本書能幫助你找到答案，但它仍舊不能取代你的醫師和其他專業醫護人員的協助。

## 什麼是失智症？

你也許聽過許多用來指稱推理能力和思考能力喪失、健忘等症狀的名稱。你也許聽過別人說某某人有失智症或阿茲海默症，你也許也聽過認知障礙、譫妄症或慢性腦症候群，你也許會對這些疾病跟「正常老化」有何不同感到納悶。

醫生對「失智症」一詞有特定用法。失智症並不是精神失常，醫學專業人員選擇這個名稱，是因為它能用最不冒犯且最精確的方式來描述這一族群的疾病。

**失智症指的是許多疾病都可能引起的一群症狀**，它是一個統稱，適用於許多功能障礙問題，而非引發那些症狀的某個疾病的名稱。「認知障礙」則是一個比較新的名詞；有些醫生和研究學者會用「重度認知障礙」來取代失智症，這和失智症的意思是一樣的（編註：日本則用「認知症」）。

有兩種發生在成人期的疾病會引起譫妄、記憶喪失、定向力障礙（編註：對時間、地點、人物、環境及自身狀態的認知能力下降）、智能受損等症狀，這兩種情況極為相似，很容易混淆，一種是失智症，另一種是譫妄症，後文會進一步討論P420~421。少數能治好的譫妄症會被誤認成失智症，所以弄清楚譫妄症的性質很重要。有時候阿茲海默症或其他失智症患者也會有譫妄症，這種情況將比單純的失智症症狀更難醫治。

許多疾病都可能引發失智症的症狀，我們會在第十七章概述可能引起失智症的一些疾病。這些疾病中，少數是可以治癒的，但大多數不能，舉例來說，甲狀腺疾病可能引起失智症，但只要甲狀腺機能異常的問題矯正好了，便可能逆轉失智症。

**不可逆的成人失智症中最常見的是阿茲海默症**，智能受損的進程會從輕度健忘慢慢變成完全失能。阿茲海默症患者的大腦會產生結構性和化學性的變化，目前醫界還沒有阻止或治療它的方法，但有很多方法可以緩和患者的行為症狀和情緒症狀，讓家人獲得情況得以控制的安全感。

**血管型失智症據信是造成失智症的第二或第三大原因，通常起因於大腦內一連串的小中風**，但中風可能肇因於影響腦動脈的其他疾病。中風有時很輕微，連你和患者都沒察覺到任何不對勁，但許多小中風累積起來就可能足以破壞一些腦組織，以致影響到記憶和其他智力機能。這種狀況在過去被稱為「動脈硬化」，不過解剖學研究指出，引起這種狀況的是中風損傷，而非腦部血液循環不良。在某些情況下，治療能減少進一步損傷的可能性。

阿茲海默症和血管型失智症有時候可能會同時發生。今日的醫生相信，腦血管病變和小中風會誘發或造成阿茲海默症特有的大腦變化。

阿茲海默症通常好發於老年人，但約有三分之一的老年人患有由其他疾病所引發的失智症。在六十五歲以前，約有一半的失智症案例是由阿茲海默症引起的，另一半是由其他疾病引起的。本書所討論的是照護各種失智症患者的一般性原則。

失智症患者也可能同時罹患其他疾病，而失智症可能會讓他們在面臨其他健康問題時更為脆弱。其他疾病或對藥物治療的反應常引起失智症患者的譫妄症，而譫妄症可能使患者的心智功能和行為變得更糟糕。及早發現和治療其他疾病，對於失智症患者的健康來說極為關鍵，也會讓照護更容易些。所以，選擇一個願意花時間為失智症患者詳細做整體診斷的醫生，是很重要的事情。

憂鬱常見於老年人，它可能引起記憶喪失、混淆或其他的心智功能改變。當一個人憂鬱的狀況得到治療，有時候記憶便能獲得改善。不可逆性失智症患者可能產生憂鬱問題，一定要加以治療。

許多不常見的狀況也會造成失智症，我們會在第十七章討論到。造成失智症的疾病不分社會、民族或人種，無論貧富愚智，都可能受到影響，因此沒必要因為家人罹患失智症而感到羞愧或難為情，許多顯貴與名人也患有失智症。

**嚴重的記憶喪失絕不是正常老化的一部分**。

根據能取得的最可靠研究所示，十至十二％的老人有重度智能損傷，輕度智能損傷估十到十五％。雖然造成失智症的疾病在八、九十歲的人身上更為普遍，但活到九十歲的人之中，有五十到七十％從未發生過重大記憶喪失或其他失智症症狀。隨著我們老化，沒辦法記住名字或一段話是很常見的事，但尚不足以防礙我們的日常生活。

我們大多數人都認識積極活躍且能完全掌控智能的七、八十歲，甚至九十幾歲的老人。巴勃羅・畢卡索、南希・雷根、尼爾森・曼德拉、安東寧・斯卡利亞和馬雅・安傑洛在臨死前都仍活躍於他們的工作上，而且皆享壽七十五歲以上——畢卡索享耆壽九十一歲。

**隨著老年人口的增加，我們更應該學習面對失智症所能做的一切**。在美國，有各種程度智能損傷者估計超過五百萬人。根據阿茲海默症協會的資料，二〇一九年美國在失智症上的花費是兩千四百億美元，相當於每人每年五萬三千七百美元。

## 失智症患者會面臨到的困難

失智症的症狀通常是慢慢出現的，有時候，患者本身也許是第一個感覺到不對勁的人。輕度失智症患者通常能清楚描述他們的問題：「我會忘記事情，我在說話的時候找不到要用的詞彙。」家人起初或許沒注意到哪裡不太對勁。失智症患者很難記住新資訊——雖然他們可能很善於掩飾。你可能還會觀察到他們的理解能力、推理能力和判斷力受損。失智症的發生和進程取決於誘發它的疾病和其他因素，但其中有些因素尚不明確。有時候，問題的發生是很突然的——當你再回頭看這一切時，你可能會說：「從那個時候開始，爸爸就像變了個人似的。」

每一個人應對這個問題的方式各不相同，有些人會很有技巧地掩飾自己的困難，有些人會做筆記來提醒自己，有些人則拚命否認有什麼不對勁，或是把問題歸咎於他人。有些人在意識到自己記憶衰退時會變得憂鬱或焦躁，有些人從外表看上去仍然很開朗。輕度到中度的失智症患者通常能繼續做大部分他們常做的事情，就像罹患其他疾病的病人一樣，仍能參與自己的治療計畫、家庭決策和規劃未來。

初期的記憶問題有時候會被誤認為壓力、憂鬱，甚至是精神疾病，而這樣的誤診會為患者和家人帶來額外的負擔。

一位妻子在回溯她先生的失智症開始時，並沒有在他的健忘上著墨太多，反而提到他的情緒和態度：「我當時根本不知道哪裡不對勁，也不想面對這一切。查理比平常安靜，看起來有些沮喪，但他把這些異常歸咎於他同事。後來，他老闆通知他，他要被調到（其實是降職）一個較小的分部。公司沒告訴我任何事，只建議我們度個假，我們照做了，去蘇格蘭玩了一趟，但查理的狀況一點兒起色也沒有，他既沮喪又焦躁，新職務還是應付不過來，他把問題歸咎於後輩。他好容易生氣，讓我懷疑我們多年的夫妻相處變質了，於是我們去做了婚姻諮商，但情況只是變得更糟糕。我知道他健忘，可是我以為那是壓力造成的。」

她先生說：「我知道有事情不對勁，我可以感覺得出自己容易被小事情搞得心煩意亂。大家以為我熟悉工廠的事情，可是我……我就是不記得。諮商師說那是壓力造成的，但我認為是別的事情造成的，某個很可怕的事情。我嚇壞了。」

對失智症患者而言，他們從事日常活動的能力會逐漸衰退，直到他們無法隱藏那些問題。他們也許會忘記今天星期幾，或者他們當下身在何處；他們也許會無法完成簡單的事務，像是更衣打扮或把詞彙組成有意義的句子。隨著失智症的進展，腦損傷影響到各種功能的情況會愈來愈明顯，包括記憶、組織資訊、規劃、語言，以及運動功能（協調、寫字、走路）。他們也許說不出家中物品的正確名稱，而且可能變得笨手笨腳，或者拖著腳走路。他們的能力可能每天都有變化，甚至每個小時都在變化，這令他們的家人更難知道該怎麼辦。

有些人會出現個性上的轉變，另一些人依然保有原來的性格特質：患者也許原本和藹可親，後來亦是如此；或者原本就是難相處的人，之後更是變本加厲。另外有些人的變化可能很劇烈、很戲劇化，從隨和變得苛刻，從活潑變得冷漠，或是從壞脾氣變成好脾氣。他們也許變得消極、依賴和無精打采，也可能變得躁動、焦慮和易怒。有時候他們會要求這個、要求那個，或是變得害怕或鬱悶。

有一個女兒說：「媽媽一向是開心而外向的，我想我們確實知道她愈來愈健忘，但更糟的是，她再也不想做任何事情，她不梳理頭髮，她不保持家中的整潔，更拒絕出門。」

往往一件小事就能讓失智症患者大發雷霆，也許是以前對他們來說很簡單的事情現在變得太難，他們的情緒反應可能是不安、生氣或沮喪。

另一個家屬說：「最糟的是爸爸的脾氣，他從前很隨和，現在卻會為一件雞毛蒜皮的小事大吼大叫。昨天晚上他跟我們十歲的孩子說阿拉斯加不是一個州，他又吼又叫，用力踱腳走出房間。後來我要他去洗澡的時候，我們吵起來了，因為他堅持他已經洗過了。」

很重要的一點是，失智症患者身旁的人必須記住：**患者無法掌控他們的行為**。舉例來說，他們也許無法抑制自己的脾氣或無法停止來回踱步。**那些改變並不是因為變老而導致個性變差，而是腦損傷的結果——這通常超出失智症患者的掌控能力**。

有些失智症患者會產生妄想或幻覺（聽到、看到或聞到的東西並不是真的），這種經驗對他們來說是真實的，而且可能因此和家人發生爭執。有些患者會開始懷疑別人，可能會把東西藏起來或控訴別人偷了他的東西，但其實通常是他把東西放錯地方又忘記放在哪裡，並在萬般困惑下以為被偷了。

一位兒子回憶：「媽媽好偏執，她把皮包、錢和珠寶都藏起來，然後指控我太太偷了它們。現在她又指控我們偷了她的銀器，可是她看上去不像生病的樣子，真的很難相信她不是故意在為難我們。」

在失智症發展至最後的幾個階段，由於大腦有太多區域受到影響，導致患者可能會被限制在床上，有尿失禁，也無法表達自己的意思。一旦進入這些階段，患者大都需要經驗豐富的照護。疾病的過程和預後因人而異，也因特定障礙而異，因此並不是所有症狀都會發生在同一個人身上。你的家人也許從未發生過這些症狀中的某一些，也可能遭遇過我們尚未提及的其他症狀。

## 患者和家屬該何去何從？

當你知道或懷疑某個親人罹患了失智症時，接下來該怎麼辦？

你需要盤點你目前的狀況，以釐清有哪些事情能幫助患者，並且讓你身上的負荷落於可承受的範圍當中。

你一定會有許多問題想問，而本書會帶你找出答案。

**你需要知道的第一件事，是疾病的原因及其預後**。許多疾病都可能引起失智症，也許你拿到了對相同疾病的不同診斷和解釋，也許你不知道患者出了什麼問題，也許在尚未徹底檢查的情況下，有人告訴你患者得到的是阿茲海默症。但不論如何，你必須取得診斷結果和關於病程的一些資訊，然後你和醫生才能針對日常問題或未來規劃做出妥善的應對。先有心理準備總是比較好的，你對疾病的了解有助於消除恐懼和擔憂，也能幫助你規劃如何以最好的方式協助失智症患者。

在剛開始尋求協助的時候，你可以向失智症協會或你附近的失智症支援團體取得聯繫P344。他們會為你介紹相關資源，並提供你所需的支援和資訊。

即使這種病症本身無法停止，我們仍**有很多方法可以改善失智症患者及其家人的生活品質**。

失智問題因特定疾病和患者狀況而有所不同，你或許從不需要面對本書中所討論到的許多問題，你也許會發現，直接跳到並且只閱讀適合你的那些章節會最有效率。

應對的關鍵是常理和機智。有時候，患者會因為太靠近問題，反而看不清處理的方法；但有時候，沒有誰能比家人更具創造性地解決困難。本書中就有許多點子是由家屬所提供的，他們打電話或寫信向我們分享他們的經驗，這些點子會讓你有個好的開始。

照顧失智症患者並不容易，我們希望本書的資訊對你有所幫助，但同時我們也知道，眼前還找不到簡單的解決方法。

本書比較著重於問題的處理，但要記得，失智症患者及其家人仍能享有愉快和幸福的生活，這一點很重要。由於失智症的進展很緩慢，所以患者往往仍有能力享受人生以及與他人相處的時光，一旦病情惡化變糟，請提醒自己：**無論患者的記憶變得多麼糟、行為變得多麼奇怪，他們仍然是獨特的個體。我們有能力繼續去愛一個人，即使他發生了劇烈的改變，就算他目前的狀況深深困擾著我們，也不會改變。**

CHAPTER

2

# 為失智症患者取得醫療協助

本書專門為身為失智症患者家屬的你而寫，我們假定你和患者有接受專業的醫療照護。在照顧失智症患者這件事情上，家屬和醫護人員是夥伴，沒有一方應該單獨提供照護。本書並未意圖取代專業技術，然而，許多醫療保健人員雖然對造成失智症的疾病瞭若指掌，但對於失智症的誤解仍然存在，而且，並不是所有的醫生或醫療保健人員都有時間、興趣或技巧去診斷或照護失智症患者。

你對醫生和其他專業人員應該有哪些期望？

首要之事在於**準確的診斷**。一旦確立了診斷，你會需要醫生（或許還有其他專業人員）的後續協助來應對失智症、治療疾病，以及幫助你找到你所需要的資源。本章正是協助你在社區裡找到最佳醫療照護的指南。

**如果可以的話，醫生應該協助患者的照護，並且督導所有的檢驗和治療**。

處在會導致失智的疾病病程當中，除了初級照護醫師（編註：在美國，不管什麼病都先看初級照護醫師，若察覺病人有異常或病情嚴重，初級照護醫師會將病人轉診）、神經心理治療師、社工、護理師、老年護理管理人員、休閒治療師、職能治療師或物理治療師之外，你或許還需要一位專科醫師做你的顧問醫師，像是神經科醫生、老年精神科醫生或老人醫學專家。這些人都是訓練有素的專業人員，彼此的技能可以互相支援，他們可以共同合作，為失智症患者做評估，然後協助你列出後續的照護需求。不過，**你應該堅持由一位醫生持續追蹤所有的檢驗、治療，並且協調照護**。

## 評估疑似失智症的患者

當人們有思考、記憶或學習上的困難，或是出現性格上的變化時，為他們進行全面性的評估非常重要。一個完整的評估可以告訴你和醫生以下幾件事情：

◆患者疾病的實際屬性。
◆疾病是否可以逆轉或治療。
◆失能的性質和程度。
◆患者仍可正常運作的功能。
◆是否可能有令患者的想法和行為惡化的其他健康問題需要治療。
◆疑似失智症患者、其家人或照顧者的社會和精神需求及資源。
◆未來可能會發生的變化。

評估的程序因醫生和醫院而有所不同，但是優質的評估應包括身體檢查和神經系統方面的檢查，考量患者的社會支援系統，以及評估患者還保有哪些能力。**你或許不能選擇醫生或其他服務，但你需要知道評估中有哪些重要事項，並堅持讓患者得到完整的檢查**。

評估也許可以由醫生進行仔細的檢查開始，醫生會從一位熟悉患者的人那裡取得詳細的發病歷程，如果可能的話，也會詢問患者本人。內容包括患者發生了什麼樣的變化、有哪些症狀、症狀出現的次序，以及其他醫療情況等等。醫生也會做**身體檢查**，藉此揭露其他潛在的健康問題，**神經系統檢查**（檢查一個人的力氣和感官知覺、閉上眼睛的平衡感、用橡膠槌輕敲腳踝或膝蓋等）則能揭露腦神經細胞或脊髓神經細胞的功能變異。

醫生也會做心智功能檢查，其中包含關於目前時間、日期和地方的問題。另有其他測驗來檢查患者的記憶力、專注力、抽象推理、理解力和使用詞彙、簡單的算術和依樣畫簡單圖樣等能力。每一種測驗都能揭露大腦不同區域的功能是否異常。此外，積分的考量還會納入患者的教育和緊張程度等因素。

醫生還會安排**實驗室檢查**，包括一系列的血液檢驗。全血細胞計數（CBC）能檢查出貧血（低紅血球計數）和感染，其中任一種都可能導致引起失智症的疾病或使原有的失智症狀惡化。血液化學檢驗要檢查的是肝臟和腎臟問題、糖尿病和其他各種情況；**維生素$B_{12}$濃度檢驗**所檢查的是可能引起失智症的維生素缺乏症；**甲狀腺檢測**評估的是甲狀腺功能，甲狀腺問題是造成可逆性失智症的較常見原因。

此外還會安排檢驗人類免疫缺乏病毒（HIV）和引起萊姆病和梅毒的細菌——如果從患者的症狀和病歷看來有這些可能的話。梅毒篩檢（VDRL）可以篩出是否感染梅毒（在發現盤尼西林之前，梅毒是造成失智症的常見原因），但是陽性結果並不一定表示患者曾經感染過梅毒。血液檢驗需要把針頭插入靜脈裡，被針扎到的感覺並不會太不舒服。

腰椎穿刺（LP）的作用是取得脊髓和大腦周圍的液體樣本，腦脊髓液的檢查可以排除中樞神經系統的感染（例如萊姆病、梅毒或肺結核），測量蛋白質堆積可以檢視是否可能有阿茲海默症或額顳葉失智症，以及揭露其他異常狀況——引起失智症的不常見原因。在進行之前會先從背部注入局部麻醉藥，不過，只有在認為檢驗這些狀況或許能提供診斷資訊時，才會做腰椎穿刺。雖然對許多人來說這種檢查看似很可怕，但其實它很安全，頭痛和腦脊髓液外漏是偶爾才會發生的副作用。

腦波檢查（EEG）會記錄大腦的腦電波活動，做法是在頭上塗抹凝膠或膏狀物，然後貼上細電線，過程是無痛的，但也許會讓健忘者感到疑惑。它有助於譫妄症和癲癇的診斷，而且能提供大腦功能異常的證據。不過，在某些失智症的初期階段，腦波檢查的結果也許是正常的。

電腦斷層掃描（CT scan）、磁振造影（MRI）、正子斷層掃描（PET scan）和單光子電腦斷層掃描（SPECT scan），都是幫助醫生找出大腦變異的放射（造影）技術，那些變異可能代表著阿茲海默症和其他可能引起失智症的疾病。**磁振造影或電腦斷層掃描應被列入每一個疑似失智症患者的初步評估裡**，而正子斷層掃描和單光子電腦斷層掃描比較昂貴，並且或許不能提供有用的資訊，所以只有在它可能提供關鍵資訊以做出精確診斷結果的時候，醫生才會安排。這些影像檢查後續有更詳細的說明P440~441。進行這些檢查時，需要躺在一張工作檯上，把頭部放到看起來像大型吹風機或大型金屬甜甜圈的設備裡，這些都是無痛檢驗，但或許會產生些許噪音，可能會讓有認知障礙的患者感到更加困惑，若是如此，可以開鎮靜劑幫助患者放鬆。如果注射是檢查的一部分，可能會引起很輕微的疼痛。

在做某些檢測時——例如腰椎穿刺和造影檢查，患者（或代理人）會被要求簽署知情同意書。這類文件上會列出檢查時所有可能的副作用，以致檢查過程看起來令人擔憂又危險，但事實上，它們都是相當安全的。電腦斷層、正子斷層掃描和單光子電腦斷層掃描的輻射劑量雖然較多，但仍在安全範圍內，如果你對可能的副作用有所疑慮，可以請醫生為你解釋說明。

病歷、身體檢查、神經系統檢查，以及實驗室檢驗，能找出或排除已知的失智症原因。除了醫療評量以外，也會做其他評估，目的是用來了解患者的能力，並幫助你規劃未來。

精神狀況和社會心理評估基本上是與患者及其家屬面談來進行的，這能為患者的特定照護計畫提供一個基礎。這項評估可以由醫生、護理師或社工來執行，內容包含協助家人評估他們自己的情緒、身體和經濟資源，以及患者的住家、可取得的社區資源、患者接受或參與制定未來規劃的能力。

很重要的一點是，醫生必須判定患者是否有憂鬱症。**憂鬱可能會造成類似失智的症狀，而且它會讓現有的失智症更嚴重**。只要有憂鬱症的可能，就應該請有老年醫學經驗的精神科醫師來會診。憂鬱症相當常見，但經治療後往往能獲得改善。

職能治療評估有助於判定患者能為自己做多少事，以及別人能做什麼來補足他們做不到、做不好的部分。負責做這項評估的人是職能治療師、復健治療師或物理治療師。這些治療師是醫療保健團隊裡的重要成員，他們的技能有時會被忽略，因為在過去只有在可能需要物理復健時才會找他們諮詢。這個評量有一部分是「日常生活活動」評估，患者在人為控制的情況下接受觀察，看看他們是否能處理金錢、準備簡單的餐食、自行穿衣及其他日常例行事務。如果他們能完成這些日常事物的一部分，那些項目會被記錄下來。這些治療師熟悉各種能幫助患者的器具設備。

神經心理檢查（也叫做認知功能檢查或心理測量檢查）被用來判定一個人的心智功能有哪些部分受損，哪些部分仍然運作良好。這項檢查會花上好幾個小時，評估項目包括記憶、推理、協調、寫字、判斷、自我表達和理解指示的能力。為患者做檢查的治療師必須要有豐富的經驗，能令受試者感到放鬆，並且要能將患者的教育程度和興趣納入考量。

整個評估的最後部分是你和醫生（或許還有評估團隊的其他成員）的討論。醫生會向你和失智症患者（如果他們至少能了解部分發生的事情）說明他們的發現。醫生應該給你具體的診斷結果（或是說明不能提供具體診斷結果的原因），也應該讓你對患者的預後有大致的概念（但他們也許無法明確地告訴你能期望些什麼），他們也會說明其他檢查中的發現，像是日常生活活動評估、心理檢查和心理社會史評估（編註：指個人和家族的心理和精神健康病史）。

你應該要能提出問題，而且在離開時應對評估的發現有大致的了解。醫生也許會推薦藥物治療，或是把你和失智症患者轉介給社區支援服務機構（或轉介給能向你推薦這類機構的人）。你、醫生和失智症患者也許能一起找出具體的問題，並且制定對策。

完整的評估也許要花上不只一天的時間，**你可以把評估錯開幾天來做，才不至於讓失智症患者太過疲憊**。實驗室檢驗通常需要幾天的時間才能報告他們的發現，醫生也可能需要幾天的時間才能把這些資料彙整成一份報告。

這些評估通常都可以在門診進行，有時候家屬（偶爾也有專業人員）會建議，不要讓患者承受這些評估的「折磨」。然而，我們相信，每一個有記憶障礙和思考障礙的人都應該接受適當的評估，評估並不是一種折磨，習慣和失智症患者相處的人員通常都和藹可親，他們會盡力讓患者感到舒適自在，因為這樣才能判定出一個人的最佳表現。

如同我們之前說過的，失智症狀發生的原因有很多。其中有些是可以治療的，少數是可以完全治癒的。如果因為沒有做評估而未察覺到治療方面的問題，患者及其家人也許會蒙受多年不必要的痛苦。失智症的起因如果能及早發現，有些是可以治療的，但如果忽略它，便有可能造成不可逆轉的損傷。

即使透過評估發現患者得了不可逆性失智症，你也會得到如何照顧患者及妥善應對相關症狀的資訊，它能提供你一個規劃未來的基礎。最後同時也最重要的一點是，做過評估之後，**你便知道自己已經做了你所能為患者做的一切**。

## 要找誰來做評估？

在美國大部分地方，一般家庭都可以找得到人來為疑似罹患失智症的人做一次全面性的評估。你的家庭醫生可以做評估，或者把你轉介給能做評估的專科醫師。如果你有家人罹患會造成失智症的疾病，當地醫院也許有可以做評估的醫生，請他們提供名單給你。你住家附近的教學醫院或醫學院裡的工作人員，或許認識對這個領域特別有興趣的專業人員。地方性的阿茲海默症協會或其他失智症服務中心，通常也有見多識廣的醫生供你諮詢。有些社區裡有開設失智症中心和「記憶障礙診所」，如果你聽人提起過某間中心或診所，可以向你的醫生打聽它的名聲如何。接受管理式照護計畫裡的患者應該要能得到完整的檢查評估，並且要有人能為評估的結果做清楚的說明。

在你正式安排做評估之前，可以問問做評估的醫生，他們會做什麼樣的檢查，以及做這些檢查的原因。從這個初步的對談中，如果你感覺到醫生似乎對失智症不是那麼熱心，你或許應該另尋高明。

你要怎麼知道家人是否有得到正確的診斷結果？

在最後的分析裡，你一定要選定一位你信任的醫師，而且你覺得這位醫師已經做了他所能做的一切，然後信賴他的判斷。當你熟悉專有名詞、診斷程序和了解造成失智症的疾病之後，這件事會簡單許多。**如果你曾獲得不同的診斷結果，要直截了當的跟醫生討論**，重要的是，你要能夠相信醫師已經做了正確的診斷結果。偶爾會有醫生未做全面性的評估就下了阿茲海默症的診斷結果，在沒做全面性評估和排除其他狀況的檢驗下，是不可能準確做出診斷結果的，如果你遇到這種事，我們建議你考慮尋求其他醫生的意見。

你也許聽過有類似症狀的人被「奇蹟似的」治好了，或者你也聽過有人聲稱「記憶喪失是可以醫治的」。由於失智症的部分起因是可以逆轉的，也由於失智症和譫妄症P420～421有時會被搞混，所以常使得人們非常迷惑。有些失德、無恥之徒會販售「治療」這些疾病的假藥，我們在第十八章會有一點相關的討論：這些東西有的在媒體上被當成認知退化的「療方」來促銷，但是其效用並未得到證實P427。準確的診斷結果加上你信賴的醫生，能幫助你確保一切能做的都已經做了。此外，你也可以透過失智症、阿茲海默症相關協會或其他大型研究機構來取得最新的研究資訊。

## 失智症的治療與照護管理

造成失智症的疾病需要持續性的醫療照顧，各種專業服務的可取得性有很大的差異，你身為照顧者，必須承擔、安排很多照護的協調工作。不過，有時候你還是會需要專業的醫護人員的協助。

### 醫生

你會需要醫生開處方和調整用藥、回答你的問題和治療其他同時發生的疾病。**提供持續照護的醫生不一定要是最初做評估的那一位**，他們也許是你的家庭醫生、老年醫學團隊的一分子，或是一位對老年醫學特別有興趣的醫生。這個醫生不一定要是專科醫師，但他必要時應該要能與神經科醫生或心理醫生合作。你為持續性照護所選擇的醫生，必須具有下列特質：

- 願意花時間且也有時間為你和失智症患者提供服務。
- 對於導致失智的相關疾病所知廣博，而且對於失智症患者與其他疾病、藥物治療和譫妄症之間的關聯有特別的敏感度。
- 容易讓人找得到（編註：例如其診所方便到達）。
- 在必要時能轉介患者給物理治療師、社工及其他專業人員接受幫助。

並非所有醫生都符合這些標準，有些醫生工作繁忙，沒有時間專注在你的問題上。不可能有人能跟得上所有的最新治療，因此，有些醫生也許對某些領域的治療知之甚詳，卻對失智症患者的專業照護並非十分熟練。

最後，有些醫生並不喜歡照護無法治癒的慢性病患者。但無論如何，醫生都不該給了你診斷，卻不幫你轉診給能提供你協助的專業人員。在你找到適合的醫生之前，你也許得多和幾位醫生談談，坦白地和醫生討論你的需求及期望，還要討論你該怎麼盡力與他們合作。

由於醫生有義務為病人的醫療資訊保密，但這點可能導致有些醫生不太願意和患者的其他家屬談論患者的病情，或者可能會要求患者簽署授權同意書，但你有很充分的理由必須得知患者的醫療情況。和許多失智症患者的家人合作過的醫生發現，**與患者的所有家庭成員商談非常重要**，因此，請直接和醫生討論這個問題，請他儘量對家庭的所有成員都開誠布公，清楚說明。

## 護理師

除了醫生的專業知識和經驗，你或許也需要一位能與醫生合作的熟練護理師。護理師也許是你最容易接觸到的臨床人員，他能協助你、醫生和其他人的共同合作，好為失智症患者提供最佳的照護。

護理師必須了解居家照護失智症患者的難處，並能觀察患者健康狀況的變化，視需要通報給醫生；他也能提供你支持和諮詢。在和你談過之後，護理師能釐清並協助你應對所面臨到的許多問題，他也能指導你如何為患者提供切合實際的照護（處理災難性反應、幫忙洗澡、協助進食、操作輪椅等）。護理師會教你如何以及何時讓患者服藥，並判斷藥物是否有發揮作用。護理師也許可以到你家為患者進行評估，並且為簡化環境提供一些具體建議，以儘可能減少你的摸索和負擔。

進階護理師（編註：在護理領域中具專業知能、複雜情境決策與擴展專業領域實務能力，能從事臨床、研究教學或行政管理等相關工作）、有照職業護理師（編註：相當於臺灣的一般護理師）或醫生助理也能為你提供有用的協助。你的醫生應該要能將你轉介給護理師或醫生助理，或者你也可以打電話給當地的衛生部門或家庭衛生單位來取得協助。

在有些地區，你可以取得職能治療師或物理治療師的協助。

## 社會工作者

社會工作者（以下簡稱社工）有一套獨特的技能：他們清楚你社區裡的資源和服務，也擅長評估你的獨特情況和需求，然後再把這些資訊與可以取得的服務配對。有些人也許並不熟悉社工能提供的協助，社工是專業人員，有能力幫助你找到也許很寶貴的資源，他們能提供實用的諮商，協助你和你的家人把照護計畫徹底思考清楚，他們也能協助家人們化解在照護患者方面的歧見。

你的醫生也許能將你轉介給社工，或者，假如失智症患者住院，醫院裡的社工也能提供協助。地方性的老人服務中心也許有專門協助六十歲以上老人的社工。

大部分的社區都有由社工組成的家庭服務中心，為了找出當地的社會服務機構，你可以上網查你所在地區和地方政府的「社會服務機構」。社工服務的機構很多，包括公立社會服務機構、療養院、長者中心、國民住宅計畫和地方性的衛生部門等，有時候這些機構設有專門服務長者的單位。有些社區裡也有私人執業的社工，有些社工會為你住在外地的親人安排支援服務。社工是經過專業訓練的，他們必須取得證照或委任狀；你應該要知道你所選擇的人取得了什麼樣的資格和訓練。

社會服務的費用因機構、你所需要的服務和你是否使用該機構（例如醫院）其他的服務而異。有些機構會依照你的能力索費。

當然，你所選擇的社工要能了解會造成失智症的疾病，這是很重要的一點。

## 老人護理管理人員

老人護理管理人員能幫助人們協調照護老年人患病所需的複雜服務。許多老人護理管理人員對失智症具有相當的知識，但不是全部，所以重點是，你要取得參考資料或與阿茲海默症協會等機構聯繫，看看他們是怎麼為他人提供協助的。**你應該直接向護理管理人員詢問他們對照護失智症患者的知識程度和經驗，而且你應該索取價目表。**

## 藥劑師

愈來愈多強力和有效的藥物被用於管理失智症和失智症患者可能罹患的其他疾病。要確定藥劑師很清楚患者所服用的所有處方和非處方藥物，他們才會留意可能的藥物交互作用，並且提醒你可能的副作用——尤其當患者的處方用藥是由不同的醫生開立的時候。

CHAPTER

3

# 失智症的典型行為症狀及其背後原因

從第三章到第九章，我們會討論在照顧失智症患者方面可能發生的許多問題。雖然目前我們尚未找到方法治療某些導致失智症的疾病，但**仍有很多方法能讓你和失智症患者過上相對輕鬆的生活**。我們提供的建議來自我們的臨床經驗，以及患者家屬的分享。

每個人、每個家庭和每個照顧者都不一樣，你也許從未經歷過大多數我們即將討論的問題。你會面臨什麼問題，受到許多不同因素的影響，例如引起失智症的疾病、你的個性、失智症患者的個性等，以及你的居住地點等其他因素。**我們不希望你將以下篇章的討論當做即將面臨的問題清單**（編註：指不要認為這些問題一定都會發生在你身上），**它是一份內容完整的潛在問題清單，好讓你在遇到特定問題時能拿來參考**。

## 大腦、行為與個性：為何失智症患者會那樣做？

大腦是一個很複雜、很神祕的器官，是我們想法、情緒和個性的來源。大腦受損可能導致情緒、個性和推理能力的改變，造成失智症的疾病是生物性的：**在失智症上看到的許多心智功能和行為變化，都源自患者大腦裡的結構性變化和化學性改變**。

大多數導致失智症的疾病都是漸進式的對大腦造成傷害，所造成的影響不像嚴重中風或頭部創傷那樣突然出現，這導致失智症患者的行為往往看來令人費解。許多可見症狀（例如個性方面的變化等）不見得都能明顯看出是某種疾病的結果，因為患者通常看起來好好的，不像其他大腦疾病中突然產生的行為問題那樣，較容易讓人聯想到該疾病。你也許會想不透患者的哪些行為是由疾病造成的，哪些是故意、存心的；有時連家人也會對此產生歧見，甚至爭執。在接下來幾章裡，我們會討論你也許要面對的一些行為症狀，並提出適當的應變之道。**大腦受損和不適合患者需求的環境，是造成行為症狀的常見原因**，了解這點將有助於你妥善應付問題。

大腦是由數百億個微小的神經元（或神經細胞）組成的，它們彼此之間錯綜複雜的連結，使大腦成為一個極其複雜的器官。大腦所有的任務——思考、說話、做夢、走路、聽音樂及其他千百種——都是這些細胞彼此溝通的結果。

大腦的不同區域各自負責不同的任務。當一個人因中風而無法言語時，我們就知道中風發生在大腦的語言區，並且破壞了患者用來自我表達所需的細胞。中風可能造成大規模的能力受損，但損傷往往僅限於大腦的單一區域，而造成失智症的許多疾病，所導致的損傷卻發生於多個區域，因此會**影響到好幾個方面的心智功能**。中風會造成一次性的損傷，阿茲海默症則會逐漸造成愈來愈多的損傷，這意味著患者的許多認知能力會受到程度不一的損傷，導致他們可能有能力做某些事情，卻對另一些事無能為力——例如，他們也許能記得很久以前的事情，卻記不得昨天才發生過的事情。

我們的大腦要處理成千上萬種任務，但大部分我們都不會察覺到。我們理所當然地假設別人的大腦也跟我們的一樣正常運作，但是我們不能對失智症患者做這樣的假設。當患者做了奇怪或無法解釋的事情時，通常是因為他們大腦的某個部分未能成功執行它的工作。

除了控制記憶和語言，大腦也使我們能夠移動身體的各個部位、幫助我們篩掉不需要注意的事情、對我們所做的事情給予回饋、使我們認出熟悉的事物，以及協調它所執行的所有活動。**當大腦各部分受到程度不一的損傷時，患者就可能會做出在我們看來毫無道理的事情**。

約翰・巴斯托記得他很生他太太的氣，但他記不得太太對那個冒犯行為的解釋。事實上，他甚至連太太做了什麼才讓他生氣都可能想不起來了。

研究人員發現，大腦儲存和處理情緒記憶的方式，與處理事件記憶的方式並不相同，失智症對某個區域造成的傷害可能沒有另一個區域多。舊有的社交技能和習慣性社交對話的能力，往往會比理解力和判斷力保持得更長久。因此，一個在別人眼中看來狀況還好的人，也許並無法適當的照顧自己。

也許是受損的神經細胞像接觸不良的燈泡一樣，有時亮，有時不亮，這或許是一個人今天能處理這件事、但明天卻處理不來的原因。即使我們做的是一件很簡單的事，大腦也必須執行許多任務，**一旦造成失智症的疾病在大腦執行一項任務的任何階段阻礙它，任務就會無法完成**。

「我請姊姊替我們倆各沖一杯茶，但是，她並沒有理會我。半個小時以後，她到廚房去給她自己沖了一杯茶。」

很明顯地，姊姊仍能處理「沖茶」這項任務，但是她可能無法理解別人的要求或按照要求採取行動。**患者在行為與精神方面的問題往往是大腦損傷所造成的，這不是他們所能控制或避免的**，他們並不是存心找你麻煩或有意激怒你，才做出那些令你煩心的行為。由於大腦本身受到損傷，患者在學習新事物或理解他人說明的能力非常有限，因此，**期待患者記得或學習只是枉然**；硬要教導他那些他再也無法掌握的事，對你們雙方來說都會很挫折，患者自己也不想這樣，往往也盡其所能地嘗試表現得好一些。

羅賓森太太會幫大女兒做些廚房裡的事，但當她到小女兒家時卻只坐在一旁批評。小女兒總覺得母親偏愛姊姊，在她眼裡，媽媽不幫她忙的態度讓她對媽媽的偏心有更深一層的體認。事實上，羅賓森太太在變得健忘之前就很熟悉大女兒的廚房，所以她在裡面能得心應手的做事，但後來她再也無法學習新事物，就連盤子放在小女兒廚房裡的哪兒那麼簡單的事情都記不得了。

**一個人的感覺也會影響他的行為**，失智症患者在很多時候都會感到失落、擔憂、焦慮、脆弱或無助，他們可能也意識到自己做不好事情，覺得自己出了糗。想像一下，如果一個人想對照顧者說些好話，但脫口而出的卻盡是些罵人的話，他會有什麼樣的感受？想一想，如果原本熟悉的家、熟悉的人現在變得陌生又不熟悉，那會有多可怕？如果我們能想辦法讓失智症患者感到安全和舒適，一些行為症狀可能就會減少。

其他還有一些因素也會影響行為。當一個人身體不適時，就比較沒有辦法思考，我們將會在第六章討論疾病、疼痛和藥物如何讓一個人的想法（和行為）變得更糟。

當你在對失智症患者說話時，他們需要聽得到你：處理溝通的第一步便是**感官刺激**。阿茲海默症患者或許還保留有立即重複剛聽到的話的能力，但是下一步——也就是記住和處理（至少是暫時的）對方所說的話這個能力，往往會喪失。如果患者無法暫時記住你說了什麼，他們便無法回應。患者往往只能理解或記住一部分的話，也因此只能按照那部分的話做出反應，假設你說：「你孫子要來吃晚餐，你得先去洗個澡。」患者也許只理解或記住「去洗個澡」，然後照做，但如果你說的話他一個字也沒記住，那麼當你把他帶到浴室時，他也許會發脾氣，因為他並不記得晚一點有一夥人要來。

除了記住聽到的話，患者也必須理解那些話的意思，然後評估對方說的話，許多事情也許是在這個步驟出錯，造成在你看來雞同鴨講的情況。患者會依照他們**認為**自己聽到的內容來反應，他們只依照他們耳朵聽到的、大腦登記的、心智字典所了解的，以及心智處理過的內容來採取行動，但若他們的大腦把訊息攪成一團，他們便只能依照自己的理解來採取適當的回應，若他們心智混亂或糊塗了，以為你是陌生人，或是把自己當成孩子，而你是他們的母親，他們會以這種錯誤的理解來做反應。個性平和的人也許可以冷靜地回應，個性暴躁的人也許會憤怒以對，但無論如何，那都是他們對「**接受到的訊息**」做出的反應，而非「你給的」訊息。

溝通的最後一步是回答，這一步也可能出錯，失智者回答的話也許不是他們本來的想法；他們的話聽起來也許像是蓄意逃避、羞辱或愚蠢的答案，但那通常是**患者表達能力受損的結果**。

對於這整個過程，我們還有很多不清楚的地方，神經心理學家一直在研究人類的心智，企圖了解這些複雜的認知過程。通常來說，一位神經心理治療師或語言治療師能推敲出，為什麼某個特定的人會有那樣的行為，有時治療師能為患者受損的能力設計出克服的方法。雖然整個過程的運作還有很多有待我們探知和學習，但當失智症患者說了什麼或做了什麼看似不合理、惡毒或蓄意為之的事情時，幾乎都可以歸因於腦損傷。**你正在照顧的患者往往也很痛苦，而且他們也盡己所能地做好**。在本書中，我們會講解很多你可以幫得上忙的方法。

你或許弄不明白失智症患者究竟了解什麼或想要什麼，因為大腦是如此的複雜，連最優秀的專家也常常摸不著頭緒，何況大部分家屬也無法尋求得到神經心理學家或語言治療師的協助。盡你所能就是了，把問題視為腦損傷的結果，既不是你造成的，也不是失智症患者有意為之。即便事情看來毫無道理，但用關愛、寬慰和冷靜去面對，才是最好的方法。

## 幾個照顧患者的一般性建議

對造成失智症的疾病的性質了解得愈多，你設計用來管理行為症狀的策略就愈有效。你要應對的行為症狀會因患者的特定疾病而異，這正是我們必須取得準確診斷很重要的原因之一。

(1) **和患者分享你所擔心的事情：**輕度或中度的患者可以和你一起討論如何應對他們的問題。你們可以分享彼此的痛苦和擔憂，一起設計能讓患者維持獨立的記憶輔助工具。症狀輕微的患者可以透過諮商輔導來協助他們接受、適應自己的能力限制，但如果患者沒能認知到有問題，那就先接受他們的觀點——和他們爭辯是徒勞無功的。

(2) **一次只處理一個最令你感到挫折的問題：**家屬表示，日常生活上的問題往往才是最難以克服的。帶媽媽去洗澡，或是準備晚餐、餵飯和收拾整理，都可能變成每天的惡夢。**如果你已經筋疲力盡、無計可施，請找出一件你改變它之後生活會變得更輕鬆的事，然後去實現它。**有時候，改變一些小事，也可以為生活帶來很大的不同。

(3) **要充分的休息：**許多家屬常面臨的困境之一，是照顧者往往無法充分的休息，或是沒有機會卸下照顧的責任，這可能會讓照顧者失去耐心，比較無法忍受患者煩人的行為症狀。假如你覺得局面就要失控了，請問問自己是不是太累了，如果是，你得專心找些方法來多休息一下或找出一些能短暫休息的時間。我們明白這很難，所以會在第十章進一步討論這一點。

(4) **運用常理和想像力：**常理和想像力是你的最佳工具，成功的關鍵在於變通。如果有事情無法用某種方法做到，問自己是否一定要用這種方法去做。例如，當患者可以順利地用手拿東西吃，但無法好好使用叉子和湯匙，別太鑽牛角尖，儘量準備適合用手拿的食物就行了。接受改變吧，若患者堅持要戴帽子睡覺，反正又沒礙到誰，不妨就隨他。認知能力喪失的程度因患者而異，你得接受看似不合邏輯的行為。

(5) **試著建立一個儘可能自由、同時也提供他們所需規律的環境：**為用餐、服藥、運動、睡覺及其他活動建立一個規律的、可預測的、簡單的日程安排。**每天在同樣的時間用同樣的方式做事，**如果能建立起有規律的例行事務安排，患者或許能慢慢學會什麼時候該做什麼。只有在日程安排行不通時才去改變它。環境要讓患者感到安心和簡單。傢俱要擺放在固定的位置（編註：不要隨意變動），把堆放的雜物挪走。

(6) **維持幽默感**：幽默感能幫你度過許多難關。失智症患者也是人，他們需要、也能享受開懷大笑。當事情出錯時，你們倆或許可以一笑置之。和別的家屬分享你的經歷也對你有所幫助，令人驚訝的是，家屬們常面臨同樣的問題，並發現他們的共有經歷既悲傷又有趣。

(7) **跟患者有話直說**：語氣要平靜、和善，直接告訴他們你在做什麼，以及為什麼這麼做，儘量讓他們有決定事情的參與感。**避免當著患者的面談論他們，也提醒其他人別這麼做**。

(8) **幫患者戴上可辨識身分的手環，並考慮使用穿戴式追蹤裝置**：身分識別手環上要註明他們因患病而出現的問題（例如記憶受損）和你的電話號碼，這是你所能做的最重要的事情之一。許多失智症患者都曾迷路或四處遊蕩，身分識別手環和穿戴式追蹤裝置可以減少許多讓你發狂、擔心的時間。你可以上網訂購醫療警示手環，一些藥房或各地失智症協會或許也可以購買到附有醫療資訊的手環（編註：例如中華民國老人福利推動聯盟就有預防走失手鍊——愛的手鍊：https://reurl.cc/65yX4O），另外還有能幫你找到迷路患者的手機應用程式和衛星定位裝置，更多資訊請參考第七章的「遊蕩行為的管理方法」P194~202。

(9) **讓患者多活動，但別令他感到不安**：患者的家屬常常問：電腦程式、現實導向療法或保持活動力能否延緩或停止疾病的進程？他們或許也會問：無所事事會不會加速疾病的進程？有些失智症患者會變得憂鬱、無精打采或對任何事情都無動於衷，家屬們常納悶，鼓勵他們多活動對他們的身心機能會有幫助嗎？活動有助於維持身體健康，以及預防其他疾病和感染，同時也能幫助患者覺得他們仍是家裡的一分子，並感覺到他們的生活是有意義的。

由於腦組織受損或遭到破壞，幾乎所有失智症患者（不管是什麼疾病所造成的）的學習力都無法和以前一樣，期望他們能去學習新的、複雜的技能是不切實際的。不過，如果重複的次數夠多，有些患者仍可學會簡單的任務或事物。很多到了新的地方會迷失方向的人，最後仍會「學會」熟悉那個環境。

然而，如果同時有太多學習的刺激、活動或壓力，也會令患者和你自己感到心煩意亂，以至於一事無成。關鍵在於平衡：

◆接受「失去的技能一去不復返」的事實（失去烹飪技能的人將學不會煮飯），但要知道，重複、溫和地給予患者能力所及的資訊，能幫助他們更自在地使用自己的能力（不斷提醒剛到日間照護中心陌生環境裡的患者他們在哪裡，會對他有所幫助）。

◆要知道，即使是少量的刺激——訪客、笑聲或改變——都可能令失智症患者感到不安，我們必須規劃有趣的刺激性事物讓他們去做，但必須要是他們能力所及之事，例如散步、拜訪老朋友。

◆想辦法簡化活動，使患者在有限的能力範圍內繼續參與（例如，無法做一頓飯的患者，或許仍然可以幫忙削馬鈴薯皮）。

◆找出患者仍然可以做的事情，並且把重心放在那些事情上。患者的智能不會一下子就全部消失，透過仔細評估患者仍然能做什麼並善用那些能力，你們雙方都能受惠，例如鮑德溫太太常常想不起來她說話要用的字眼，但她卻可以用手勢清楚地表達她的意思，所以她女兒會說「指指妳想要的東西」來幫她。

◆考慮找一個受過訓練的人員到家裡照料失智症患者，或嘗試團體方案，像是為失智症患者設計的日間照護P262~263。日間照護常能為患者提供恰到好處的刺激，也能讓你有一些休息時間。

◆**讓失智症患者保持冷靜和舒適應是優先考量事項**。關於造成失智症的疾病，你可能聽過能預防或延緩那些疾病進程的事情，我們在第十六章會有所討論。你也許會想嘗試這些議建，像是「記憶力增強」遊戲，但記住，如果任何活動或計畫令患者感到不安，你應該停止進行。

## 記憶問題

失智症患者忘記事情的速度很快。對於記憶力受損的人來說，生活就像不斷地從已經演到一半的電影開始看起：對於當下之事的前因後果毫無概念，患者也許會忘記你剛剛才對他們講過的話、煮完飯卻忘了關火，或者忘記現在幾點鐘、他們在哪裡。患者可以清楚記得很久以前發生的事，卻記不得最近的事，這種情況可能頗令人不解，本書裡有些關於記憶輔助工具的具體建議，而你或許也能想到其他有幫助的方法。

患者對很久以前的事情比最近的事情記得更清楚，或是他們對有些事情記得比其他事情清楚，這跟大腦的儲存及接收資訊的方式有關，並不是他們故意如此。

記憶輔助工具是否有用，取決於失智的程度。輕度失智症患者也許可以自己設計提示小物，但是較重度的患者卻會因為他們無法使用記憶輔助工具而愈來愈感到挫折。手寫筆記和提示小物對輕度失智症患者也許有幫助。在白紙或白板上寫下簡單的今日活動表，然後放在患者容易看到的地方，往往很有幫助。**比起變動很大的日程表，規律的日常排程比較不會使患者感到混亂**。

把患者熟悉的東西（照片、雜誌、電視遙控器）固定放在他們平常容易看到的位置。屋子整齊、雜物少，比較不會讓患者感到困惑，也比較容易找到一時放錯位置的東西。在東西上貼標籤有時也有幫助，例如可以在抽屜上標示「拉契爾的襪子」或「拉契爾的睡衣」等。但請記住，當患者得到造成漸進式失智症的疾病，他們終究會失去閱讀或理解文字意義的能力，他們也許識字，但無法照著行動，有些家屬會用圖片取代文字訊息。

隨著疾病的進展，失智的情況愈來愈嚴重，患者甚至可能無法記得你前一分鐘跟他說過的話。你需要不斷重複，一次又一次的提醒他們和使他們安心。

## 過度反應或災難性反應

拉米瑞茲太太一次又一次地跟姊姊說今天要去看醫生，但她就是不肯上車，最後是在她放聲尖叫之下，由兩位鄰居硬拖她上車的。一路上，她一直喊救命，到了醫院後她又試圖逃跑。

⁝

路易斯先生在試著繫鞋帶時突然嚎啕大哭了起來，他把鞋子扔進垃圾桶裡，然後把自己反鎖在浴室裡啜泣。

⁝

科爾曼太太提到好幾次先生搞丟眼鏡的事件——

他說：「妳把我的眼鏡扔掉了。」

她回答：「你的眼鏡我連碰都沒碰過。」

他又說：「妳每次都這麼說，那妳怎麼解釋眼鏡不見的事？」

「每次你弄丟眼鏡都這樣說我。」

「我沒有弄丟，是妳把我的眼鏡丟掉了。」

回想起來，科爾曼太太才意識到她先生變了。從前，他只會問她有沒有看到他的眼鏡，而不是像現在這樣指控她，然後跟她起爭執。

腦病變患者往往會變得極度焦躁不安，而且情緒變化得很快。陌生的情況、混亂、人群、噪音、一次被問好幾個問題，或是被要求做對他們來說太困難的事，都可能誘發這些反應。患者或許會哭泣、臉紅，或是變得激動、生氣或頑固。他們也可能會想打那些正想幫助他們的人，也可能會藉著指控別人或否認自己所做的事來掩飾心底的沮喪。

當思考能力受限的失智症患者遇到了無法處理的情況，就很容易情緒過度反應。正常人在同一時間被很多事情轟炸並且狀況超出能力處理範團時，我們的情緒也可能會過度反應，但失智症患者在面對簡單的日常事務時就可能有這樣的反應。舉例來說：

每天晚上漢米爾頓太太都拒絕洗澡，並且對此感到焦慮。如果她女兒堅持，她就會又吵又鬧。這讓她所有家人都神經緊繃——每個人都對這件例行事務感到擔心受怕。

洗澡意味著必須同時思考好幾件事：脫衣服、解扣子、找到浴室、打開水龍頭和進到浴缸裡，此外她對一絲不掛很沒有安全感，覺得失去隱私且無法獨立自主。對於一個不記得做過這些事也不記得怎麼完成這些事，而且無法在腦子裡一口氣處理所有任務的人來說，這是一個天大的難題，唯一的反應就是拒絕洗澡。

我們用「災難性反應」來形容這種行為（「災難性」在此有特別的意義，並不代表這些情況一定很戲劇化或暴力，而是指患者的反應就好像有災難發生似的）。**災難性反應看起來往往不像是腦病變所引起的行為，倒像是患者任性、挑剔或情緒過於激動**。在旁人看來，為這麼一點小事就如此焦躁不安實在不合邏輯。

災難性反應對你和失智症患者來說都很煩心又很累人。當患者是在你要幫助他們時顯得如此頑固或挑剔時，這樣的反應就更讓人苦惱了。患者是可能會煩躁到拒絕必要照護的，而學習如何避免或降低災難性反應，則是能更輕鬆因應這些反應的主要關鍵。

有時候，當家人開始意識到事情不對勁時，災難性反應和健忘正是他們最先注意到的行為。安慰輕度患者說，別人也可能會像他們一樣出現恐慌的反應，而且你也了解他們的恐懼，或許會有所幫助。

你、失智症患者及患者受到限制的程度，都是決定如何預防或降低災難性反應的元素，你會慢慢找出如何避免或限制這些反應的方法。首先你必須全然接受：**這些行為不是頑固或惡意，而是患者無法控制的反應**，他們並非在否認事實或試圖操縱你。雖然這麼說看似很怪，但你或許比患者本身更能控制他們的反應。

管理災難性反應的最佳方法是防患於未然。導致情緒爆走的因子會因人、因時而異，但當你摸清讓患者不安的究竟是什麼時，你就能降低情緒爆走的嚴重程度和頻率。災難性反應的常見誘發原因羅列如下：

- 需要一次思考好幾件事情（例如，洗澡就包含很多項任務）。
- 試圖做他們應付不來的事。
- 照顧者太急躁或心煩意亂。
- 不想要顯現出自己沒能力或無法處理事情（例如，醫生問了許多他們無法回答的問題）。
- 被催促（他們現在思考和行動都比較慢）。

◆不明白別人要求他們做什麼。
◆不明白他們所看到或聽到的事。
◆疲倦（沒有人在疲倦時還能保持最佳狀態）。
◆身體不太舒服。
◆無法讓人明白他們的意思 P073~076。
◆有挫折感。
◆覺得被當成小孩對待。
◆明顯感覺身體不適，但不知道原因。

有助於提醒失智症患者目前情況的任何事情，像是遵循熟悉的日常時間表、把東西放在他們熟悉的地方，以及利用文字指示（**只針對能理解文字的人**），都有助於減少災難性反應。由於災難性反應的發生和一次思考好幾件事情有關，所以要簡化患者必須思考的事項。一次做一個步驟或一件事，逐步地給予指示或資訊。舉例來說，幫患者洗澡時要一步一步講解，先說：「我要解開你的扣子囉。」然後安撫他們說：「不會有事的。」接著再說：「現在我要幫你脫掉上衣，別擔心。」「現在抬起你的腳跨到浴缸裡，我會抓著你的手臂。」

要給患者時間回應。他們可能反應很慢，你的催促可能會令他們不安，請耐心等著。**如果患者常有災難性反應，可以嘗試減少環境中令他們困惑的事物**，這或許意味著屋裡的人要更少、雜音要更少、關掉電視，或是減少屋裡堆放的雜物。關鍵在於**簡化**，減少患者受損、失去判斷力的大腦所必須處理的訊息量。

找出失智症患者真正可以做的事情。如果陌生的地方令他們侷促不安，你也許得考慮不要帶他們去旅行；

如果他們容易疲倦或心煩意亂，就請親友縮短拜訪的時間。要把對患者來說較困難的任務放在一天當中他們狀態最好的時段，避免在他們疲倦時要求他們做事情。要知道患者的極限，不要逼他們做能力以外的事情。

路易斯先生的家人看出來繫鞋帶對他而言太困難了，但他需要儘可能保持獨立的能力，所以他們買了一雙懶人鞋給他，問題就解決了。

• • •

科爾曼太太的先生常常掉東西，因為他忘記把東西放在哪裡了。她發現不理會他的指控、只幫他找到眼鏡最有用。當她了解那些指控是他對自己健忘的一種反應方式後，就比較能接受了。

**請由你來處理對患者而言有困難的工作**。家人常擔心替患者做得太多會使他們有依賴性。你可以讓患者自己做該做的事，一旦出現了**第一個挫折的跡象**，就要在他們變得更焦慮前協助他完成。

如果患者似乎比平常易怒，要仔細觀察是否有生病或疼痛的跡象。**即使小病痛或不適都可能令患者的狀況變差**。對藥物的反應有時會引發這類突發性的行為，這時候請想想，患者的用藥在過去幾個月裡有換過嗎？

**重新審視你對待患者的方式**。你會在無意間催促患者嗎？你誤會過他們嗎？你曾不理會他們的抗議嗎？你的行為和聲音會向他們傳達出你的挫折感嗎？我們很容易把一個依賴自己的人當小孩子一樣看待，但這可能會令他們生氣，於是觸動了情緒爆發。

**減少患者一次需要做或思考的事情之數量**。每個小壓力源，都會在失智症患者的心裡積累。試著搞清楚狀況、疲倦、電視雜音、用餐時間晚了、覺得被催促，當這些因素累積起來，就會讓他們承受著很大的壓力，於是當你要他洗澡時，他就爆炸了。患者也許承受著很大壓力，導致大部分時間都處於情緒爆發的邊緣。設法減少他整體的壓力程度，也許能讓洗澡這類必要的任務更容易些。

在和患者互動時要觀察他們是否有壓力增加的跡象，例如易怒、固執、臉漲紅和拒絕合作。一旦發現到跡象，就停下正在做的事，設法讓他們先平靜下來。當患者變得焦躁或抗拒時，你要保持冷靜，從容且不動聲色地把他們帶離當下的情境。這樣的情緒風暴通常來得快去得也快，當焦慮不安的感覺消失了，他們就會感到鬆一口氣。就這點來說，他們的短暫記憶其實對你有利：他們很快就會忘掉剛才經歷的麻煩。

**失智症患者在焦慮不安時，他們的思考和推理能力會暫時性地退化**。當他們受制於災難性反應時，和他們爭執、解釋或要求他們完成任務都是沒有用的，反而只會讓事情更糟。先幫助患者平靜下來和放鬆，他們才能思考得更好，可能的話，請帶他們離開令他們不安的事物或環境。

對於有災難性反應或無法做看似簡單工作的患者，你也許會跟著發脾氣，但這通常會使患者的行為更糟。偶爾發脾氣並不是什麼大事，請深呼吸，然後試著冷靜處理問題——患者忘記你生氣的速度或許比你自己還快。不過，請不要試圖向失智症患者表達你的挫折或怒氣，如果他們無法理解你的反應，你的挫折感只會加深他們的焦慮。**用平靜的語調說話，一步一步地做事，慢慢地、安靜地行動。要記住，患者並非脾氣倔強，也不是蓄意為之**。

溫柔地握住患者的手或輕輕拍拍他們，或許能幫助患者恢復平靜，但患者也可能覺得你在約束他們，因而變得更加不安。對患者做身體上的約束往往會加深他們的恐慌，除非有安全上絕對必要的考量，而且沒有其他的方法了，否則不要嘗試約束患者的行動。

如果災難性反應經常發生，列出事件清單或許能幫助你找出那些反應的誘發因子。**在患者平靜下來後，寫下所發生的事情、時間、誰在旁邊、情緒爆發前的情境，看看是否有固定的模式、是否有哪些事物、時間或人特別引起患者的激烈反應**，如果有，你能想到辦法避免嗎？

這些過度反應對失智症患者和你來說都很痛苦，在他們平靜下來之後，你要安撫他們，跟他們說你了解他們的痛苦，你仍然在乎他們。

如果你發現災難性反應發生得很頻繁，而且你的反應是生氣和挫折，這是一種警訊：**你太累了，已經不堪負荷了！**你陷在一種對你和患者都不好的惡性循環當中，你必須離開患者一陣子，請閱讀第十章〈向外尋求協助，不再孤軍奮戰〉，儘量給自己時間休息一下——即使你覺得太累又有太多事要做而無法休息。

你或許覺得這些建議都沒有用，覺得自己陷在一場無止境的戰事中。我們的建議不一定有用，但如果你開始感覺到什麼都幫不了你，這也許是在暗示你有憂鬱傾向P319~320。

事實上，我們是真的能找到一些方法來幫助大部分的失智症患者減少災難性反應。找出災難性反應的誘發因子和減少壓力源可能是項考驗，和互助團體中其他患者的家屬一起集思廣益特別有幫助P344~345。

## 有攻擊性

法蘭克太太在做頭髮，美髮師正在處理她後腦勺的頭髮，可是法蘭克太太一直想轉頭過來。當她把頭轉過來的時候，美髮師會把她的頭轉回去，於是法蘭克太太開始拍打美髮師的手，她看起來快要哭了。最後，法蘭克太太從椅子上轉過身來打了美髮師。

威廉斯先生站在一群正在講話的護理師旁邊，他踮起腳尖上下跳，護理師們沒有理他——即使他愈跳愈快。當他開始大喊大叫時，其中一個護理師抓著他的手臂要把他帶開。他想把手臂抽走，但她抓得很緊，當她放手讓他走時，他攻擊了她。

當失智症患者打（或咬、捏或踢）人的時候，實在會令每個人都感到煩心。有時這種事很常發生，以至於負責照顧的家人或療養院人員會覺得他們無法再繼續照顧他們。

**攻擊行為可以說是災難性反應的極端表現**，通常可藉由注意患者所發出的壓力上升訊號來避免。要是那個美髮師能持續跟法蘭克太太說話，問她為什麼這麼做，並且讓她看看鏡子裡自己的頭髮會變成什麼樣子，或許她就會因為了解目前的情況而不至於如此的焦躁。轉頭和拍打美髮師，正是她覺得愈來愈不舒服的警訊。

也許威廉斯先生想加入談話，如果護理師有做他情緒爆發的記錄，也許會觀察到他踮起腳尖跳來跳去便是他激動起來的警訊。如果護理師讓他加入談話或建議他去做他喜歡的事情，他或許就不會那麼焦躁了。此外，身體上的拉扯往往會被視為一種攻擊，因而導致威廉斯先生憤怒的回應。

**當患者激動時，應立即停止一切令他們焦慮不安的事，並且讓他們放輕鬆，不要繼續勉強他們**。請重新閱讀前述關於災難性反應的說明，或是參考其他書籍，找出預防之道或在剛出現徵兆時就加以阻止的方法。藥物是最後的手段，少量的藥物也許能幫助焦慮的患者在大部分時間裡保持冷靜，不過，藥物並非⑴改變患者周遭情況或⑵改變照顧者對患者的反應態度的代替品，請看第六章中的「藥物治療」P165~168。

## 語言和溝通問題

你也許在理解患者或在與他們口頭溝通上出現問題。溝通問題可分為兩種：患者無法向別人表達自己的意思，以及他們無法理解別人對他們說了什麼。患者可能理解的比他們能表達的更多，或者表達的比他們能理解的更多，**我們不應妄自揣測他所理解的事**。

### 患者在讓自己被他人了解上遇到困難

溝通問題的本質和情形是否會每況愈下，要看導致失智的疾病而定，**請勿假設事情一定會愈來愈糟**。

有些患者只是偶爾無法找到適當的詞彙，他們也許想不起來熟悉的人或物的名字，於是用發音類似的字詞來取代，像是把「領帶」（tie）說成「球座」（tee），或者把「戒指」（ring）說成「錯誤」（wrong）。他們也可能用有相關意思的詞彙來替代，像是把「戒指」說成「結婚」，或是把「鋼琴」說成「樂器」。他們也許能形容那些說不出名字的東西，像是把「戒指」形容成「圓圓的東西」，或把「領帶」形容成「盛裝時用的」。這類問題通常不妨礙你理解患者要表達的意思。然而，有些人卻無法表達他們的想法。

祖克曼先生想說他從沒做過神經系統檢查，他說：「我沒有，真的沒有，從沒做過，我從來沒……」

有些患者雖然無法表達完整的想法，但能說出想法中的一些字彙。

馬森先生想說他擔心搭不上回家的車子，但他只能說：「公車，回家。」

有時候患者能很流暢地扯下去，看起來好像說了很多的話，他們會把常用的詞組串起來，所以乍聽之下似乎挺像一回事的，但聽者仔細去想，也許就會發現自己無法確實了解患者說了什麼、表達了些什麼。

西蒙斯太太說：「假如我要告訴你一件事，我可能講到一半會卡住……然後我很確定我所做的……說的……有時我就卡在那裡，無法從……繼續……。在過去的記錄裡……我能很確定……在我重新適應後，如果沒有意外的話，我可以繼續下去。我們以為需要儘快開始想起，我很喜歡……必須要……說話。」

在這些例子裡，假如我們知道患者說這些話的情境，就可能了解他們在說什麼。

當患者和你因為溝通能力受到限制而感到沮喪時，可能會導致一連串的災難性反應。舉例來說，當沒有人理解患者的意思，他們也許會嚎啕大哭或跺腳離開房間。

有時候患者會隱藏他們語言上的困難，當醫生問他們知不知道這個東西（腕錶）叫什麼時（用於評估語言困難的常見問題），假如患者想不出「腕錶」這個字，他們也許會說：「我當然知道，你為什麼要這麼問？」或是說：「我不想談這個，你為什麼要這樣煩我？」

有些患者會開始罵髒話——即使他們以前從沒講過那些話。這種擾人的行為顯然是疾病所造成的突然轉變，這種疾病會奪走重要的語言技能。在因為中風而影響到大腦語言區域的人身上，就可以經常看到這個現象，就像一人想說些什麼而翻開他的「大腦字典」，卻發現裡面全是髒話。一名患者在被問到他為什麼要謾罵日照人員時說：「那些是我唯一剩下的詞彙。」**這種行為極少是蓄意的**，有時候罵人的患者跟你一樣為此心煩意亂。

當語言問題嚴重時，患者可能只記得幾個重要的字，像是「不」，而他用「不」這個字時並不一定真的有這個意思。患者最後也許無法言語，他們只能重複一個詞組，或斷斷續續地喊叫，或喃喃自語著別人聽不懂的話。有時候，患者說了一堆話卻沒有任何意義，這種情況往往會讓家人和照顧者很痛苦——他們再也無法和自己所愛的人以言詞溝通了。

在所有心智功能裡，語言是最有人性的。在有些家庭裡，即便失智症患者忘記了很多事情，仍有很長一段時間能做為彼此的朋友和伴侶，但當他們無法用語言溝通時，家人會覺得他們失去了這種「相伴」的感覺，你也許會擔心患者生病或哪裡疼痛卻無法告訴你。

要怎麼幫助患者溝通，端視他們問題的類型而定。

如果診斷結果是，患者因為中風而導致語言功能受損，那就應該在確診後及早去做中風復健療程，有很多方法都有助於患者復健。

如果患者苦於無法找到適當的詞彙，請不要讓他們苦苦尋思，直接告訴他們所需的字詞通常能讓他們不那麼沮喪。當患者用錯字而你知道他們的意思時，把正確的詞彙提供給他們可能會有幫助，但如果他們不喜歡你這樣做，最好就順他們的意；如果你不知道他們想表達什麼，可以請他們用形容的或指出來。舉例來說，基利太太說「我喜歡你的『錯誤』」時，護理師不懂她在說什麼，要是護理師回她：「妳說什麼？」基利太太也許會因為表達不良而感到挫折，於是護理師說：「請妳形容一下『錯誤』。」基利太太說：「那是個圓圓的東西。」護理師接著說：「麻煩妳指給我看。」基利太太指了指，而後護理師回應說：「哦，是的，我的戒指。」**如果患者話說到一半就卡住了，重述一下他們剛說的前面幾個字，或許能幫助他們重新開始。**

當患者在表達想法時遇到困難，你可以猜測他們的意思，並問他們你是否猜對了。你有可能會猜錯，如果你照著錯誤的猜測行事，豈不是會加深患者的挫折感？所以，你應該要問他們，例如：「你擔心搭不上公車回家嗎？」或是說：「你是說你以前從來沒做過這種檢查嗎？」

**失智症患者在放鬆的情況下會溝通得比較好**，所以，你自己也要試著表現出放鬆的樣子（即使是佯裝的也好），儘量營造出一個安定的環境。千萬不要催促正在嘗試表達自己的患者。

即使你無法與患者溝通，你通常仍然可以猜到他們想告訴你什麼。記住，**他們的感覺往往是正確的**（雖然可能會誇大或不太合宜），但對於自己為什麼有這樣的感覺，他們可能無法解釋得清楚。當馬森先生說「公車，回家」，而你回答「你沒有要搭公車」，那麼，你就沒有回應到他的感受。如果你正確猜到他在擔心怎麼回家，就可以安撫他說：「你女兒三點會來接你。」

如果患者仍能說一點詞彙，或者搖頭、點頭，你可以儘量用簡單的問題問他們，例如說：「你痛嗎？」或是：「這裡會痛嗎？」記得指出身體的部位，而不是說出身體部位的名稱。

**當患者無法表達、溝通時，那麼，你就必須養成定期檢查他們是否舒適安康的習慣**：確認衣著是否舒適、房間是否溫暖、皮膚有沒有長疹子或長瘡，此外，也要定時帶他們上廁所，注意他們餓了沒有或睏不睏。

當患者一次又一次地重複同樣的話，你可以設法轉移他們的注意力。換個話題，請他們唱首熟悉的歌，或是談談他們那句話背後的感覺。例如患者想找他媽媽，你可以說：「你一定很想你媽媽。」或是說：「跟我說說你媽媽是怎麼樣的人吧。」

## 失智症患者在理解他人方面出現困難

失智症患者往往無法理解別人跟他們說的話，家屬有時候會把這個問題誤解成他們故意不配合。例如你說：「媽，我要去趟雜貨店，半小時後回來，妳聽懂了嗎？」她也許會說：「哦，我懂了。」但其實她一點也不懂，然後在你離開後變得坐立不安。

患者也會很快地把他們已經了解的事忘掉，在你很仔細為他們做解釋時，你都還沒有解釋完，他們或許就已經忘記你前面說了什麼。

他們也有可能無法理解文字資訊——即使他們仍會唸那些字母或字彙。例如，我們為了想判斷患者是否能夠理解文字，而請他們讀報紙上的標題，他們也許能準確把標題唸出來，然後，我們給他們一個文字指示——「閉上眼睛」，他們即便正確唸出這幾個字，卻沒閉上眼睛，這表示他們可能無法理解他們唸的東西。

珍跟媽媽說午餐在冰箱裡，她也在冰箱門上貼了紙條提醒媽媽。她媽媽唸得出紙條上的字卻不懂它的意思，所以她沒有吃午餐，還反過來抱怨說她餓壞了。

這可能很令人生氣，但你得明白：**閱讀和理解是兩種不同的技能，而患者可能只喪失了其中一種**。假設患者聽到或看到就代表他們懂了，這是很不保險的，你要觀察他是否有照他看到或聽到的訊息行動，如果沒有，那你可以假設他們在理解語言方面或許有問題。

除此之外，即便患者了解你當面交待他的事，也不能表示他能理解你透過電話說的話。當他們不了解你的意思時，問題很可能不在於他不專心或不願意去理解，而在於大腦機能異常所造成的失能讓他們無法理解他們所聽到的話。

有好幾種方式可以改善你和失智症患者間的言詞溝通：

◆ **確定患者聽到你說的話**。聽力的準確度會在上年紀後衰退，許多老年人都有聽力缺陷。

◆ **降低說話的音調**。提高音調是焦躁的非語言訊號，而且降低音調也比較容易讓聽力受損的人聽到。

◆ **去除令人分心的雜音和活動**。患者沒有辦法對外來的刺激置之不理，如果現場有其他的雜音或令人分心的事物，他可能就無法了解你所說的話。

◆ **使用短的詞彙和短而簡單的句子，避免複雜的句子**。與其說「我想我還是今晚就把車送到修車廠好了，不要等到明天早上再送去，因為早上會塞車」，不如只說「我現在要把車子送去修車廠」。

◆ **一次只問一個簡單的問題**。避免像這樣的問題：「點心想吃顆蘋果還是來塊派？還是說，你想晚一點再吃點心呢？」複雜的選擇可能會超出患者做決定的能力。

◆ **只讓患者一次做一件事，而不要一次做好幾件事**。他們也許無法一次記好幾件事，或是搞不清楚你的要求。大多數我們要求患者去做的事（比如洗澡、準備就寢或穿上外套準備出門等）都牽涉到好幾個步驟，但他們可能無法釐清所有的步驟，所以你可以幫他們把每一項任務分成數個步驟，一次只要求他們完成一個步驟。

◆ **慢慢講話，等待患者回應**。他們的回應也許比我們的自然狀況慢得多，耐心等待就對了。

你也可以用其他方式來促進你和患者的溝通，以及你對他們需求的了解。

你可以使用語言，但也可以利用臉、眼、手和身體動作，我們每個人都不需要特別去思考就已經在使用這些非語言的交際了，譬如：「他看起來抓狂了！」「從他們彼此互看的樣子，你就知道他們戀愛了。」「看那走路的姿態就知道她是老大！」「我知道你沒在聽我說話。」這些都是無需言語就能理解的溝通。當失智症患者對語言的理解力不佳時，他們對於這些非語言訊息或許仍然很有感覺，而且他們也常用非語言交際來表達自己。又比如，當你累了，你送出的非語言訊息很可能也會令患者煩心，然後他們就可能變得躁動，這又反過來令你煩心——你的手、臉和眼睛會洩露你的苦惱，進一步刺激到患者。如果你沒有意識到自己肢體語言說了什麼，你可能會很納悶到底是什麼惹到患者了。事實上，我們老在做這樣的事，例如你跟另一半說：「沒有，我沒有在煩什麼。」對方卻回答：「我知道你有。」對方從你肩膀的樣子就能看出你很煩了。

如果你和失智症患者住在一起，你可能已經能分辨對方在表達需求時常用的許多非語言線索。以下是一些特別要提醒你的非語言溝通方式：

◆ **保持愉快、平靜，表現出對患者的支持**。即使你正心煩，也可以運用自己的肢體語言，這能幫助你讓患者保持平靜。

◆ **表達出你的情感——如果你知道這對他們有幫助的話**。微笑、握著患者的手、摟住他們的腰或其他的肢體語言來表示你的情感。

◆ **直視對方**。看看他們有沒有在注意你，如果他們的肢體語言顯示出他們沒在注意你，先等幾分鐘，之後再試一次。

◆ **善加利用語言之外的訊號**。把東西拿給患者、用手指出來或觸碰那個東西。用你的手示範動作或描述給患者看（例如，刷牙），有時你幫患者起個頭，他們就會接著做任務的其餘部分。

◆ **不要妄自假設患者的行為背後有複雜的理由**。患者的大腦已不再能妥善處理資訊，所以他們處世的方式跟你不一樣。非語言交際所運用的技能完全不同於語文交際，因此，如果你能**感覺**他們說了什麼（不論是語言或行為），而不是你**認為**他們說了什麼，你對他們的了解可能會更加準確。

**即使患者無法溝通，他們仍然需要也能夠享受溫情**。握手、擁抱或只是坐在那裡陪伴他們，都是與他們繼續溝通的重要方式。你給予重度失智症患者的照顧，就是在向他們傳達：你對他們的關愛，以及他們是受到保護的。

## 喪失協調性

由於引起失智症的疾病會影響大腦的許多部分，所以患者也許會無法用手或手指做某些熟悉的任務。他們也許明白自己想做什麼，手和手指也並不僵硬或虛弱，但訊息就是無法從大腦送達手指。醫生用「失用症」來形容大腦無法將訊息傳遞給肌肉的這種障礙，**初期徵兆是患者的字跡改變，之後出現的另一個徵兆是患者走路方式的改變**。失用症可能是逐漸惡化，也可能發生得很突然，視病因而定，舉例來說，患者起初也許只有輕微的走路不穩，但之後會漸漸發展成步態緩慢、拖著步伐走路。

一個人若未受過訓練去評估造成失智症的疾病，可能很難區分記憶問題和失用症問題：記憶問題指患者能否記得他們要做什麼事，而失用症問題則指患者能否運用肌肉做出他們要做的事。當大腦受到疾病的傷害時，這兩種問題都可能會發生，然而，即便是為了幫助患者儘量獨立處理事務，也不見得非得分辨出這兩種問題。

當失用症開始影響到走路時，患者也許會輕微地不穩。你必須注意到這一點，在他上下樓梯或走上／走下人行道時，為他提供扶手或找個人攙扶他。如果你讓患者抓住你，要確定你的腳步有站穩。

喪失協調性和靈活的手腳技能，可能會造成日常生活出現困難，像是洗澡、扣扣子、拉拉鍊、穿衣、倒開水和吃東西。使用電話需要有良好的協調性，一名看似沒有任何動作障礙問題的人，實際上也許無法使用電話求助。

患者有可能必須放棄一些他已經無法完成的事，其他有些事則可以做些調整，讓他們仍然可以自理其中一部分。**矯治和調整的關鍵是簡化，而非改變那件事**。由於患者的智力受損，他們也許連很簡單的新事物都學不來，所以你要問問自己能否將那些事情弄得更簡單一些。舉例來說，懶人鞋比需要繫鞋帶的鞋子更容易穿；用馬克杯喝湯比用湯匙把湯從碗裡舀起來喝更容易；能用手拿取的食物比需要用刀叉進食的食物更方便。如果你先做了一件事中較為困難的部分，患者能應付其餘的任務嗎？你或許已經發現，如果你能幫患者扣上或解開扣子，他們便能自己穿脫衣服。

患者也許會對自己的笨手笨腳感到緊張、難為情或憂心，因而企圖拒絕參與活動來隱藏自己日益嚴重的失能。舉例來說：

費雪太太以前喜愛編織，當她突然放棄這項嗜好時，她女兒感到很不解。費雪太太解釋說，她只是不再喜歡編織了。然而事實上，她日益嚴重的失用症令她無法再編織，而且這讓她感到羞恥。

放鬆的氣氛往往可以讓患者的手腳不靈活不那麼明顯。當他們緊張時，做事情便會顯得比較困難。

有時候，患者這一次做得到的事，下次卻不見得能做到，這也許是腦損傷的一個特徵，並不是他們懶散。被催促、被緊盯、心情煩躁或疲倦，都可能影響他們的做事能力，這其實跟正常人一樣，只是腦病變讓這些正常的起伏變得更大了。有時患者可以毫無滯礙的做一件事──像是把褲子拉鍊拉上，但卻無法做另一件類似的事──像是拉上外套拉鍊，這讓患者顯得很難相處，但這有可能是因為拉褲子拉鍊和拉外套拉鍊這兩個動作在某方面有些不一樣。

如果你把一件事拆成數個一連串的小任務，讓患者一次只做一個步驟的話，有時他便能完成那一件事。舉例來說，刷牙包括拿起牙刷、把牙膏擠到牙刷上、把牙刷放到嘴裡、刷牙、漱口等等。溫和地為患者提醒每一個步驟，親自示範也會有幫助，你也許必須每個步驟都重複幾次。有時候，把熟悉的必要工具（例如湯匙或梳子）放到患者的手裡，再輕輕帶動他們的手臂往正確的方向移動也會有用。**幫患者做一個起頭的動作，似乎能幫助大腦想起事情的做法**。

受過訓練的職能治療師會評估患者仍保有哪些動作技能，以及如何儘可能運用那些技能。如果能得到職能治療師的評估，治療師提供的資訊能幫助你給予患者所需要的協助，同時又不會剝奪他們的獨立性。

在某些造成失智症的疾病的後期階段，患者會喪失大量的肌肉控制力，以至於他們可能撞到東西和跌倒，我們會在第五章討論到這個部分。

失智症患者或許同時還有其他會干擾日常生活事務的身體狀況，部分的問題也許在於肌肉或關節，或是腦損傷。這類複雜的問題包括顫抖症、肌肉無力、關節或骨骼疾病（例如關節炎），以及由藥物或帕金森氏症引起的僵硬。有些患者有顫抖症，這是手或身體的震顫，可能增加患者從事許多活動的難度，但是職能治療師或物理治療師也許可以教你如何儘量降低顫抖症的影響。此外，藥物治療或許也有幫助。

有些有神經問題的患者——尤其是帕金森氏症，很難開始一個動作，或是可能在動作的期間「卡住」。這或許對你和患者來說都會感到很沮喪，如果這種情況會造成困擾，以下建議或許有幫助：

◆ 如果患者走到一半「腳好像黏在地板上了」，讓他們走向一個目標，或是讓他們看著距離他們前方幾呎的地面上的一個點或線，也許能幫助他們再次邁開步伐。

◆對患者來說，從有扶手的椅子站起來也許會比較容易。另外，如果椅子能調整高度，把椅子調高五到十公分，能幫助坐著的患者把重心提高。堅固的座椅是必要的，選擇結實的椅墊或較高的椅子（例如餐椅或導演椅），避免用有軟墊的低矮椅子。指示患者起身前先前挪到椅子邊緣，雙腳張開約三十公分，站起來時下盤才會寬又穩，接著請患者把雙手放在椅子扶手上，然後前後搖晃身體以製造動力，數一、二、三，讓他們數到三時迅速站起。給他們時間取得平衡，再開始走路。

◆當患者要坐到椅子裡時，先讓他們將雙手放到扶手上，然後身體儘量前彎，再慢慢坐下，也許會較容易。

一個人如果很少活動，可能發生肌肉無力或僵硬的狀況，因此，保持活動對記憶受損的人來說相當重要。患者偶爾可能會因為服用重鎮靜劑（編註：相對於一般安眠藥的「輕鎮定劑」而言）或安定神經的藥物而變得僵硬和僵直，但也可能變得躁動。這些藥物副作用可能令人相當不舒服，如果有這種情況，務必要讓你的醫生知道，假如藥物治療是必要的，可改變劑量或換成另一種藥來克服副作用。

關節如果發炎，在移動時可能會疼痛，如果你幫患者穿衣服時，他會抗拒或打鬧，便要考慮或許是因為你移動他們的肢體而導致他們感到疼痛。物理治療諮詢能幫你解決這類的問題。

有許多技術和設備可以幫助有身體局限的患者維持其獨立性，但當你考慮這些技術或設備時要記住，患者大多都需要學習才能運用這些新方法或新設備，而他們也許會學不來。

## 喪失時間觀念

失智症患者可能會喪失正常人用來判斷時間的能力：他們或許會不斷問你現在的時間；你才消失在他們視

線裡幾分鐘，他們就以為你離開了好幾個小時；又或者，才剛到一個地方就馬上想離開。一個人要知道經過多久時間，得要能記得他在剛剛逝去的時間裡做了什麼，若能考慮到這一點，患者的這些行為便不難理解——忘得很快的人，沒有辦法衡量時間的長短。

除了這種記憶缺陷，造成失智症的疾病似乎也會影響我們何時睡覺、何時起床、何時吃飯的規律生理時鐘。試著理解這種「時差」行為並不是患者蓄意而為（雖然可能很惱人）、而是喪失大腦功能的結果，對你會有所幫助。

患者也許在疾病初期就會喪失看時鐘的能力，即便患者能看著時鐘說出「現在是三點十五分」，但他們可能已經不懂它所代表的意思。無法記住時間會令患者擔憂。我們許多人終其一生都需要規律的時間表，不知道時間會令人擔心自己遲到、被遺忘、錯過公車、待太久而不受人歡迎、錯過午餐，或是錯過回家的車子。患者也許不知道自己在擔心什麼，但莫名的焦慮感會使他們不斷向你打聽時間，當然，在得到你的回答後他們轉眼就忘了剛剛的對話，於是又要重新再問一遍。

有時患者會覺得被你遺棄，但其實你只是離開一下子而已，這是因為他們算不出你是在多久之前離開的。設定計時器或用老式沙漏，甚至寫紙條留言：「我在後院整理花園，下午三點回來。」或許能幫助患者更有耐心的等你，但你得**選擇患者仍然可以理解的提醒方式**。或許，你還能想出其他能減少這種焦慮行為的方法，舉例來說：

詹金斯夫婦到兒子家用晚餐時，詹金斯先生幾乎是一進門就又馬上穿戴起衣帽，堅持回家的時間到了。雖然他被說服待到吃飯的時候，但又堅持要吃完飯就立刻離開。他兒子覺得父親很失禮。

詹金斯先生其實是因為對房子的不熟悉、困惑感增加並喪失時間意識，才會如此焦慮不安。

當家人了解到這一切之後，事情就變得順利多了。他們回想詹金斯先生過去的生活，想到有個老社交習慣可以幫助他：詹金斯先生從前喜歡在星期天晚餐過後看足球賽，現在他兒子會在他們一吃完晚餐就把電視機打開，因為這是詹金斯先生的老習慣，所以他通常可以再多待上一小時左右才會想回家，這讓詹金斯太太有時間和家人多相處。

## 一些時好時壞的症狀

家屬經常觀察到，患者有時可以做得來某件事，有時卻不行。

「我媽媽在早上時需要的幫助不像晚上那麼多。」

「我太太可以在家裡獨自使用廁所，但是到了女兒家就堅持需要別人幫忙。」

「我先生在日照中心不像在家裡那麼容易生氣，那是因為他在生我的氣嗎？」

「比爾昨天還能說出完整的句子，但今天他說的事我一件都聽不懂，是因為他昨天比較努力嗎？」

**能力時好時壞的波動，是失智症患者的普遍症狀，其實每個人的能力都會有波動，但在失智症患者身上卻很明顯**。失智症患者的情況有好有壞：有些人早上比較好是因為之前得到足夠的休息；有些人在較不熟悉的環境裡問題會比較多；有些人在放鬆時表現得比較好。此外，有些波動則是沒有原因的。然而，不管原因是什麼，這種波動是正常的，**並不代表病情發生變化**。

相較於一般人，失智症患者更容易因健康上的小變化而受到影響（見第六章）。做某件事情的能力或波動程度若突然改變，也許代表著藥物反應或新疾病，如果你對這種改變有疑慮，最好與患者的醫生聯繫。

腦損傷可以解釋為什麼會有這些波動，受損且大部分時間失效的神經細胞，有可能會偶爾起作用，但也有可能是受損較輕或未受損的區域能間歇地接替並暫時「修好」有缺陷的系統。

除此之外，未能察覺到的環境變化，也可能造成患者能力的波動。仔細檢查環境是否有所改變，如果有的話，請為患者的舒適度做新的安排。造成能力變動的原因都不是患者能控制的，他們往往跟你一樣儘可能努力了。你所能提供的最好協助，就是試著了解環境中有哪些事物能讓他們感到如魚得水，哪些事物可能造成更多的失能。

CHAPTER

# 4

# 該讓患者獨立生活嗎？

造成失智症的疾病大多發生得無聲無息，病情緩緩發展，再加上及早發現對有效治療很重要，所以研究學者愈來愈把重心放在及早發現失智症。不過，這已被證實是一項極為艱難的任務，因為阿茲海默症的大腦變異在可見症狀開始前的十到二十年前就展開了，而伴隨正常老化所發生的微妙變化，又跟失智症的初步症狀很類似。研究人員正在密集地研究這些考驗，大腦變異的及早發現，甚至是在才剛開始時就發現，在未來或許是可能的。

這項任務當前的困難，在於缺乏定義最初期症狀的共識。醫生會用「輕度認知障礙」來定義有最初期可偵測症狀的人 P408，而被診斷出輕度認知障礙的人，大約有一半在未來五年裡會發展為失智症，但另一半的人則不會。

## 確診「輕度認知障礙」之後

在被診斷出輕度認知障礙之後，不可預測的未來便成了一項挑戰。因此，我們建議有輕度認知障礙的人要儘量保持活躍和忙碌，此外，定期讓醫師診斷來追蹤症狀是否持續進展、保持原狀或改善也很重要。

一旦得到輕度認知障礙的診斷，請務必確定患者是否有立下遺囑和醫療照護事前指示 P359～362。症狀也許會變嚴重，所以有必要事先討論未來的照護。大部分輕度認知障礙患者都能察覺到自己的困難之處，許多人覺得，表達出他們的挫折感是有幫助的，但持續把焦點放在記憶的問題上可能會使他們更難記得住，鼓勵使用便條紙，同時避免因為要記憶而產生壓力的情況，能幫助他們做得更好，可以鼓勵患者使用「待辦」清單和用便利貼提醒自己。整潔的起居環境比較能避免找不到物品，此外，作息規律對有些人會有幫助。相關失智症協會可以為輕度認知障礙患者介紹互助團體或專設的線上社交網絡聊天室。

要確定醫療問題能獲得最佳的治療，刪除或儘量減少可能損害記憶的藥物。為了降低忘記吃藥或重複吃藥的風險，最好把藥放到有格子的小藥盒裡，把一週裡每天該吃的藥分開放好。若有憂鬱、焦慮的情況，應予以治療。與輕度認知障礙共存，就跟在後半輩子裡與其他任何健康問題共存一樣：不要慌張，因為情況也許不會變壞，仍可繼續享受人生。

## 管理失智症的早期症狀

當人們罹患引起失智症的疾病時，他們可能會開始難以獨立應付生活上的事情。你也許會對患者是否能妥善理財感到懷疑，覺得他們不應該繼續開車，或是認為他們不再適合獨居。而令人驚訝的是，大約有二十%的失智症患者是獨居者。

早期階段的失智症患者往往看似能夠應付一切，而且他們可能堅持自己很好，怪你干涉他們。你可能很難知道何時該接手，以及該接手到什麼程度；限制一個人做能象徵獨立的事可能會很痛苦，尤其當患者堅決不肯搬家、不停止開車，或是不願意讓出財務權限時。

這些改變會那麼困難的原因之一，是它們代表著獨立和責任能力的喪失，這會讓患者心煩意亂，連親友也會感到焦慮不安（第十一章會討論這些角色的轉變 P282~287）。若能了解其中所牽涉的感受，做必要的改變時就會比較容易。

決定是否要在患者的獨立性方面做改變的第一步，就是進行詳細的評估，評估結果會告訴你患者仍然能做什麼和無法再做什麼，也能賦予你堅持改變的正當性。如果無法取得專業的評估，你和家人就得儘可能透徹和客觀地分析每一件事，並決定患者是否依舊能**完整**、**安全地**做到某些事，而且**不會煩心**、**鬧脾氣**。

引起失智症的疾病會導致許多能力的喪失，包括喪失獨立性、某些技能、控制日常活動和做那些令人覺得有用或感到重要的事情的能力，甚至限制了一個人未來可能的發展。當別人期待著未來更美好的時候，他們卻慢慢意識到自己的未來是有限的，而當中最可怕的，也許是失去記憶。失去記憶，意味著失去和他人的聯繫，也失去和自己過往的聯繫；遙遠的過去在他看來就是現在。沒有了今天的記憶，或是無法理解過去已然成為過去，那麼，未來就不再有意義了。

當患者在生活中失去的東西愈來愈多，他們自然會對僅有的東西緊守不放，所以不難理解他們很可能會抗拒、否認或憤怒地回應這些改變。他們需要熟悉的環境，而且大多數人都不希望自己成為別人的負擔，這些都是患者不想放棄那些東西的原因。要接受這些改變是必要的，代表患者要面對自己已經病到某個程度而且難以恢復的事實，很多人都難以做到。

此外，患者也許可能無法完全理解究竟發生了什麼事。即使在疾病初期，他們也可能完全忘記最近發生的事，他們不記得自己曾忘記關爐火或發生過車禍，也就會理直氣壯地堅持他們可以照顧自己，或是仍能安全駕駛——**他們並非在「否認」現實狀況，而是根本不記得自己犯的錯誤**，而這正是他們腦損傷的證明。若他們無法評估自己能力的限制，事情在他們看來就是別人不公平地剝奪了他們的東西或「接管」了他們的一切。

## 當患者必須放棄工作時

必須放棄工作的時機端視患者的工作類型，以及他們的工作是否需要開車而定。有時候雇主會直接告訴你或患者本人說他該退休了；有時候雇主願意保留較不吃力的工作給患者；有時候是家人必須做出這個決定，你也許已經意識到，這個時候終於來了。

如果你要患者放棄工作，有兩個層面是必須考量的：**與這項重大改變有關的情緒和心理調適，以及可能發生的財務變化**。

對大多數人而言，工作能證明自己的重要性，這是患者抗拒放棄工作或堅持沒發生任何問題的一個原因，放棄工作之後，要適應退休這件事也可能會讓他們感到痛苦難過，若出現這樣的困擾，諮商師或社工或許能提供幫助。

替患者考慮他們未來的財務狀況是很重要的事（第十四章還會討論）。退休可能會產生別的問題，因為失智症而被迫提早退休的人應享有同樣的退休權利，並且享有和其他原因的失能者一樣的失能津貼。然而在某些案例中，失能津貼被用不正確的理由（如工作表現退步並非一種疾病）而遭到否決，而這可能令患者的收入大幅縮水。假如發生了這種事，證明失智症是工作表現退步的原因就相當重要了，如果這個方法沒用，可尋求法律協助。

美國聯邦法（社會保險失能法案）為在六十五歲以前失能的人提供協助，社會保障計畫主要有兩種：(1)社會保障失能保險，以及(2)附加保障收入。（編註：臺灣也有兩種：(1)失能年金，以及(2)失能一次金，申請資格條件和辦法可向勞動部勞工保險局諮詢。）

失智症患者取得津貼通常不會有困難，但是仍然有人宣稱自己被拒絕。對於必須提早退休的人和額顳葉失智症患者來說，社會保障失能保險的申請和相關資料的準備特別重要（因為他們的能力受損在別人看來通常不明顯）。

許多人在第一次申請被拒後就放棄了，但在申訴過程中堅持不懈，結果往往能得到反轉。一紙早發性失智症的診斷書，應該就能讓患者自動符合社會保障失能保險和附加保障收入所要求的簡易審查。

## 當患者不再適合管理財務時

失智症患者也許會失去做改變的能力、對自己的金錢無法負擔責任、無法平衡收支或支付帳單，甚至偶爾還會指控別人偷了自己的錢。

弗瑞德先生說：「多年來一直是我太太在管理我們家庭企業的帳，當會計人員告訴我帳冊一塌糊塗時，我就知道事情不對勁了。」

•••

羅傑斯先生說：「我太太會把錢拿給鄰居、藏在垃圾桶裡或弄丟錢包。所以我把她的錢包還有錢拿走，然後她總是說我偷了她的錢。」

**由於金錢往往代表獨立，所以有些人在心理上不會願意放棄掌控自己的財務**。有時候接管家用的方式，可以是在失智症患者做了他的工作後再糾正錯誤之處。如果你必須違反他的意願取消出帳或拿走信用卡，寫張便條紙或許會有幫助，例如，寫下「我兒子艾力克斯現在幫忙看管我的銀行帳戶」，然後貼在患者可以看到的地方來提醒他們。

當患者指控別人偷錢時，當下可能會很難堪，但若你了解人性，就比較能理解他們為何如此指控。我們一直被教導要小心錢財，所以錢不見了，大部分人都會懷疑是被偷了，尤其當人的記憶力衰退，記不得究竟發生了什麼事時，他們變得焦慮、懷疑錢被偷也就沒什麼好驚訝的了。儘可能避免為這種事與患者起爭執，那只會讓他們更不高興。有的家屬發現，給患者幾個硬幣或小額鈔票做零花錢會有幫助，就算錢弄丟了或給人了，損失也不大；人通常會覺得手上有點錢才有安全感，所以這有助於避免金錢衝突。造成失智症的疾病有一個奇特之處，那就是它會讓患者失去做改變的能力，卻仍然有自己需要錢的認知。

赫金森太太在金錢方面總是十分獨立，所以赫金森先生在她的錢包裡放了些零錢，也把寫了她名字和地址的紙條放在錢包裡，以防錢包弄丟。她先生選擇以簽帳方式支付理髮費用已有很長一段時間了，但她仍堅持用支票付帳，因此，赫金森先生給她一些由銀行蓋上「作廢」章的支票，讓她可以支付給理髮師。赫金森先生私底下和理髮師說好先收下支票，他會繼續以簽帳卡預付款項。

這種做法或許有些極端，這樣愚弄太太似乎也不公平，但在現實層面上，這讓赫金森太太依然保有獨立的感覺，也讓身心俱疲的先生能在管理財務的同時維持夫妻之間的和平。

金錢的事可能引發嚴重的問題，尤其當失智症患者起了疑心，或是其他家人在處理財務方面未能達成協議時（見第八章的「錯誤的想法、猜疑、偏執與幻覺」P237~247和第十一章的「應付角色轉變和家庭衝突」P292~296），儘可能善用你的聰明才智讓金錢問題不那麼令人困擾。

## 當患者不再適合駕駛時

也許某一天，你會意識到自己的家人再也無法安全地開車（或騎車）。雖然有些人能認清自己的限制，但仍有很多人不願意放棄開車。相較之下，患有失智症但繼續開車的人，比同年齡層的人更容易發生車禍。

對於大部分經驗豐富的駕駛來說，開車是一門熟悉到幾乎是「自動」的技術。一人能在每天開車上下班時還想著其他事——也許是回電話或聽音樂。開車並不需要太多注意力，但當交通狀況突然改變時，我們的腦袋會馬上集中注意力，並且做出即時的反應。

由於開車是一項熟練已久的技術，所以失智症患者可能看起來仍然駕駛得很好，但實際上卻已非安全駕駛了。開車需要眼睛、大腦和肌肉錯綜複雜的配合，以及迅速解決繁複問題的能力，但看似仍能安全開車的人，也許已經喪失對交通突發狀況適當回應的能力。他們也許只是慣性駕駛，卻無法在必要的時候從習慣性的反應模式迅速切換到不同的反應模式。

當人們覺得自己「不如以前那樣敏捷」時，通常會自行決定不再開車，但若你的家人不願放棄，你就有責任為他和別人謹慎地評估讓他們繼續開車的危險性，並且決定你何時應該介入。這可能是你決定從患者手中拿走的頭一件事，這也許會讓你感到猶豫不決，不過一旦你成功阻止一個健忘的人開車之後，你會如釋重負。不要讓一個對開車感到躊躇的人繼續開車。

患病初期的失智症患者能不能繼續開車，的確有些爭議。我們不能單憑測驗分數來決定這點，但一位訓練有素的職能治療師可以評估患者的開車技巧。

要決定是否讓患者停止開車，必須先檢視安全開車所需的技巧，並且評估在開車時和其他情況中患者是否仍然具備這些技巧：

- **良好的視力：**不論裸視或戴眼鏡矯正，一人必須擁有良好的視力，才能開車，此外，不只前方，眼角餘光的地方（周邊視覺）也要能看得清楚，這樣他們才能看到從兩邊靠過來的東西。

◆ **良好的感知力：**大腦會把它接收到的感官資訊融合成可以了解的東西。舉例來說，一個人在開車時，大腦會整合所有接收到的視覺資訊，使它得以迅速分辨出異常狀況並發出警示，像是看到站在馬路邊的幼兒時，判斷幼兒是否可能會突然衝到馬路上。造成失智症的疾病會損害大腦正確整合資訊的能力，因此可能影響到基本的駕駛能力。

◆ **良好的聽力：**一個人必須有良好的聽力，或是至少以聽力輔助器矯正聽力，才能對靠近的車輛、喇叭聲等等有所警覺。

◆ **迅速的反應：**駕駛人必須能迅速地反應——轉彎、剎車、避免意外。經正規測試後得知，年長者的反應時間比年輕人稍微慢一些，但就健康的年長者而言，通常不會慢到足以妨礙開車的程度。然而，如果你覺得患者日常活動似乎變慢、反應遲緩或對環境的突然變化反應不良時，就應該警覺到他們在開車時也可能會有同樣的限制。

◆ **做決定的能力：**駕駛者必須能迅速、冷靜地做出適當的決定。一人必須要能迅速、鎮定地解決複雜、不熟悉的問題，才能在有兒童突然衝過車子前方、有人按喇叭和卡車朝他接近的同一時間裡，做出正確的判斷。有些患者會在同時發生好幾件事時變得慌亂不安，這種不對勁你應該能看得出來——不論是發生在家裡或在車子上。

◆ **良好的協調性：**眼睛、手和腳必須同時協調合作，一個人才能安全地開車。如果患者的動作變得笨拙，或是走路的方式改變了，你就應該要警覺到，他們在踩剎車時可能會出狀況。

◆ **對周遭情況的警覺性：**駕駛者必須清楚周遭所發生的事，但又不會因而變得焦慮或困惑。如果患者對發生在周遭的事物完全無感，他們也許不再是安全駕駛了。

有時候，駕駛時的行為也可以讓你警覺到有問題：健忘者也許會在他們過去很熟悉的路線中迷路，迷路可能讓他們分心，進而干擾到他們迅速反應的能力；有時候車開得太慢是他們對自己開車技術沒把握——但這不表示每個謹慎的駕駛者都有腦損傷的問題；有失智症的駕駛可能在想踩剎車的時候誤踩了油門。

失智症患者也可能在開車時變得容易生氣或愛挑釁，或是誤以為其他駕駛都在找他的麻煩，這是很危險的情況。此外，要留意患者飲酒的問題，即使是少量的酒精也會影響他們的開車能力。如果這種危險的組合影響到你的家人，一定要介入。

有個測驗叫「孫子測驗」，可以幫助你決定某人該不該繼續開車：如果你不願意讓某人開車載你的孩子或孫子，那麼他就不應該繼續開車。

如果你對失智症患者的開車能力感到擔憂，應該要先開誠布公的和他們討論，一人的認知能力即便受損，仍能參與和他有關的決定。

不過，你開啟討論的方式，可能會影響到他們的回應，患者有時會比從前更無法容忍批評，所以你在這樣的討論中需要使用一些技巧。如果你說：「你的開車技術太可怕了，而且你會迷路，根本不可靠。」那麼，對方也許覺得應該為自己辯解而跟你大吵一架；相反的，如果你溫和地說：「你好像愈來愈不在意紅燈了呢。」也許能讓他們有臺階可下。

放棄開車代表承認自己的能力限制愈來愈多，**在你為了安全考量而必須介入時，也要想方法替他們保留面子和維護形象**。試試用提供另一種選擇的方式開口：「今天我來開車吧，這樣你就能好好欣賞風景了。」有些家屬的最後手段是把車子賣掉，然後告訴患者說車子修不好了。

有時候，家屬也有可能遇上愉快的驚喜——

索羅門先生很有主見又獨立，家人知道他開車技術變得很糟，但又怕干涉他的獨立會傷透他的心，也預料他們會因為這件事大吵一架。然而，有位鄰居把索羅門先生的狀況通報給監理所。當索羅門先生前往監理所接受駕駛測驗回來之後，便把駕照扔到桌上，說他再也不開車了。此後，儘管家人很擔心，但他從未流露出心煩意亂的樣子，也沒有表示不方便。監理所可能告訴他那是他這種年齡的人都需要做的例行測驗。事情就這麼簡單的解決了。

有時候不管你怎麼哄騙，對方就是堅決拒絕放棄開車，此時取得醫生或家庭律師的支持或許有用，有的醫生會在診斷書裡寫下「不要開車」——很多家屬都說，讓醫生扮「黑臉」能免除照顧者不少壓力。患者也許會將你的忠告視為嘮叨，卻通常比較能遵守專業權威的指示。然而，若正面臨逼不得已的情況，也許你必須拿走車鑰匙或想辦法讓車子無法發動。

假如醫囑告知不要開車，但患者仍然開車並發生車禍，那麼照顧者便可能被指認有疏失；若有人在車禍中受傷或死亡，影響層面將難以估計。有一位不開車的太太把車子賣了，然後把錢存放在安全的地方，每個禮拜再把原本花在汽油、保養和汽車保險上的預算加進去裡面；她說這樣她會比較捨得花錢坐計程車，因為這些錢原本就是車子的開銷。

## 當患者不再適合獨居時

當一個獨立的人不再適合獨居，而需要搬去跟別人同住，這對任何人來說都不是一件容易的事。有些人會喜歡和別人同住的安全感，但有些人強烈抗拒，不願放棄獨立自主的權利。

失智症患者從完全獨立到和別人同住，需要經過好幾個階段。如果能分成幾個階段來慢慢過渡，患者也許比較容易適應，也能將他們必須和別人同住的時間往後延。舉例來說，一開始也許靠鄰居幫忙或「送餐到家」計畫的協助就能滿足需求；之後，可以由家屬或付費請協助者每日花一部分時間陪伴患者。甚至有的患者可能只需要有人在吃藥和用餐時前來協助就可以了。

## 當你懷疑某個獨居者可能失智時

你必需對患者獨立做事的能力是否突然改變有所警覺：某個小小的壓力或輕微的感冒，就可能讓他變得更糟。否則，有時候你會一直到事情發生後，才注意到他在不知不覺間進展的緩慢退化——**家屬往往拖了太久才採取行動。**

當事情不對勁時，患者也許會企圖「掩飾」，有些失智症患者並未意識到自己有問題，有些患者也許會怪罪家人或變得退縮，甚至連患者家屬也可能會否定問題的存在，因此，在這些情況下要確認發生了什麼事可能會很困難。在決定獨居者是否需要協助時，必需考慮下列問題：

### 個性或習慣的改變

- 他們是否一反常態的沉默寡言、冷漠（缺乏興趣或漠不關心）、消極、悲觀、猜疑或擔心有人要害他們？
- 當你知道的確有問題時，他們是否堅持一切都很好，或是不承認有問題存在？
- 他們能做好個人衛生和梳裝打扮嗎？他們會穿著骯髒的衣服、忘記（或拒絕）洗澡或刷牙，或是在其他方面忽略自己嗎？

◆他們變得退縮嗎？他們會說自己要出門，但實際上窩在家嗎？

## 打電話

◆他們講電話的內容是否變得愈來愈含糊（細節需要更好的記憶力）？

◆談話內容是否失去條理，或是忘記剛剛說的話？他們會一再重複自己說過的話嗎？

◆他們在講電話時變得很急躁嗎？他們是否比較無法忍受挫折？

◆他們打來的電話變少、變得太多，或是三更半夜還打給你？

◆他們在每次對話都重提同樣的事情，彷彿那是新鮮的話題那般？

## 電子郵件和寫信

◆他們停止寫電子郵件、使用臉書、提筆寫信或寄送卡片嗎？或是字跡變得異常潦草？還是字跡改變了？現在很難理解他們試圖說明什麼嗎？

## 用餐和服藥

他們有正確地用餐和服藥嗎？患者也許不吃東西或只吃點心——即使你準備好熱騰騰的一餐。他們也可能一次服用過多藥物或忘記服藥，這會危及他們的身體健康，並讓他們已受損的思考能力變得更糟。如果患者在其他方面安全無虞，在每天有人來協助用餐和服藥的情況下，他們或許可以獨自居住，但我們的經驗是，**當一個人忘記正常吃飯，他的認知損傷程度很可能已經嚴重到無法安全地獨居生活**。

他們會忘記關掉爐火或讓菜燒焦嗎？看似有能力處理事務的人忘記關掉爐火，似乎是常有的事情。請留意：他們不再煮飯了嗎？鍋子會燒焦嗎？他們習慣使用蠟燭或火柴嗎？我們可能很難相信外表看來健康的人竟可能置自己於險地，但用火真的是嚴重且危險之事，致命的燒傷意外並不少見，因此，**如果你懷疑某人會忘記關掉爐火，一定要出面干涉**。

## 其他問題

你懷疑的對象曾出門到處遊蕩嗎？他們很可能會迷路、被搶劫或受到攻擊。他們會在夜間在外頭亂走嗎？這樣的行為很危險。你曾經接到朋友或鄰居打電話來關心某人的行為或安全嗎？他們突然失約或沒參加家庭聚會嗎？他們在跟你提到出車禍等意外事件時，提供的資訊是否很混亂？他們提早退休或突然退休了嗎？

你懷疑的對象能保持屋子的整齊、清潔、沒有潛在危險嗎？他們會不小心弄濕廚房或浴室且忘記擦乾，讓自己有容易跌倒的風險嗎？有時他們會忘記清洗碗盤或沖馬桶等而讓環境變得髒亂。如果屋裡亂七八糟的，他們可能會容易被絆倒；他們也可能會囤積報紙和破布等雜物，而這也是火災的潛在風險。屋子裡聞起來有尿騷味嗎？這些都是一個人生病或沒有能力自理的跡象。

你懷疑的對象能保持自身的溫暖或涼爽嗎？天冷時若不知道替自己保暖，體溫可能會下降到危險的程度。反之，天熱時穿太多或害怕開窗透氣，就可能導致中暑。

他們有「偏執」的想法或不切實際的猜疑嗎？這種行為可能使他們難以溝通。有時候他們會因為擔心害怕而報警，因而惹惱鄰居，也有些時候，老年人或失智症患者會成為懷有惡意的青少年或成人的作弄目標——任何地方都可能發生類似的問題。

他們有良好的判斷力嗎？他們有沒有性格可疑的新「朋友」？他們會因為可疑的理由捐錢嗎？他們會不會把錢捐給每一個來函請求贊助的慈善機構——即便他們對那些機構的運作不感興趣？他們是否不斷捐錢給同一個機構，因為他們忘記自己已經捐過了？有時失智症患者會失去正常的判斷力，可能會因為隨便讓人進屋而遭到搶劫或把錢送人，或有其他不適當的舉動。

誰負責支付帳單？家人發現事情不對勁的第一個線索，往往是被斷水或斷電了——因為患者沒付帳單或不願意讓抄表員進來。患者也許已經不再關注財務的收支平衡或改變了消費習慣。他們是不是會漏掉他們以前總是很在乎的報稅？

這些線索顯示有些事情不太對勁，但不見得代表他們罹患了造成失智症的疾病，因此，一旦你察覺到有問題，最重要的是讓他們做一次全面性的評估，這些改變也可能是許多可以醫治的問題所造成的。

## 你能做些什麼呢？

與失智症相關的協會、社福團體接洽一下，他們大都有協助住在外地的家屬的經驗，能提供你寶貴的有用資訊。和其他家人及患者的朋友、鄰居聊一聊，儘可能愈完整地了解情況愈好。

如果患者是自己租房子住，那麼你可以找房東或管理員談談；如果他們住在鄉下，就和他們經常接觸的郵差或店員聊聊，他們或許會察覺到某些異狀。把你的電話或相關通訊方式留給他們，請他們發現問題或異狀時通知你。

親自去看看患者，以評估狀況和安排就診。和患者居住地的失智症或阿茲海默症相關團體、老人服務中心或家庭社會服務機構談談，他們會告訴你有哪些當地的資源可以運用。

有時候，如果你能安排人員來監督照護，患者便可以繼續獨居一陣子。也許醫生能告訴你患者繼續獨居的能力還有多少。

在有些地方，有老人護理管理師會提供收費的臨時陪伴，代替親人帶患者赴約、協助財務管理和關照周遭事情。你應該查核這些服務提供者的信譽，請他們提供相關推薦信，並向推薦人打聽該服務提供者的誠信、可靠程度，以及他們認識他多久了、他為他們提供過什麼服務等等。打聽是否有任何政府機關為這類服務制訂過規章，並查詢該名服務提供者是否有被投訴的記錄。

如果你的失智親人出現了意識混亂（confusion）的症狀，請告訴他們你非常關心他們，而且會時常來探望他們。

## 搬到新的住所

**如果你確認患者不再能獨自居住，就必須為他們做其他安排。**

你也許要考慮為他們安排二十四小時的看護，或是安排他們住到別人的家裡、輔助生活住宅、專業照護機構或退休社區（第十五章會提到這些機構P365~367/369~373）。

索耶先生說：「媽媽就是不能再一個人住了，我們僱了一個管家，但被媽媽開除了，我再打電話給服務中心時，他們說他們無法再派人過來。所以，我們和媽媽說我們希望她搬來跟我們住，但被她斷然拒絕了，她說她好得很，還說我想偷她的錢。她不承認自己沒吃東西、說她有換衣服，但我們知道她沒有，我真不知道該怎麼辦。」

如果患者拒絕放棄他們的獨立性，不願意搬到更安全的環境去，試著了解他們可能的想法和感覺或許會有助於說服他們搬家：從獨立生活變成和別人一起住，也許意味著放棄自己的獨立性和承認自己真的病了；搬家也可能代表失去更多東西，例如放棄自己熟悉的地方、放棄許多熟悉的事物，而地方和所有物是一個人過往的有形象徵，在他們記憶不靈光時能幫忙提醒他們。

失智症患者仰賴熟悉的環境提供線索，好讓他們可以自理生活，而適應和熟悉一個新地方卻很難，有時候甚至不可能，他們會覺得需要仰賴熟悉的環境才能活下去。患者也許會忘記之前討論過的計畫，或是無法理解那些計畫。你也許跟媽媽保證過她是搬來跟你住（也是她熟悉的地方），但她受損的心智只感知到她要失去很多東西；她也可能不了解搬家的必要性，因為她根本不記得自己有什麼問題。

在安排患者和別人住時要考慮以下幾點：

**(1)仔細考慮搬家對他們和你的生活會造成什麼改變，在搬家前要先做好財務規劃，並為自己安排情緒的出口和支援。**如果患者要搬來和你住，對他們的收入會不會有影響？美國就有些州會因而減少補助津貼。此外，你可能也會想知道，能否將患者申報為可減免稅金的扶養人口等。

如果患者要搬來和你住，其他家人的想法如何呢？如果你家有小孩或青少年，他們的日常活動會不會干擾到患者，或是患者「怪異」的行為會不會令他們不安？你的配偶對此有想法嗎？你的婚姻是否已在承受某種壓力了——一位失智症患者住進家中，即使在最好的情況下仍會造成負擔和壓力。如果患者的配偶也要一起搬來住，你也必須考慮這位長輩會如何和你們互動——所有會被影響到的人都需要被考量進來，此外也要給他們機會表達他們的顧慮。

承擔照顧患者的責任意味著你生活中其他事的改變：閒暇時間（你也許不能想外出就外出，因為沒有人看顧患者）、清靜安寧（你也許無法好好看新聞或和配偶聊天，因為患者在一旁來回踱步）、金錢（你也許多出額外的醫療支出或需要重新裝修浴室）、休息（失智症患者也許會在夜間醒來，然後在屋子裡遊蕩）和訪客（如果患者的行為令人尷尬，大家也許不會再來訪）——這些原本都是能使生活有意義且能幫你減壓的事。請為你和家人規劃放鬆的方法，並且要有放下照顧患者重擔的時間，這是十分重要的事情。請記住，你不能為了照顧患者而忽略其他問題：你也許仍然擔心你的孩子、下班後拖著疲憊的身心回家，或是車子拋錨。

要搬來一起住的患者是你能相處得來的嗎？如果你和父母或手足向來都處不好，而且疾病又令他們的行為更糟糕時，那麼讓他們搬進家裡也許反而會是大災難。**如果你長期以來跟對方關係不好，這是很需要考量的現實問題，因為失智症狀再加上那層不良的關係，會讓你不論做什麼都十分困難。**

(2) **儘量讓失智症患者參與搬家計畫——即使他們拒絕搬家。**患者仍然是人，讓他們參與和他們有關的計畫與決定是很重要的，除非他們的病情已經嚴重到無法理解發生了什麼事。被哄騙著搬家的患者可能會變得更憤怒、猜疑心更重，以至於適應新環境對他們來說極為困難。當然，患者參與到什麼程度和以什麼方式參與，取決於他們的病情和他們對搬家的態度。

要記住，做決定（你必須做的）和參與規劃（可以鼓勵患者去做的）之間具有關鍵性的差異。也許索耶先生的故事會這樣發展下去：

「在我們和媽媽進一步商量後，她仍然拒絕考慮搬家，所以我只能自行做安排。

「於是，我溫和地跟媽媽說，她愈來愈健忘了，所以她必須搬家。「我知道一下子做太多決定會令她不知所措，所以我們一次只問她幾件事：『媽，妳想把所有的照片都帶著嗎？』『媽，我們把妳的床和那條可愛的床單帶到妳的新臥室去吧。』

「當然，我們也擅自幫她做了很多的決定——她的爐子和洗衣機，還有閣樓裡的舊雜物。雖然她還是一直說不想搬家，還說我搶她的東西。不過，我覺得她後來好像多少有聽進去了，她會『幫』我們做搬家的準備。

有時候，她會拿起一個花瓶說：『我要把這個給卡蘿。』我們儘可能順她的意去做。搬家後，我們就可以跟她說，花瓶沒有被偷，她把它送給卡蘿了。」

當失智症患者的病情已經嚴重到無法理解周遭的事時，那你最好別讓他們參與搬家的討論，以免增加不必要的壓力。

(3) **要有心理準備會有一段適應期**。改變常會使失智症患者焦慮不安，不論你計畫得再謹慎或溫馨，這仍然是一項重大的改變，而患者可能會焦慮好一陣子。因為搬遷造成的失落感需要一段時間才能平復，患者也需要一些時間來熟悉新環境，這些都不難理解。

**如果患者在病情變得嚴重前先搬家**，**往往會比較容易適應新環境**，因為他們有更好的能力去學習和適應新事物。若待到患者病重到無法持反對意見時才搬，可能同時意味著他們沒有能力去熟悉新環境，或是無法理解自己身處在一個新環境裡。

請放心，在經過一段調適期之後，大部分的患者都能逐漸適應新環境。在門上做標記或掛標示牌可能可以幫助他們在尚未熟悉的家裡找到方向感；試著把一些活動和改變往後延，直到每個人都適應了患者搬到家裡這件事。

偶爾也會有失智症患者一直無法適應的情況，此時請別太過自責，你已經盡力了，而且那麼做也是為了他們著想。你或許必須接受他們無法適應的現實，將它視做疾病造成的影響。

CHAPTER

5

# 如何讓照顧工作更輕鬆？

失智症患者也許無法為自己的安全負責，他們不再像我們一樣能夠評估事情的後果，再加上他們遺忘得很快，所以屬於容易發生嚴重意外的高風險族群。他們也許會試著去做些熟悉的事，卻沒意識到自己不再有能力應付，例如，疾病也許會影響到大腦中協調如何做簡單事情的部分，像是使用微波爐或把肉切成片，但患者常常忽略自己已喪失了用手操作事物的能力，因而造成嚴重的意外。此外，由於患者也無法學習，因此例行事務中的小改變也可能造成危險情況。再者，因為他們表面上看似應付得很好，你也許很難察覺到他們已經喪失了避免意外所需的判斷力。

即使是輕度障礙的患者，家人也往往需要為他們的安全負起責任。

## 需要注意的危險情況

意外最可能發生在人們惱怒或疲倦的時候、大家都很急的時候、出現爭執或家裡有人生病的時候。在這些時刻裡，你對意外的可能性比較缺乏警覺心，而失智症患者或許連小小的不如意都可能產生誤解或過度反應，進而引發災難性反應。

當混亂和緊張的情況出現時，你要儘可能加以緩解，不過你如果正為了照顧患者而忙得焦頭爛額，便很難做到這一點。如果你催促他們要準時或催他們完成一項工作而讓他們開始心煩意亂，請先**停下來**——即使這意味著遲到或做不完那一件事。喘口氣，休息一下，也讓患者平靜下來。

要注意，即便是小小的不順，也可能是即將發生意外的前兆：你不小心撞到床緣，或是把杯子掉在地上打破了，都可能令患者焦躁心煩，這時候要及時改變步調，以免嚴重的意外發生。提醒全家人留意緊張氣氛和意外之間的正相關。在這種緊張時刻，每個人都得密切注意患者的狀況。

你要確實知道患者能力的極限，不能盡信他們說可以自己熱晚餐或進浴缸之類的話。職能治療師能讓你了解患者可以安全地做哪些事，如果你沒有這項資源，就要在患者做每一件事時自己密切觀察。

要準備好一套應急計畫，以防萬一。假如有人（包括你自己）受傷了要通知誰？假如失火了要怎麼帶心慌意亂的患者逃離現場？記住，他們可能會對發生的事有錯誤的解讀，因而抗拒你的協助。

**改變環境，讓它更安全一些，是避免意外最重要的步驟之一**，醫院等機構都有專家可以定期為環境安全做檢測。你可以、也應該做同樣的事情。

挑個失智症患者不在的時間，仔細檢查患者的家裡、院子、屋子附近和車子，找找看是否有什麼東西可能會因為他們誤用或誤解而造成意外：雜物很可能使患者感到混亂；患者也許會做對他們來說已不再安全的事，例如使用瓦斯爐；患者的動作或許會變得愈來愈不靈活，以至於容易被低矮傢俱或沒有固定的小地毯絆倒。你不僅要依患者目前腦損傷的程度做打算，也要為日益嚴重的能力受損提前規劃，你可能沒能及時意識到患者已經因為進一步的退化而使得生活風險愈來愈大，你必須隨著疾病的進展而重複檢查其生活環境。

立即做關鍵性的改變，並列出你想隨著時間推移而調整的事或你想請別人幫忙的事。別忘了替自己想想，你能做什麼來讓自己省下幾步路、避免跌倒和預防火災？改變可能很困難，它代表著你要面對失智症患者不同以往的事實，也代表著你必須改變你一直以來的做事方法。

## 屋內

移除危險物品，例如藥物、菜刀、火柴、電鑽和吹風機等可能因不當使用而引發火災或傷到失智症患者的東西。把殺蟲劑、汽油、油漆、有機溶劑、清潔用品、洗衣錠等都收到安全的地方鎖起來，或是最好都不要了，因為連輕度能力受損的患者都有使用不當的可能。至於那些需要隨時拿取的東西，你可以到五金行找找用於抽屜和櫥櫃的兒童安全鎖，那些鎖的種類繁多，而且容易安裝，請多準備幾個備用。

請檢查確認你的煙霧警報器沒有故障，並且電池的電力是充足的。

**簡化、簡化、再簡化**。雜物意味著失智症患者要釐清的東西更多，而這可能導致意外的發生，儘可能清掉家裡的雜物，尤其是樓梯上的、廚房裡的和浴室裡的。想一想患者的行動路線，移除可能絆倒他們的低矮傢俱、小地毯和延長線。屋子裡整潔少雜物，也會方便你找到失智症患者亂放或藏起來的東西。

隨著老化，我們的眼睛會需要更充足的光線，但人們卻往往習慣於家中的弱光環境。提高室內的亮度和增加幾盞夜燈可以降低意外的發生，也有助於失智症患者的行動。你可以在白天時把簾子打開，和使用高流明（編註：用來表示亮度的單位，數值愈高則亮度愈大）的燈泡來增加室內亮度。在昏暗的房間裡，白天也要開燈。使用新型燈泡比較經濟，因為更省電。增加室內亮度有助於減少患者因看不清楚而產生的混亂感，亦可防止他們被東西絆倒。

浴室通常是屋子裡最危險的空間，容易發生跌倒、中毒、割傷和燙傷。把藥品或洗髮精等患者可能誤食或誤飲的物品鎖進裝有安全鎖的櫥櫃裡；用摔不破的塑膠杯取代玻璃杯。

把熱水器的溫度調低一些，以防止燙傷。散熱器（編註：歐美會用散熱器供暖，有分熱水散熱器或蒸汽散熱器）必須隔熱加蓋或其他方式以免患者碰到。

失智症患者也許會想煮東西或「只是熱一下食物」，尤其是晚上你已經睡著時。他們也許會讓鍋子空燒，這非常容易引起火災。**他們也可能會把東西藏在瓦斯爐下，這也容易引起火災**。你可以採取一些措施來降低這類風險：不用瓦斯爐時取下它的旋鈕；請人幫你在爐子或微波爐等家電用品上裝計時器，以設定自動熄火或斷電；在爐子或其他任何家電用品上安裝電閘，不用時便把它關掉，更明智的做法是把電閘放到患者看不到的地方，像是櫥櫃裡。

不要把藥品放在開放的空間裡，養成習慣把藥品收到你確定失智症患者拿不到的地方，否則如果他們忘記自己已經吃過藥，看到藥後又再吃一次，便可能會因用藥過量而出大麻煩。

檢視患者的行動路線，後文會討論鎖門的方法 P199～200，如果有你不想讓患者進入的空間，就把門鎖上。在門上或櫥櫃門上掛或貼標示，能幫助患者找到他們想找的東西或想去的地方。地毯要能防滑，挪走走道上的傢俱和可能絆倒患者的東西。

失智症患者是否可能把自己鎖在房裡而你進不去？那就把鎖移除、取出鎖的制動栓，然後換掉旋鈕，或是用膠帶把門閂牢牢固定在打開的狀態，使門無法鎖上。

樓梯也充滿了危險。失智症會令患者站或走不穩，也可能因為注意力下降而沒注意到自己的步伐，很容易轉個身就跌下樓梯——尤其是在夜間。如果你家需要上下樓，請檢查樓梯扶手：要確定扶手很牢固——扶手應該要固定在牆壁的牆間柱上，不能只是固定在灰泥板或石膏牆板上；如果扶手沒有被牢靠地固定住，就無法承受一個人的重量。如果可能，趁患者在疾病初期時就把他的臥室設在一樓，避免爬上爬下的危險。在樓梯的上下兩端都設上門閘或把兩端都封住，要確認患者無法爬過門閘而摔下樓梯。

大部分失智症患者在病到一定程度後都可能走到不安全的地方或遊蕩出去，要提早為患者安排安全的居家環境。我們會在第七章討論遊蕩的問題 P192～206。

患者可能很容易從窗戶或陽臺欄杆上探得太出去而墜落——這在高樓裡尤其危險，因此必須在窗戶和陽臺門上加裝安全鎖。也要當心患者可能會爬過欄杆，當患者有災難性反應或驚慌，他們也許會因為心緒太混亂而想爬過陽臺、柵欄或窗戶來逃離他們當下認定的危險，若能為此預先做好防範，就能免去屆時你為了拽回他們而必須費力與他們拉扯的情況。

**在為了失智症患者而把居家弄得更安全的同時，也要想辦法增加居家的舒適度**。容易理解的標示有助於幫助患者維持獨立，要使用容易坐進去和起身的穩固椅子 P083。在你常待的地方附近（例如靠近廚房的地方），擺一張舒適的椅子，患者坐在那裡就可以看到你。如果家裡有院子，可以在院子靠窗戶的地方佈置一個安全、舒適的休憩區，這樣當患者待在那裡時，你才能隨時留意其動靜。

減少患者臥房的雜物，但要讓臥房溫馨舒適，你可以留一些抽屜櫃，讓患者可以翻找東西。你可以降低床鋪的高度，萬一患者從床上跌下來也比較不容易受傷。若有需要，可以在醫療用品店買到床護欄，但要注意，它其實具有危險性，因為患者可能會試圖爬過護欄而讓自己摔下來。

如果你住在有保全人員或管理員的公寓或大樓裡，請讓他們知道你這位家人有記憶問題，他可能會找不到家，請他們在看到患者走出家門遊蕩時主動通知你。

## 戶外

大人和小孩都有可能跌倒，如果你家有裝設防風門，要小心他們因為失足而撞破門上的玻璃，可以考慮在防風門上裝設防護格柵。若是滑軌式的玻璃門，則可以在玻璃上貼上窗花，讓人知道這裡有玻璃而不至於一時不察撞上去。

沒有牆壁或欄杆的陽臺和露天平臺，是有跌倒或墜落風險的主要區域。若家中有欄杆，要確認欄杆很牢固，如果有臺階，要在邊緣貼上止滑膠帶，最好要加裝扶手。

要確定患者無法進入車庫、業餘愛好間、工具間和戶外儲物室，這些區域對他們來說很危險。輕度失智症患者可能會自己修烤麵包機，但修理完後卻忘記拔掉插頭，這是很常見且很嚴重的錯誤。

檢查是否有可能會絆倒患者的不平整地面、裂開的地磚、草坪上的洞、掉落在地的樹枝、矮灌木叢或小土堆等等。曬衣繩不用時要收起來，以免患者不小心被鉤到。

如果你有戶外烤肉架，煤炭未燒盡前一定要有人看守。如果你用的是瓦斯烤架，一定不能讓失智症患者操作它。

檢查院子裡的傢俱，確定它們很穩固，不會傾斜或傾倒，也沒有裂片或掉漆。

園藝工具都得收好、鎖起來。若有栽培具毒性的花草，要用籬笆隔離起來或乾脆移除。

除草機也很危險，患者也許沒關掉除草機就想要處理卡草的問題。有時候，不再能安全駕駛的他們也許會開除草機亂跑；在有坡度的地方推動和使用除草機特別危險，因為可能會翻倒或翻車。

籬笆也許能防止遊蕩的失智症患者離開院子，但所有籬笆都能被翻越，他們可能在企圖翻越時跌落，所以高圍籬比矮籬笆安全，但就算如此，你仍需要監視有遊蕩傾向的患者。

**游泳池非常危險**。如果你家或鄰居家有泳池，記得要用圍籬嚴密地圍起來並且上鎖，讓患者無法進入。你或許必須向泳池主人仔細解釋患者的症狀，別讓他們誤以為患者可以獨自游泳或待在泳池旁。即便患者曾是游泳好手，他們現在也可能已經喪失判斷力或在水中保持安全的能力。

## 坐車

第四章已討論過駕駛的問題P093～097。**絕對不要把失智症患者單獨留在車上**，他們可能會離開車子遊蕩、玩點火器（編註：可能會不小心發動車子）、因無法打開車窗而驚慌失措、被陌生人驚嚇而焦慮，或是把車燈打開而耗盡電池。有些電動窗對患者或兒童都有危險，他們可能不小心關上車窗而夾到自己的頭或手，最好將電動窗的鎖設定或改造成只有駕駛人才能控制。

患者有可能在車子行駛間打開車門，企圖下車。把門鎖上或許有用，大部分的車後門都有兒童安全鎖，可防止後座乘客自行開門——除非駕駛人把門鎖打開。如果患者經常想在車子行駛間開車門出去，你或許需要找個第三者來開車，讓你有餘力安撫患者。

車用旋轉坐墊可以將座位墊高，便於患者進出車子，而不用費力挪動。另一種便利的產品是能鎖在車門鎖舌片上的扶手（HandyBar是很普及的品牌），讓你不用在患者上下車時費力抬起他。

## 高速公路和停車場

高速公路很危險，如果你懷疑失智症患者可能走上高速公路了，請立即通知警察，不必擔心自己可能對警察造成不必要的困擾——即便結果是患者並未走上高速公路，也都比沒有通報警察而發生悲劇好得多。

我們在停車場移動車子時，大都會假設行人會自行注意避開行車路線，但失智症患者可能無法預期會有車子開過來，或是他們移動比較緩慢。在進出車庫的入口時要特別提高警覺，因為車庫外面通常接著人行道，患者可能會出現在你的行車路線上。

## 抽菸

如果患者有抽菸，總有一天他們會把點燃的菸隨手一放並且忘了，這是很危險的事情。如果這種情況會發生，你就必須干預，試著勸他們戒菸。你可以和患者的醫生談談，看看是否可能藉由藥物降低抽菸的渴望，有許多家庭都成功使症患者徹底戒菸，也許頭幾天或頭幾週比較困難，但時間久了會愈來愈順利。有些人可能會忘記自己有抽菸的習慣，所以當你把菸拿走時，他們並不會抱怨。有些家庭則是只在患者有人監視時才讓他們抽菸，要注意，一切抽菸用品如菸、火柴或打火機，都要收在他們拿不到的地方（拿得到香菸而沒有火柴或打火機，患者也許會用廚房的爐子去點菸，然後忘了關掉爐火，請參考關於爐火的建議 P110~111）。

## 營養與飲食

**好的營養對你和失智症患者都很重要**，如果你吃不好，會容易緊張和焦慮。我們還不清楚適當的飲食對失智症的進展會有什麼程度的影響，但我們確實知道，患者常常未能適當攝食，而可能導致營養不良，這又會造成各種牙齒和健康問題，並進一步影響他們的行為症狀。

和醫生討論一下對你和患者都健康的飲食計畫。研究結果顯示，益於心臟的飲食也對大腦有益，問問醫生能否推薦益於心臟的飲食方針，此外，老年醫學、失智症或阿茲海默症相關協會或機構可能會有相關或最新的研究資訊。如果患者有中風的風險，醫生也許會開立補充劑或藥物來降低風險，假使醫生推薦特殊飲食法來管理糖尿病或心臟病等其他疾病，請務必確認究竟該吃些什麼來維持均衡的飲食。

請醫生推薦一位營養師來幫你規劃對你和失智症患者都有益處，而且患者願意吃、你也能輕鬆準備的飲食及其菜單。

如果患者好動、會遊蕩或老是踱來踱去而很難好好坐下吃飯，三明治類的食物可能是不錯的選擇。將三明治切成小塊，一次給一小塊，方便他們邊走邊吃。

## 準備餐點

當除了其他必須做的事務之外，還得準備三餐，你可能會為了貪圖方便而用一杯咖啡和烤吐司，就打發掉你和患者的一餐。如果準備餐食是你在家人生病後才開始承擔的任務，你也許會不知道該怎麼快速和輕鬆做好營養的餐點，而且你可能根本不想學。其實你還有其他選擇，我們建議你規劃幾種不同的方法，用最少的力氣來讓自己和患者吃得好。

許多超市都有販售熟食，也有很多公司會固定配送經過部分料理的食物，上網搜尋「餐點外送服務」就能找到。有些市售餐點需要用烤箱或微波爐重新加熱，請選擇符合你需要的服務，不要給自己太多壓力，逼自己做沒時間做或不想做的事。

有些社區會有老人共餐計畫或老人送餐服務（編註：在美國則是大部分地區都有六十歲以上老人的共餐計畫和送餐到家計畫），你可以透過志工或當地的老人服務中心，找出你可以取得哪些用餐服務。

許多餐廳都提供外帶餐點（編註：甚至提供外送服務），當患者不再適合到公共場所用餐，這種服務能幫上大忙。

市面上有多到數不清的平價烹飪書，教授準備簡餐的基本步驟，有些是用大字級印製的；你也可以請喜歡烹飪的朋友教你如何便捷地準備餐點。住家所在地的推廣中心裡的營養教師或公共衛生護理師，也可以給你一些優質、簡易的食譜，以及預算、採購、餐飲規劃和營養方面的實用資訊，或是幫助你認識特殊飲食和規劃相關菜單。

有些冷凍餐點也能提供均衡的飲食，但往往要價不菲。許多冷凍食品其實維生素不足又高鹽分，也缺乏老年人預防便祕所需的膳食纖維，這就不宜長期食用了。

## 進食

讓患者舒適地坐著，儘量接近一般的用餐姿勢，一定要先處理掉會讓他分心的事（像是電視或上廁所）。有的患者在與人一起用餐時能表現得較好，但有的患者會因而無法專心進食。

用餐區的光線要充足，使患者能看清食物，餐盤的顏色要與餐墊／桌布和食物形成對比（例如把白色餐盤放在藍色餐墊上就會很顯眼）。如果患者看不清玻璃杯，就要避免使用；如果餐具上的花紋會干擾患者，也要避免使用那些餐具；如果患者會混淆餐桌上的調味品（鹽、胡椒、糖等等），就把它們拿走；如果太多種餐具會讓患者困惑，那就只給他一種。有些人在餐廳或廚房吃飯時表現得較得心應手，因為那裡有許多微妙暗示（像是食物的香味）提醒他們吃東西。**儘量讓患者自己進食**。

餐盤裡放好幾種食物時，有的患者會無法決定要吃什麼，如果有這種情況，就一次只放一種食物在他們面前，例如先只放沙拉，吃完後再只放肉類——如果讓他們做選擇，往往會使患者開始玩食物。不要把鹽、番茄醬或其他調味料放在患者拿得到的地方，他們可能會亂加到食物裡；由你來幫他們調味。記得食物一定要切得夠小塊、煮到夠柔軟，讓患者能安全吞嚥——他們可能會忘記咀嚼或無法把肉切成適當大小，因為他們的手和大腦不再能合作無間。

## 吃得亂七八糟

**當人出現動作協調困難時，可能會吃飯吃得一團糟，而且開始用手而不用餐具進食。這時候，接受它絕對比抗拒它來得好**。你可以使用塑膠桌布或餐墊；在地板較容易清潔的空間裡用餐；不要斥責他們用手吃東西，何況這有助於延緩他們需要你幫忙的時間——你可以準備方便用手拿取、一口大小的食物。對於還能使用叉子或湯匙的患者，用「邊盤」（編註：通常盤子會有一側有高邊，能防止食物滑落盤緣，並方便患者舀取食物）會讓他們比較容易使用，你可以在醫療用品店買到邊盤或護板（可固定在盤子上）等輔助餐具。記得使用有一點重量的餐盤（才不容易滑動）。

在餐盤下放止滑墊（可以從網路或醫療用品店取得），市面上也有附帶吸盤的餐盤。買些握柄較大（粗）的餐具，會比較便於關節炎患者或有動作協調問題的人使用，你也可以用泡棉來增厚餐具的握柄（你可以先試在寫字的筆上，就會知道握筆變得比較輕鬆）。

有些失智症患者會同意在用餐時多穿件罩衣，但有的人會感到不解或覺得被冒犯。如果你想這麼做，請選擇罩衣或大一點的圍裙，不要用圍兜。

有些人已經無法判斷多少水能裝滿一個杯子，因而倒水倒到溢出來，他們需要你的協助。為了防止潑灑出來，不要把杯子的水或其他液體裝滿。

## 喝水

**確認患者每天都攝取足夠的水分**。即使是輕度認知障礙的患者也可能忘記喝水，水分攝取不足可能導致其他健康問題 P162~163。請尋求專業醫護人員的協助，了解患者每天應該攝取多少水分。

一定要檢查熱飲的溫度，患者可能喪失判斷溫度的能力，因而燙傷自己。

如果患者不喜歡喝水，可改提供果汁，並時常提醒他們啜幾口。

可能的話，別讓他們一天喝超過一杯的咖啡、茶或含咖啡因的可樂，**咖啡因是一種利尿劑，會增加排尿量及使人頻尿，讓身體流失更多水分**。

## 泥狀食物

如果患者只能吃泥狀食物，建議可以使用攪拌機或嬰兒食物研磨器，把平常料理好的食物放到裡面打成泥，這樣省錢又省時。家裡做的菜會比市售嬰兒食品更受患者青睞。

## 用湯匙餵食

如果你需要用湯匙餵失智症患者吃飯，請一次只餵一小口，等患者吞下去後再餵下一口。到了疾病晚期，你或許要提醒他們把食物吞下去。

# 有問題的飲食行為

如果患者有時仍會單獨用餐，你必須知道他有可能會忘了吃——即使你把食物放在很顯眼的地方；他們也可能會把食物藏起來、扔掉，或是食物腐壞了還吃——這都是患者不再能自理的跡象，你必須另做安排，例如在中午時打電話提醒他們現在要吃飯，但這只是短期的解決方案。有輕度認知障礙或失智症的獨居者常會變得營養不良，**即使外表看似過重，他們也可能並未攝取適當的食物**，而不均衡的飲食可能使他們智能惡化。

用餐期間發生的許多問題都可能引起患者的災難性反應。**用餐時間儘量要規律、固定，儘量不造成患者的混淆**，會有助於預防災難性反應的發生。當用餐環境安定時，挑剔或動作不靈活的患者能進食得更順利。

如果患者有在戴假牙，要檢查假牙是否牢固，如果鬆鬆的，或許摘下調整好再配戴，會比較安全。

失智症患者往往缺乏避免燙傷的判斷力，所以你要幫他們檢查食物的溫度，尤其用微波爐加熱的食物可能會有局部過燙的問題，最好先攪拌均勻。

患者可能對食物有根深蒂固的好惡，而拒絕吃某些東西；有的人可能更願意吃他們熟悉的食物，甚至還要用熟悉的方法去料理才吃。如果患者一直以來都不喜歡某樣食物，現在也不會喜歡，而**新的食物也可能會讓他困惑**。如果患者堅持只吃一、兩種東西，而且無論怎麼勸說都沒有用，甚至連幫食物「變裝」都失敗了，那就需要請醫生開立維生素或其他營養補充劑。

## 藏食物

有些患者會把食物留下來藏在自己房間裡，如果因而引來有攻擊性的昆蟲或老鼠，那就會是個大問題。如果你不斷向患者保證他們任何時候都可以吃到點心，有些人或許能改掉這種習慣。你可以在患者找得到的地方放個餅乾盒，並常常提醒他們餅乾盒的位置；有些人會給患者一個密封盒來存放點心，你可能需要提醒他們把點心都放到那個盒子裡。此外，有些家屬會拿新鮮的食物跟患者交換他們放到壞掉的食物。

如果患者患有很難應付的疾病（例如糖尿病）而在執行特殊的飲食計畫，你會需要把他們不該吃的食物收在他們拿不到的地方，讓他們只能碰到他們能吃的食物。

記住，許多患者缺乏在欲望和健康之間做正確決定的判斷力，但適當的飲食對他們的健康很重要，你必須為此負起責任，即使他們強烈抗議，也不能讓他們拿到他們不該吃的東西。如果有必要，你可以請鎖匠在冰箱門上安裝一個鎖，兒童安全鎖則能用來鎖住櫥櫃。

## 東吃一點，西吃一點

有些患者會忘記自己已經吃過了，於是在用餐後馬上又跟人要東西吃，他們也許會無時無刻都想吃東西。

試試放一盤營養小零嘴，像是小鹹脆餅或起司丁，他們可能一次只吃一個就滿足了，如果體重增加會有健康疑慮，就改放胡蘿蔔或西洋芹（但如果患者有噎到的疑慮，由於胡蘿蔔較硬，就可能不那麼合適 P124）。

## 吃不該吃的東西

失智症患者也許無法辨別哪些東西吃了對身體不好，或是不能多吃，所以你可能需要把鹽、醋、油或伍斯特醬等攝取太多會令人生病的東西收在患者拿不到的地方。

有些患者甚至會拿不能吃的東西吃，像是肥皂、花盆裡的土壤、洗衣球或海綿，這或許是認知和記憶損傷造成的，倘若患者出現這種行為，也要把那些物品都收到看不見的地方——不過，大部分的患者並沒有這樣的問題，我們並不建議在問題發生前就急著收走這些東西。

## 不吃或把食物吐出來

有些失智症患者服用的藥物會讓他們口乾舌燥，使食物變得不可口或難以下嚥，他們可能會因而不想吃東西或把食物吐出來；藥劑師可以告訴你哪些藥有這種副作用。你可以在食物裡摻點果汁或湯水，並且在患者每吃一口食物時就讓他啜一點水。

有時候，患者可能會因為口腔和喉嚨乾到很難受，而感到暴躁不安，記得要常給他們喝點東西。

## 不吞嚥

失智症患者有時候會把食物含在嘴裡而不吞下去，這是因為他們忘了咀嚼或吞嚥。這是一種「失用症」

P080，最好的解決辦法，是為患者提供柔軟且不需要太多咀嚼的食物，像是碎肉、凍類食物和濃稠的流質食物等。

如果他們不會吞嚥藥丸，就把藥丸搗碎，混在食物裡。記得先和你的藥劑師確認，因為有些藥物不能碾碎了吃。

## 營養不良

即便照顧者已經盡力做到最好，失智症患者仍可能很容易營養不良。營養不良和脫水會導致患者整體健康不良、增加痛苦程度和減少壽命。**營養不良會影響到全身的功能，包括一個人能多快從疾病中康復、傷口多快癒合等等**。即便患者過胖，卻仍有可能未獲得足夠的蛋白質、礦物質或維生素。有吞嚥困難或中風過的患者，會更容易有營養不良的風險。

在過去，許多療養院的住客都有營養不良或沒有攝取足夠水分的問題。如果你的親人住在療養院，要堅決請工作人員定期為他們做營養評估，一旦出現營養方面的問題，一定要就醫求治。

## 體重下降

失智症患者體重下降的原因和一般人相同，因此，如果患者沒有節食體重卻下降了，第一步就是先請教他的醫生。體重下降往往意味著有其他需要治療的健康問題或疾病，不要擅自斷定那代表失智問題惡化，最重要的是請醫生做仔細的檢查，找出可能造成這個結果的任何疾病。

患者有便祕嗎？他有癌症、心臟衰竭或任何造成體重減輕的其他身體病況嗎？患者憂鬱（憂鬱是可能導致患者體重減輕的）嗎？貼合不良的假牙和牙齒痛或牙齦痛也可能造成體重減輕。失智症晚期的體重減輕，可能單純是病程發展的變化之一，當然，所有其他的可能原因仍舊應該納入考量。

當患者有正常進食卻依然持續消瘦時，有可能是他們會踱來踱去、老是躁動或十分好動，導致消耗掉的熱量比攝取到的更多，你可以在兩餐之間和睡前提供他們一些營養、紮實的點心——有些醫護人員認為，少量多餐加點心，有助於預防這一類的體重減輕。

想讓患者好好用餐，有時候需要的就是安靜的支持性環境。在你設計出最能鼓勵患者進食的方式前，也許需要先實驗過數種安排。食物當然得要好吃，並且是患者偏好的食物，**一次只給他們一種食物吃，而且不要催促他們**，失智症患者通常吃得很慢。常常提供他們點心，溫和地提醒他們吃東西。

用餐問題在輔助生活住宅和療養院是很常見的。大部分患者在以小團體的形式用餐，或是在安靜的房間裡和另一個人同桌用餐時，效果會比較好。照護機構最好能騰出額外的空間讓失智症患者用餐，不要讓他們在人多吵雜的餐廳裡進食。

有時候，療養院的工作人員在哄誘患者吃東西時會太急促，這時讓熟悉的家人來做可能會更順利。如果可以，讓患者吃家裡做的飯菜，可能會比機構裡提供的食物更讓他們有胃口。有的患者喜歡在有人餵他吃飯時能輕輕順他的背；有的患者需要微量的藥物來保持鎮定——請在用餐前一小時讓他服用。

對於無法好好吃飯的患者，你可以給他高熱量的流質膳食補充品，像是「安素」或「益體樂」，這在大部分的藥局和量販店都買得到，它們含有患者所需的維生素、礦物質、熱量和蛋白質，而且有不同口味可以選擇，患者也許會比較偏好某些口味和產品。把這種補充品當成佐餐的飲料或兩餐之間的點心，使用前請先諮詢醫生的建議。

## 噎到

有些失智症患者會因為無法協調吞嚥的動作而開始出現被食物噎住的問題。**假如患者有變換表情的障礙或曾經中風過，可能會有咀嚼或吞嚥的問題**，如有這種情況，千萬注意別讓他們噎到。有些東西不能給患者吃，因為他們可能會忘記好好咀嚼，像是硬糖果、堅果、胡蘿蔔、口香糖或爆米花；軟而濃稠的食物比較不容易噎到，碎肉、糖心蛋、罐頭水果和冷凍優格這類食物他們比較容易應付；你也可以用攪拌機把食物打成泥狀；加點調味料能讓食物更可口；把液體和固體拌在一起（例如加些肉湯到馬鈴薯泥裡）也有助於患者吞嚥。

假如患者有吞嚥困難的問題，請協助他們在吃東西時要坐直身子，並且頭部稍微向前傾（**絕對不要向後仰**）。他們吃飯時的姿勢應該要和一般人吃飯時一樣，並且飯後應至少再坐十五分鐘。

在患者激動或有睡意時，不要餵食。

牛奶加穀片之類的食物較容易使人噎到，甚至窒息。同時吃進固體和液體兩種不同質地的食物，有些患者會搞不清楚到底應該咀嚼或吞嚥。有些液體比會其他液體更容易吞嚥；如果患者喝水容易嗆到，試試比較濃稠的液體，像是杏桃汁或番茄汁。護理師可以在這方面給你一些指導。

### 噎到的急救法

護理師或紅十字會可以教你一個簡單的技巧——**哈姆立克急救法，可能可以挽救被食物噎到的人一命**。這個急救法只要花幾分鐘便能學會，每個人都應該要學。

如果患者看似噎到，但仍然能說話、咳嗽或呼吸，不要干預，鼓勵他們繼續咳嗽；如果患者無法說話、咳嗽或呼吸（而且或許會用手指著喉嚨或脹得面紅耳赤），**你就必須幫他們**。

如果他們是坐在椅子上或站著，你要站到他們身後，用雙臂環繞住他們，雙手在他們肋骨下方的腹部中央緊握在一起或交疊，用力且迅速地將雙手（朝你自己的方向）往後、往上提。如果患者是躺著的，幫他們翻身，使臉部朝上，把你的雙手放在他們腹部中央，然後推壓。哈姆立克急救法能迫使肚子裡的空氣從喉嚨往上衝，讓卡住的食物像瓶塞一樣噴出來（你可以練習該把手放在哪裡，但對呼吸順暢的人不要壓得太用力）。

## 何時該考慮使用餵食管？

失智症患者不吃東西的原因有很多：可能是因為失用症、食道潰瘍、食道狹窄或過度用藥而吞嚥困難；可能是不喜歡人家給他們的食物、不能分辨眼前的食物、喪失飢餓或口渴的感覺，或是坐姿不舒服；也可能是因為罹患癌症或憂鬱症——兩者都會讓人不想進食，此外，晚期失智症患者也可能發生這種情形。當患者的情況是因為患上其他疾病而不想吃東西，在康復之後可能就能恢復食欲。你得明白，有些患者在失智病況達到某種程度時，就會喪失咀嚼或吞嚥的能力，甚至連柔軟的食物都應付不來。

如果患者體重下降得很多，一定要請醫生仔細檢查其健康狀況——即使是很晚期的失智症。如果實在無法阻止患者繼續消瘦下去，你和醫生會面臨一個倫理上的難題：該允許使用直接插入胃裡的餵食管（胃造口管或經皮內視鏡胃造口管）？還是讓患者自然死去？這項決定對每個患者和家屬來說都不一樣。

最好在問題發生前（患者體重開始明顯下降或出現吞嚥困難）時就與家人討論餵食管的問題。重要的是，要能與熟知患者的醫生共同討論是否使用餵食管這個決定的所有面向。

**目前並沒有證據顯示胃造口管能延長患者的生命，也沒有證據顯示它能降低把胃內容物吸到肺部的風險，或是當肺部吸入異物時能預防肺炎。**

許多醫生相信，胃造口管（在肚子上開個洞，讓管子直接導進胃裡）對患者來說會比以前所用的鼻胃管（管子先穿過鼻子，往下伸入食道，然後再進入胃部）更舒服，他們比較不會扯掉胃造口管，而且也不需要太常更換管子。經皮內視鏡胃造口管則要從體內放置，這意味著患者必須接受內視鏡手術：腸胃科醫生會用一根可彎曲的管子，一端裝著攝影機，讓它穿過患者口腔，往下進入食道，再進入胃部，然後從裡面讓餵食管穿過胃壁、腹壁，最後穿出來。因為胃造口管或經皮內視鏡胃造口管都會在腹部開口，所以會有些負面的風險，例如感染。假如患者本人無法簽署手術同意書，那就必須有其他人代為簽署。

透過胃造口管或經皮內視鏡胃造口管餵食患者，通常要花好幾個小時，有專用的機器可用來調節流率——儘管通常靠重力就足夠了。家訪護理師可以教你怎麼居家處理餵食管。不過，失智症患者有時可能會企圖拔掉餵食管，而且偶爾會成功。我們不知道這是表示他們覺得插著管子不舒服，或是他們覺得那裡不該有管子，也可能單純是因為他們亂動扯到管子。如果患者會拔掉餵食管，有時院方或你會需要限制患者的雙手，但這會增加他們的不適，通常只要在沒用到餵食管時把它蓋住，使患者看不見，就可以減少這種風險了。

關於停止進食但沒有使用餵食管的患者的經驗，我們知之甚少，但臨床經驗指出，他們鮮少有身體上的不適。大多數專家都同意脫水本就會減低或破壞口渴和飢餓的感覺，但我們並無法確認其真實性。雖然從其他臨終者身上得到的知識並不適用於失智症患者，但那些曾經歷嚴重脫水且認知正常的患者，在復原過後並未通報曾感受到口渴的感覺。

最後，你和家人必須做出你們認為最恰當的決定。假如患者之前寫過或聲明過他的優先選擇，這將有助於引導你的決定，然而，做最後決定的終究還是家屬或在醫療上有決定權的監護人——除非有維持生命治療醫囑（P360）。

## 運動

維持強健的體魄是健康很重要的一部分。我們並不清楚運動對健康的所有正面貢獻，但我們知道，足夠的運動對你和失智症患者來說都很重要；我們也不清楚緊張和運動之間的確切關係，但許多生活步調緊湊且要求高的人都深信，運動能讓他們更有效地應對壓力。運動有助於在辛苦照顧慢性患者者之餘重振精神。**一些研究發現，定期運動的失智症患者整體來說比較平靜，也較少焦躁地踱來踱去；另一些研究指出，有在定期使用的動作技能似乎能維持得比較久**。運動能幫患者維持活動性，因為要他活動身子會比要他思考和記憶容易得多，然而最重要的真相也許是，充分的運動似乎有助於夜間入眠和維持腸胃的正常蠕動。

你或許必須和失智症患者一起運動，至於要做什麼運動，端視你們的喜好而定，沒必要在生活中增加你們不喜歡的運動。我們建議可以考慮患者失智前做過的運動，想辦法修正或調整一下，讓他可以繼續做下去。有時候，**運動會成為你和失智症患者無需言語卻能分享親密和情感的時間**。

老人在安全限度下能做多少運動？如果你或失智症患者有高血壓或心臟病，在做任何運動之前一定要諮詢醫生。如果你們兩個都可以繞著屋子散步、爬樓梯和採購日用品，通常就能進行中等強度的運動。開始時一定要慢慢來，循序漸進，如果有任何運動導致你們身體僵硬、疼痛或腫脹，就少做一點或換成更溫和的活動。如果你們選擇散步，要檢查患者的腳有沒有水泡或瘀傷。

散步是很好的運動，除非天氣很糟，否則可以試著每天都帶患者出門稍微走走，運動和新鮮空氣也許能讓他們更舒服、睡得更好。如果天氣太冷或下雨，可以開車到大賣場做「櫥窗購物」的遊戲，記得穿上舒適的低跟鞋，以及柔軟吸汗的棉襪。也許你們能慢慢增加散步的距離，但要避免陡坡。**對於健忘者來說，每天走一樣的路線可能容易些**；散步時可以一邊聊沿途的的風景、人和氣味，不必擔心每天重複同樣的對話。

跳舞也是一種很好的運動，如果患者在生病前喜歡跳舞，可以鼓勵他們隨著音樂做某種運動。如果患者以前打高爾夫球或網球，那麼即使他們無法真正上場，或許依然會喜歡揮拍或揮桿。患者通常喜歡做團體健身操，例如在日間照護中心時。如果你有在帶團體運動或在家運動，可以讓患者學著你的樣子做。如果某些特定動作他做不太來，可以輕輕地幫他們移動。

假如患者可以自己保持平衡，站著運動會比坐著運動好，但若他保持平衡的能力不佳，就讓他坐在椅子上做相同的動作。

如果患者因為生病而暫時臥床不起，病好了以後要請醫生或物理治療師協助你盡快讓他可以行動，這或許可以延緩永久性臥床的時刻到來。

即使是臥病在床的患者依然可以從事運動，但重度慢性病患者的運動必須請物理治療師來規劃，才不會使其他毛病惡化，也不會對協調及平衡功能不良或肌肉僵硬的患者產生危險。

**運動應該安排在每天相同的時間、在安靜的環境裡依序進行**，才不會造成患者的混亂，讓他們徒增煩躁與不安。每次運動都按同樣的程序來，想辦法使運動變成一件趣事，並鼓勵患者記住它。一旦患者有災難性反應便立即停止，過陣子再重新開始。

當患者生病或不活動了，他們可能會變得比較虛弱、更容易疲勞，關節也可能僵硬，定期、溫和的運動有助於保持關節和肌肉的健康狀態。如果僵硬或虛弱是由其他疾病引起的——像是關節炎或創傷，可以請物理治療師或職能治療師設計一套有助於防止進一步僵硬或虛弱的運動方案。

如果患者有任何其他健康問題，或是如果你打算安排較劇烈的運動，開始前應先和醫生討論。若出現任何新的健康問題，或是現行問題有任何明顯變化，也都應該通知醫生。

# 娛樂

娛樂、放鬆和享受生活對每個人都很重要。罹患了會導致失智症的疾病，並不代表不能繼續享受人生，但那或許意味著你需要更努力找出能讓患者開心的事。

隨著病況的進展，想找出患者仍可享受的事會變得愈來愈難。事實上，你已經盡你所能地在照顧患者，再增加一個「活動」可能會令你更疲憊，也增加家務方面的壓力，所以你應該反過來看看，有沒有什麼是你仍有餘力去做，而且是你和患者都喜歡的事。

你可以考慮成人日間照護或居家服務計畫。日照機構提供了一個合宜的社會環境，能在提供刺激和安全感之間有個恰到好處的平衡。假如失智症患者適應的話，他們也許會和其他同樣有記憶問題的人產生友誼。有些居家服務計畫會提供職能治療或休閒治療服務，這些專業人員能幫你規劃患者喜歡的運動或活動。居家服務和日間照護都提供了社交活動、體驗成功及樂趣的機會，如果可以的話，儘可能讓患者參加。

失智症患者往往會失去取悅自己的能力，有的患者會因為無所事事而有踱步或其他重複的行為。**患者也許會抗拒你建議他們做的事，但這往往是因為他們不懂你的意思**，你不妨先親自示範，再邀請他們加入。

在為患者找些開心的事時，請選擇簡單的成人活動，不要玩小孩子的遊戲；找些有趣的活動，不要只顧及到「治療性」。當然了，記得要找出患者會喜歡且能成功做到的事（像是打磨木頭、和孩子玩，或是轉動冰淇淋機的曲柄）。

每個患者可以承受的活動量有時差距很大。不論如何，請在患者得到充分休息、精力充沛時進行活動，當他開始焦慮或煩躁時要協助他，並且把活動拆分成幾個簡單的步驟。

對於重度失智症患者來說，之前他喜歡的活動仍很重要，而且也仍令他感到有樂趣，但是有些以前能享受的事，像是愛好、請客、音樂會或外出用餐，現在對他來說可能都太複雜了，那就得用其他簡單的樂事取而代之——儘管家人或許很難理解簡單的事一樣能提供給患者許多樂趣。

音樂是許多人的快樂泉源，**即便是重度能力受損的患者依然保有享受熟悉歌曲樂趣的能力**。有些患者只有在有人坐在身旁鼓勵他們時才會唱歌，有些人則能使用附有大按鍵的光碟播放器或收音機。如果他們早年學過鋼琴或唱歌，有時他們現在仍可展現這些才能。

有些記憶受損的患者喜歡看電視，有些則會因為看不懂而變得煩躁不安，電視節目會激發某些人的災難性反應，而有的患者喜歡觀賞老電影。

許多失智症患者都喜歡見老朋友——雖然訪客有時會讓他們煩躁不安。假如有這種情況的話，請一次只接受一、兩位訪客，別一次來一群人，**同時間來太多訪客所帶來的混亂，往往正是讓患者不安的原因**。請來訪者縮短停留的時間，並事先向他們說明患者健忘和其他行為的原因。

有些家庭喜歡在外用餐，許多失智症患者依然保有他們大部分的社交禮儀，但有的人可能會舉止失態而令家人難堪。請幫患者點餐，點些簡單的食物，以免他吃得東掉西落的，並收走不必要的玻璃杯和餐具。有些家屬發現，謹慎地向服務人員說明患者的狀況，因此無法自行點菜，是有幫助的。

想一想患者生病前有哪些嗜好和興趣，找出他們仍然可以享受的活動，例如，喜歡閱讀的患者即使無法理解內容，仍可能喜歡翻翻報紙、雜誌和書本，但有的患者可能會放棄自己的嗜好或興趣，拒絕重拾，這通常發生在患者從前可以做得很好而現在出現困難的情況下。如果鼓勵患者做他曾經很精通的技巧的簡化版會讓他感到被貶低，不如為他找些新的消遣更好——除非他們實在深愛那個活動，才考慮想辦法簡化。

每個人都喜歡透過感官來體驗事物，你也許喜歡觀賞日落餘暉、聞聞花香或品嚐最喜愛的食物，然而，罹患失智症的患者往往比較孤立，也許無法找到能刺激其感官的體驗。你可以指出漂亮的圖片、鳴唱的小鳥或熟悉的氣味或滋味，讓他體會；患者和你一樣，也會有喜歡或不喜歡的感官經驗。

有許多家屬發現，失智症患者喜歡坐車兜風。有的患者喜歡動物，有寵物陪伴可能會讓他們感到愉快；有些貓狗似乎對認知損傷的患者能出自本能地與之交流。有些患者喜歡填充動物或娃娃，填充玩具可能有些孩子氣、貶低尊嚴，也有可能具安撫作用，這多半跟患者家屬的態度有關；而我們的看法是，如果患者很喜歡填充玩具的話，就應該讓他們擁有那些玩具。

隨著失智症的發展，患者漸漸有協調及語言方面的困難後，我們很容易忘記他們仍需要感受美好事物和享受樂趣。千萬不要忽略握手、觸摸、擁抱和關愛的重要性，**當我們找不到其他方式來和患者溝通時，一個簡單的觸摸或擁抱仍可能誘導出正面的回應**。觸摸是人類溝通很重要的一環，搓揉背部或手腳按摩能使人鎮定，或許你也喜歡單純坐下來握著對方的手的感覺。當言語溝通已經變得困難或不可行時，這是分享彼此的好方法。

## 有意義的活動

我們一天之中所做的事大部分都有目的，這些目的賦予生活意義和重要性。我們工作是為了賺錢、服務人群和感覺自己的重要性；我們為孫子織毛衣或為朋友烤蛋糕；我們洗頭髮、洗衣服以顯得乾淨、漂亮。這些有目的的活動對我們來說非常重要——讓我們覺得自己有用、被需要。

當失智症患者無法繼續日常的活動時，你需要幫他找到一些有意義且在他們能力範圍之內的事去做，這些事必須對他有意義、能帶來滿足感——不管就你而言重不重要，舉例來說，折毛巾對某些人有意義，對其他人則否。

對有些人來說，**讓他們覺得自己是「志工」而非「病人」**，是很重要的，這會帶給他價值感及參與其中的益處。患者也許能幫你和鄰居的花園翻土；若他無法準備完整的一餐，或許可以幫蔬果削皮或擺設餐桌。在你做家務時，他或許能幫忙捲毛線球、撣灰塵或把雜誌疊好。鼓勵患者儘量替自己做事，但你可以幫他們簡化工作，把工作拆分成幾個步驟，或是由你來做其中某些部分。

大部分專家都極力主張要讓失智症患者運動或做事來維持頭腦的靈活。有證據顯示，**對於思維能力尚未受損的人來說，保持身心靈活能延緩失智症的發生**，而一旦罹患上導致失智症的疾病，保持身心靈活也能減緩疾病進程，更重要的是，它還能促進患者的生活品質。

最需要留意的是考量活動為患者帶來的影響。活動應該要能帶來趣味，即便那可能十分簡單，像是撫弄小狗、與人聊天、散步或在院子裡坐坐。假如患者重複出現焦慮的跡象，包括煩躁、固執、哭泣或拒絕從事活動，那就表示這個活動已形成一種壓力，而非激勵。**催促患者做令他們心煩意亂的事並沒有任何益處**。

## 個人衛生

失智症患者所需要的個人生活照護，端視其能力受損的類型和程度而定。他們在疾病的初期也許能照顧自己，但爾後會漸漸變得疏忽，最後可能會需要完全仰賴他人照顧。

最早出現問題通常是讓患者更衣或洗澡，他可能會說「我洗過澡了」、「我已經換過衣服了」，或是突然強勢地說你不該建議他去更衣或洗澡。

有位女兒說：「我無法讓我媽換衣服，同一套衣服她已經穿了整整一個禮拜，連睡覺時也不肯脫下。

我叫她換衣服時，她回說她換過了，還對我大吼大叫說：『妳以為妳是誰，有什麼資格告訴我什麼時候該換衣服？』」

有位先生如此描述道：「我幫太太洗澡時她一直喊救命，最後她甚至打開窗戶大喊：『救命，我被搶劫了！』」

失智症患者可能變得抑鬱或冷漠，完全失去打理自己的欲望。他也許喪失了判斷經過多久時間的能力：對他而言，自己並不像已經一個禮拜沒換過衣服的樣子。何況，有人提醒他們該換衣服可能也會讓他們感到很難堪（如果有人專程來跟你說該換衣服了，你可能也會不高興）。

更衣和沐浴是極度私人的活動，我們每個人做事都有自己的風格。有些人喜歡淋浴；有些人喜歡泡澡；有些人在晨間洗澡，有些人晚上洗；有些人一天要換兩次衣服，有些人兩天換一次……我們每個人都有自己習慣的模式。當家人開始協助患者時，可能會不小心忽略掉他的這些習慣，而慣常程序被改變可能會令患者感到不安。在一、兩個世代之前，很多人並不像我們現在那麼經常梳洗和換衣服，他們可能小時候是一週洗一次澡或換一次衣服。

我們自小就開始自己洗澡、換衣服，這是自我獨立的基本指標，再者，洗澡、更衣亦是種隱私，許多成人可能都不曾在別人面前沐浴和更衣，讓別人眼睛看著、手觸碰著自己赤裸、老化、不再美麗的身體可能是極不舒服的經驗。當我們協助患者去做他一向都自己做的事時（一件每個人自己私底下做的事），那等於是一項強烈的宣告，宣告患者不再能自我照顧，他已經變得像小孩一樣——需要有人告訴他們何時該更衣，以及必須有人幫忙。

更衣和洗澡的過程中需要做很多決定，患者必須在諸多襪子、襯衫或套頭衣、褲子或裙子之間做挑選，當他開始意識到自己無法做到，眼看著裝滿藍色、綠色、黑色襪子的抽屜而困惑、不知所措時，乾脆不換衣服或許最簡單。

這類因素往往會誘發和洗澡、更衣有關的災難性反應。當然了，你還是得面對保持患者清潔的問題。請你試著了解患者的感受，以及他有隱私和獨立自主的需求，並且明白不更衣、不洗澡這類行為是他大腦損傷的產物，他不是故意如此。**想辦法簡化洗澡和更衣過程中必須做決定的數量，並儘可能保留他的自主權**。

## 洗澡

當患者拒絕洗澡，部分原因也許是洗澡對他而言已經變得太複雜、太讓他頭痛了，也有些病患的焦慮來自私密部位會被照顧者碰觸；你必須想辦法減少這些因素帶來的困擾。

儘可能保持平靜和安穩，將過程簡化。你可以先給患者罩件浴袍或一條大浴巾，再幫他洗澡。鼓勵患者洗澡時，儘可能保留他習慣的程序，但同時也要簡化步驟。例如一位男性患者習慣先刮鬍子、接著洗澡、再吃早餐，那麼你安排讓他在吃早餐前洗澡，他最有可能配合。你可以先把患者的衣服、浴巾挑好，放在旁邊，並且先幫他放好洗澡水。

**協助患者洗澡時要平靜且和善，避免向患者提到洗澡的必要性**，並且一次一個步驟地告訴患者洗澡需要準備的事情：

◆不要說：「爸，我要你在早餐後立刻洗澡。」（「早餐後立刻」意味著他必須記住這件事情。）

◆在回應「我不需要洗澡」時避免說：「哦，你得洗澡，你一個禮拜沒洗澡了。」（換個立場想想，你不會喜歡有人這麼對你說，尤其在你根本想不起來上次洗澡是何時的時候。）

◆請試試看：「爸，你的洗澡水放好囉！」他也許會說：「我不需要洗澡。」你可以說：「你的浴巾在這裡。來，先把襯衫的扣子解開。」（他的腦子也許會專注在扣子而忘記爭論，如果你發現他有困難，可以稍微幫他一下。）「好，爸，現在站起來，來脫褲子吧！」他也許又這麼說：「我不需要洗澡。」你繼續說下一個步驟：「好，現在進浴缸吧！」

有位女兒幫爸爸放好洗澡水、東西也都準備好後，在父親遊蕩到走廊時說：「哦，看這一缸熱呼呼的洗澡水，既然水都放好了，乾脆洗個澡吧。浪費了多可惜呀！」她父親一向是個省吃儉用的人，便順從地去洗澡了。

•••

有位太太和丈夫說：「等你洗好澡，我們就可以一起享用珍妮買的美味餅乾啦！」

有些家屬發現，失智症患者會讓穿制服的護理人員或某位家屬幫他們洗澡。

仔細回想患者洗澡的習慣：他們習慣泡澡或淋浴？習慣早上洗或晚上洗？如果一切嘗試都失敗了，就採取局部盆浴或擦操，並觀察患者的皮膚上有沒有出現疹子或紅腫。

洗澡應該要儘可能規律化，在固定的時間以同樣的方式完成。患者可能會漸漸預期它的發生而減少抗拒。如果洗澡一直是件麻煩事，就沒有必要讓患者天天洗。

此外，許多意外都發生在洗澡的時候。請事先把需要的東西都準備好，**眼睛要盯著患者，並且千萬不要把他們單獨留下**。一定要先試過水溫，即使患者一直以來都能自己做到這一點，但判斷安全溫度的能力有可能突然間就喪失了。

千萬不要把患者單獨留在浴缸裡，洗澡水只放到五至七．五公分高就行，這會讓患者更有安全感，實際上也確實比較安全。在浴缸底部鋪上止滑墊或貼止滑貼紙，並且避免使用可能讓浴缸變得滑溜的泡泡浴露或泡澡精油，**這些東西也可能造成女性的陰道感染**。

有時候，讓患者進出浴缸可能是比較困難的部分，尤其是當他們行動不靈活或很胖的時候。走路不穩的患者可能會在跨進或跨出浴缸時滑倒或跌倒，或是在站著淋浴時跌倒。安裝安全扶手，讓患者進出浴缸或淋浴間時，或是在洗澡時能抓穩；安全扶手是安全照護的必要裝置。你也可以考慮使用浴缸轉位凳；先將轉位凳架在浴缸一側，讓患者坐在長凳上，你幫患者把腿抬起來跨進浴缸，然後讓他們慢慢轉向浴缸內挪動（沐浴用品供應資訊見下一節P137~138）。

許多家庭都告訴我們說，洗澡椅和手持式蓮蓬頭（歐美國家的蓮蓬頭通常固定在牆上）能大幅減少洗澡時的危險，你比較能控制水量，並避免弄得到處都是。有個坐椅比較安全，而水量能自由控制也比較不會讓患者感到不安。浴座可以降低患者的焦慮，讓他們更有安全感，並減少你彎腰和伸長肢體的動作，手持式蓮蓬頭在患者沖水、洗頭時會更方便。

如果你語氣溫和地提醒患者，他通常可以一次一個步驟地自己洗澡。有時候要確認患者的私密部位是否有洗乾淨可能會很尷尬，但私處沒洗乾淨可能會長疹子或發炎，所以還是要查看，請確認你或患者有把肉摺內和乳房下方洗乾淨。

浴缸外要放止滑墊，讓患者跨出浴缸時踩在上頭，並且確認地板上沒有積水；最好把浴室的腳踏墊換成防滑、吸水、可洗的止滑墊。

如果患者可以自己擦乾身體，請檢查他們是否有遺漏處。如果是你幫患者擦拭，一樣要確定完全擦乾。可在女性的乳房下方、皮膚摺縫處使用爽身粉、嬰兒爽身精或玉米粉；平價、無香料、不引起過敏的玉米粉，是滑石粉的理想代替品。如果患者有體味卻拒絕使用體香劑或除臭劑，食用蘇打粉是很好的替代品。

趁患者還沒穿上衣服時，檢查他們皮膚是否有泛紅、疹子或長瘡。如果出現泛紅或生瘡，就需要請醫生協助你處理；長時間坐、臥者很容易長褥瘡（壓瘡）。可以在乾燥的皮膚上擦些身體乳液。

## 浴廁照護設備資訊

許多網站、大型零售商、藥局和醫療用品公司，都有我們建議的產品，包括沐浴用品、馬桶安全框架、座椅式便桶、止滑墊、安全扶手、失禁用品、拐杖、輪椅和增厚餐具及牙刷握柄的材料。它們通常有多樣化的設計，可以符合各種浴室和不同的需求。可以問問你的醫療補助或保險公司是否支付相關用品的費用，而藥師能協助你選擇最適合你需求的產品。

馬桶安全框架提供一組繞著馬桶周圍的扶桿，讓患者在坐到馬桶上或從馬桶上站起來時有所支撐，也有助於防止他向某一側傾斜跌倒。

架高的座便器讓患者更容易坐下和起身，也方便患者從輪椅挪到馬桶座上。座便器應該牢牢地固定在馬桶上，以免患者坐上去時滑動。馬桶軟墊對需要多些時間如廁的患者來說比較舒適，這對容易長褥瘡的患者尤其重要。

你可以租用可攜式座椅式便桶，放在患者的床邊或患者主要活動的樓層（編註：如果你家不只一層樓的話，還是建議最好將患者的臥室安排在一樓），使其如廁不必上下樓梯。市面上也有各式各樣的小便斗和床上便盆，可供選擇。

許多家庭裡的毛巾架、牙刷或肥皂盒是黏在牆上或只固定在石膏牆板上，如果患者為了保持平衡或想站起來而抓住或握住那些東西，它們也許會鬆動。請找有木工經驗的人，將這些物品確實固定在牆上，並確定那些用品是堅固耐用的。

## 穿衣

幫無法做選擇的患者挑選一套乾淨的服裝，然後依穿著的先後次序擺好。把不合季節或很少穿的衣服收起來，患者才不用多做考慮。如果患者的襪子能和所有的褲子搭配，他們就不用決定哪雙襪子要搭哪件褲子了。

**假如患者拒絕更衣，請避免和他爭論，可以稍後再提一次。**

把相互搭配的領帶、圍巾或配件掛在一起，減少可能穿錯腰帶、圍巾和其他配件的機率。

隨著疾病的進展，失智症患者可能會不容易分辨衣物的正反面和從裡到外的衣著順序，扣子、拉鍊、鞋帶和腰帶扣都變得難以應付。如果患者再也無法扣上或解開扣子，就換成魔鬼氈（在織品店可買到）；當患者的手指和大腦無法應付鈕扣時，通常還可以應付魔鬼氈。有位太太察覺到她先生希望能繼續獨立穿衣，便為他買了就算穿反了也好看的衣服，她買了漂亮的T恤、有鬆緊帶的褲子，以及沒有設計腳跟的直筒襪（穿這種襪子比較容易）。沒有鞋帶的懶人鞋比有鞋帶的鞋子更方便。可以幫女性準備兩面皆能穿的套頭式上衣，以及能兩面穿的一片裙，或是有鬆緊帶的裙子和褲子。一般來說，寬鬆的衣服比較方便穿脫。

此外，你也可以上網找到專為失智症患者和坐輪椅的人所設計的便利服裝。儘可能選擇可水洗、不需熨燙的布料，沒有必要增加自己的工作量。選衣服要避免不易搭配的「熱鬧」圖案。

對於失智症患者來說，貼身衣物是很難應付的。你可以買些柔軟、寬鬆的內衣褲，即便正反或內外穿反了也沒有關係。如果一定得幫女性患者穿胸罩，需請她向前傾，才能將乳房放到罩杯裡。褲襪很不好穿上，長襪對循環不良的人來說並不好，短棉襪也許是最適合在家裡穿的襪子。

一次一個步驟地告訴患者該做什麼或你正在幫他做什麼，然後依序做下去。如果患者的穿著怪異，別在意，由他去吧。

## 打理儀容

讓患者剪一個容易清洗和照顧的髮型，避免需要吹膨或吹捲的髮型。習慣上美容院或髮廊的患者，也許仍然喜歡這麼做，如果上美容院或髮廊會令患者坐立不安，或許可以安排美髮師或理髮師到家裡來。

在廚房的水槽幫患者洗頭也許比在浴缸安全（而且你也不用太麻煩）——除非浴缸有配手持式蓮蓬頭。在水槽加裝手持式蓮蓬頭，一定要幫患者把頭沖乾淨，用手指頭搓的時候應該會發出吱嘎的聲音。

你要幫他們剪手指甲和腳指甲，或是看看讓他們自己做的話，能做到什麼程度。過長的腳指甲會向內捲曲，壓迫腳趾，相當疼痛。

鼓勵患者穿好衣服，為自己的外表感到自豪，拖著睡袍走來走去是無法提振他們的精神的。如果女性習慣化妝，也許可以幫她繼續化點淡妝，照顧者在一個女人臉上擦點腮紅和口紅，並非難事。年老的女性要使用柔和的淺色系，一律略過眼妝。

在洗過澡、穿好衣服後，鼓勵患者照照鏡子，看看自己有多體面（即使你又累又生氣），並且要家人也稱讚他們。**讚美和鼓勵非常重要，這能夠幫助患者繼續感到開心**，即使是在他們原本有能力做的事情（像是穿衣服）變得很吃力的時候。

## 口腔衛生

在照顧慢性患者的諸多雜務裡，我們很容易忽略眼睛看不到的地方，但是口腔衛生對患者的舒適和健康十分重要。在許多方面看似能照顧自己的患者，實際上也許會忘記照顧自己的牙齒或假牙。

把清潔口腔當做例行事務的一部分，定期去做，做的時候要沉著平靜，才不會遭遇太多抗拒。選擇一天當中患者最容易合作的時間，如果他開始變得煩躁，就先暫停，過一會兒再試一次。

**因為你希望患者儘量獨立，所以你可以承擔提醒他的責任，然後儘可能讓患者親自去做**。患者不再照顧自己的牙齒或假牙的原因之一是：這項任務涉及許多步驟，太複雜，他會搞不清楚下一步該做什麼。在疾病初期你需要提醒患者刷牙，到後來，由於他會愈來愈迷糊，所以你需要一步一步地從旁指導，簡化指導方式，為他分解刷牙步驟：不要只說「刷牙」，要說「握住牙刷」，接下來「我會擠上牙膏」，然後「把牙刷放到你嘴裡」等等；也可以讓患者模仿你的動作。記得要提醒他漱口並吐出來。當你必須為患者刷牙時，試試各種不同形狀的牙刷刷頭，站在他們身後替他刷牙。

假牙特別麻煩，如果假牙不密合，或假牙黏合劑使用不當，咀嚼反而會受到防礙，這會導致患者不願吃他嚼不來的東西，進而導致營養不良或便祕。患者吃東西時應該戴好假牙，如果假牙不合適或不舒服，一定要請牙醫調整好。如果患者忘記取下假牙清潔，或是他拒絕你替他清潔假牙，有可能是他的牙齦有潰瘍，會疼痛，這也可能進一步妨礙他吃飯。如果由你負責清潔患者的假牙，你必須每天幫他取下假牙和清潔，並且檢查牙齦是否有發紅及腫脹。牙醫可以教你該怎麼做。

檢查患者的口腔是否有潰瘍，注意他們咀嚼或吃東西習慣是否改變，那或許是有牙齒問題的跡象。找一位有治療失智症患者經驗的牙醫，很多牙醫都很和善、有耐心，能夠繼續為患者治療牙齒。

健康的牙齒或適合的假牙特別重要，因為患者容易咀嚼不良和噎到，牙齒出問題會讓這種情況更糟。即使是牙痛所引起的輕度營養問題，仍會增加患者頭腦的混亂或導致便祕。口腔裡的潰瘍可能引起其他問題，也可能加劇患者的能力受損 P169。

## 大小便失禁（弄濕或弄髒）

失智症患者也許開始會有小便失禁和大便失禁的情況，這是二種不同的問題，而且往往是個別發生。失禁的許多原因都是可以治療的，所以最重要的是先找個醫生來評估情況。

大小便是人體自然的功能，但我們自幼就被教導說這是很隱私的事，許多人也被灌輸說那些是糟糕的、骯髒的或不合社交禮節的事。

此外，我們會把清理自己的排泄物和獨立、個人尊嚴聯想在一起，若必須由別人來協助我們的話，對協助者和被協助者來說都會很苦惱。人們往往也會覺得別人的尿液和糞便噁心，在清理時也許會反胃或嘔吐。因此，不論是家屬和專業照顧者，都要了解自己在這方面是否會有強烈的反感。

## 小便失禁

尿失禁有許多原因，某些成因的尿失禁對治療的反應很好。你可以問問自己以下問題。

假如患者是女性，她是否有「漏尿」的情況（而非把膀胱排空），尤其是在她笑、咳嗽、舉起東西或做其他費力之事時？這種情形可讓她使用輕度失禁墊，穿上衣服後並不明顯，它能給予患者繼續出現在公共場合的信心。男性也許會「滴尿」，也有專為男性設計的輕度失禁墊。失禁是否只發生在一天裡的某些特定時間，像是夜裡（寫幾天日記來記錄失禁發生的時間、患者順利如廁和飲食的時間等會有所幫助）？患者排尿的頻率如何？排尿時會疼痛嗎？失禁開始得很突然嗎？過去一個月來的用藥有改變嗎（**最近發生的尿失禁，有可能是由前一個月的用藥改變引起的**）？患者困惑的情況突然加重了嗎？失禁是間斷性或很偶爾才發生一次？患者剛搬到新住處嗎？患者會在不適當的地方排尿，例如櫥櫃或花盆裡嗎（這與可能在任何地方尿溼褲子的情況不同）？失禁是出現在他來不及上廁所時嗎？是在去廁所的路上發生的嗎？

當尿失禁發生在阿茲海默症晚期階段（每種疾病的情況不同），通常不是失智本身直接引起的，或許有方法可以解決這個問題。

一旦有尿失禁的情況，就應該帶患者去找醫生做檢查，你可以透過回答上列問題來協助醫生下診斷。如果患者有發燒的情況，要馬上通報醫生，不要讓醫生在未仔細探究所有可能的原因前，就草草處理失禁的問題。

尿失禁可能是由慢性或急性膀胱感染、未加以控制的糖尿病、攝護腺腫大、脫水、藥物及其他許多醫療問題引起的（見第六章）。至於「漏尿」的原因，則可能是膀胱缺乏彈性、尿道括約肌無力或其他或許可以治療的毛病。

雖然減少水分攝取似乎能減少尿失禁，但這麼做可能非常危險，因為會導致脫水。**處理尿失禁的第一步，**

**是確認患者有攝取足夠的水分以刺激膀胱發揮作用，太多或太少都不好**。如果你不確定患者應該攝取多少水分，可以請教醫生或護理師，他們也能判斷患者是否有脫水的狀況。

隨著疾病的進展，患者也許會感覺不到尿意、無法正確地回應需要排尿的感覺，或是無法及時起身到廁所去，而解決這個問題的方法是定時提醒患者上廁所。

如果問題在於患者移動得太緩慢、使用助行器或手腳不靈活，以至於無法及時走到廁所，你可以問：「你在坐下來之前想先上一下廁所嗎？」如果患者必須走一段距離才能到廁所，你可以租個可攜式坐式馬桶，讓患者就近方便。你也可以簡化患者的服裝，讓他更容易和快速地穿脫，例如使用魔鬼氈來取代拉鍊或扣子。患者能輕鬆地從椅子上站起來嗎？如果他們陷在坐得比較深的椅子裡，可能會無法及時起身。要在來不及之前提醒他們。

有時患者會找不到廁所，這通常發生在他身處新環境的時候。此時，若有明確的標示牌或色彩鮮明的門，偶爾會有幫助。會尿在垃圾桶、櫥櫃或花盆裡的患者，也許是因為找不到廁所或記不得正確位置，一些家屬發現，幫垃圾桶加上蓋子、鎖住櫥櫃的門和定期帶患者上廁所都有幫助。

購置可拆下來洗的椅墊套，並用大垃圾袋套住椅墊好進一步防水。如果你有心愛的椅子或小地毯怕被弄髒，最簡單的方法就是把它放在患者碰不到的地方。

有時候患者需要幫忙卻無法或不好意思開口，因此，一直坐立不安或煩躁也許是他需要上廁所的徵兆，要學會了解患者發出的信號，並確定請來的照顧者也看得懂。

假如患者在夜間失禁，那可以減少晚餐後所攝取的水分——除非有額外需要水分的醫療原因（在一天的其他時間裡，則要確保他們有攝取足夠的水分）。晚上叫他們起床一次，也可以在床邊設置坐式馬桶，方便患者使用，這對有行動困難的患者特別有幫助。浴室和臥室都設置小夜燈也有幫助。在尿床的情況發生前先添購防水保潔墊和床用防水墊（失禁相關用品請見後文 P146～148 ）。

意外跌倒常發生於夜間去廁所的路上，晚上光線一定要充足，地上不要擺無法固定、小張的地毯或腳踏墊，要確定患者能自己上下床，他們的拖鞋不能太鬆軟，鞋底也不能是滑不溜丟的。

幫不能自理的患者規劃上廁所的時間，以儘量減少尿濕衣物的發生頻率並減少皮膚過敏，讓你們的生活都更輕鬆，**每兩個小時的間隔通常能最有效預防失禁**。只要患者能行動，即使在疾病晚期，你也能利用這個方法應對他的失禁問題。

寫日記能提供你防止意外所需的資訊。如果你知道患者通常什麼時候小便（例如，起床就去上廁所，或是大約在早上十點，或是在喝完果汁一小時之後），你就可以在他尿濕衣物前帶他去廁所。事實上，這是在訓練你自己適應他們的「自然時程表」。

許多家屬發現他們可以辨別患者何時需要去廁所，徵兆也許是焦躁不安或抓弄自己的衣服，如果患者沒有顯露任何跡象，就每隔兩個小時帶他們去如廁一次。叫患者去上廁所也許會令他們尷尬，但這樣的例行事務能使他免於尿濕的難堪。

某些非語言溝通信號能告訴我們該不該去上廁所，這些信號也許會對一些腦損傷患者產生影響。脫下他的內褲、拉下褲子的拉鍊或坐在馬桶座上，對他們而言可能是「小便」的暗示；乾的衣物、在床上或在公眾場合則是「不可方便」的信號（有些患者在接收到「不可方便」的信號時會無法順利排尿，例如有別人在場或以床上便盆代替馬桶時）。在替女性患者更衣時，褪下其內褲也許會讓她小便，不過，你或許可以利用這些非語言溝通的信號，來幫助她在適當的時間如廁。

例如，有個人在每天起床把腳放到地板上時就會撒尿，這樣的話，你可以預先準備好尿壺，方便屆時接住尿液。當你在廁所裡陪患者如廁，或是當患者需在非廁所的空間裡使用坐式馬桶時，他會害羞到無法排尿——通常正是這種「不可方便」的非自主反應，導致家人抱怨：「我帶他去上廁所時他不尿，之後又尿濕褲子。他就是故意找我麻煩。」若是如此，你要做的是幫助患者感到自在，然後暫時待在門外。

如果患者排尿有困難，可以給他們一杯水，杯裡放根吸管，然後讓他吹泡泡，有時候有助於排尿。你也可以請護理師教你如何輕輕按壓膀胱，來刺激患者的尿意。

有時候，患者每隔幾分鐘就想上廁所。如果遇到這個問題，務必請醫生為患者做檢查，判斷頻尿感是否有醫學上的原因，尿道感染或某些藥物可能造成患者的頻尿感或妨礙他們上廁所時把膀胱排空（如果膀胱沒完全排空，患者會很快又產生尿意）。

有些醫生和護理師也許會以為失禁是無可避免的。有些失智症患者最後確實會喪失對排泄功能的控制力，但**造成失禁的各種原因中，有許多其實是可以加以控制的**。即使患者失去自己的控制能力，還是有很多方法能減輕你的負擔並避免他的困窘。如果你有這方面的困擾，可以請有處理失智症患者失禁經驗的醫生或護理師給予指點。**如果可能的話，不要一直用導尿管來應對小便失禁的問題**。

## 大便失禁

一旦失智症患者有大便失禁的問題，一樣應該先跟醫生討論。突然發生或短暫性的失禁，或許是感染、腹瀉、腸激躁症、藥物、吃到刺激腸道清空的食物、便祕或糞便阻塞的結果（見第六章）。

要確定廁所的環境很舒適，患者要能自在而安穩地坐在馬桶上，直到他們排便完為止。他的腳應該要能放在地板上，也需要有東西讓他們扶握。安全馬桶座有讓患者扶握的把手，也能鼓勵坐立不安的患者待在馬桶上。也可以試試給他們一點事情做，或是讓他們聽音樂。

去了解患者一般何時排便，然後適時地帶他們去廁所。

如果患者失禁了，不要責備他們。記得問問醫生患者有沒有便祕或糞便阻塞的問題P164~165。手邊隨時準備著成人濕巾，以防萬一發生大便失禁。能軟化糞便和除臭的潔膚產品，讓清潔溫和又方便。

## 清潔善後

一直穿著因大小便而弄髒或弄濕的衣物，很快就會出現皮膚炎或疼痛的狀況，千萬要注意。保持皮膚清潔和乾爽是避免皮膚問題的最佳方式，每次失禁後一定要為患者清理乾淨，爽身粉可以保持皮膚乾爽。有保持肌膚乾爽和避免皮膚炎的乳霜，若要使用在會陰部位（介於肛門和生殖器之間的區域），要選擇專用的乳霜。

替失禁的患者清理可能會讓他感到丟臉，也可能讓你不愉快或噁心。因此，**有些家人會特意利用清潔善後的時間來表達關愛之情，這或許能使這項必要的工作變得愉快些**。

市面上有專門為失禁者設計的紙尿褲，應該使用嗎？專業人員並不贊同使用紙尿褲，有些人覺得「尿布」會令患者喪失信心，而且可能助長幼稚的行為；有些人發現，定時上廁所比處理紙尿褲方便。這個問題的答案端視你對這件事情的看法和患者的反應而定，使用紙尿褲或許對照顧者來說比較方便，也能讓患者更舒適，你或許可以選擇只在夜間使用。療養院或住宿照護機構不應該為了節省人力而固定使用紙尿褲，卻不衡量對患者所造成的影響。我們相信，如果能定時帶患者上廁所行得通，這將是最理想的，但是我們知道有些患者會排斥這種方法，而有些患者即使定時帶他上廁所依然會失禁。醫生和護理師會協助你決定怎麼做比較好。

網路上和零售商、量販店及藥局都有販售拋棄式紙尿布和防水外褲，將一般內褲穿在紙尿布外面，會讓某些尿布較舒適服貼。因為人們對「尿布」一詞的感覺較負面，所以這些產品在廣告中會稱為「成人易穿褲」或「失禁護理」等等。產品有多種款式，有些是適合所有人的單一尺寸，有些是以臀圍或腰圍來測量尺寸的；有專為男性設計的，也有專為女性設計的；有些適合臥床的患者，有些是整件都是拋棄式的，有些是只有內襯是拋棄式的。清潔時使用成人拋棄式濕巾會更方便，免去洗更多衣物的麻煩。

紙尿褲和尿片都會標示能承受的尿液量。脹滿的膀胱排空時，大概能排出二百四十到三百毫升的尿液（大約一杯的量），你或許需要多試幾次才能找出最適合的款式和吸收量。不合身或已吸滿尿液的紙尿褲或尿片也許會滲漏，不要期望紙尿褲或尿片能承受一次以上的尿液量。

有些產品是以可重複清洗的內褲搭配拋棄式尿片。理想的材質應該是柔軟、涼爽的，而吸水墊容易把胯部的尿液吸收走，使患者的皮膚保持乾爽，比較好的設計是不用脫掉內褲就能換尿片的，並且上廁所時內褲也能拉下來（編註：這類尿布內褲有的像一般紙尿褲有魔術貼那樣有魔鬼氈，有的則設計得像一般內褲）。

內褲的褲管應該要貼身，才能防止滲漏，但不要束緊。對於很瘦的人來說，在使用紙尿褲時大腿附近可能會滲漏。有些家屬發現，在成人紙尿褲裡加上兒童尿片的可吸收部分，效果很好。針對臥床者，可以用安全別針把紙尿褲固定在他的貼身內衣上，有助於接住患者排出的糞便。有些紙尿褲在前檔有較佳的吸水力（專為男性設計），而一般吸水力較佳的地方是在後檔。多試幾種，以找出最適合的產品。

在每次為患者清理善後之後用肥皂把手徹底洗乾淨是很重要的，因為你可能使患者、你自己或別人被感染。情況緊急時可使用拋棄式濕巾，記得在浴室、廚房和照顧患者的地方擺幾瓶乾洗手劑。

市面上有保護寢具的拋棄式吸水墊，你也可以買橡膠法蘭絨床單，它比以前的橡膠布接受度更高。

應該在皮膚和塑膠褲或橡膠防水布之間墊一層布，若沒有布料的保護，塑膠會造成水氣滯留和接觸皮膚，因而導致發炎和刺痛。

## 走路、平衡與跌倒的問題

隨著失智症愈來愈嚴重，患者會變得僵硬、走路不穩、難以從椅子裡或床上起身。他或許會彎腰駝背或拖著腳走路，在跌倒的風險變高後，他會需要更密切的照料。

有位家屬寫道：「現在他的步伐很緩慢，走路時常常把腳抬高，因為他失去了空間概念。他會緊抓住門框或椅子，有時則是雙手緊握地舉著，但什麼也沒抓住。他的視力就像盲人那樣無法聚焦。他會在鏡子前停下來，然後對著鏡子裡的影像談笑。」

●●●

有一位太太說：「他有時候會跌倒，他被自己的腳絆倒，或者無緣無故摔跤。但當我試著扶他站起來時（他塊頭很大），他對我又吼又推。」

這些症狀都**可能**是由藥物引起的。你必須和醫生討論患者在走路、姿勢、僵硬、重複性動作或跌倒方面的任何改變，讓醫生確定這樣的改變是不是由可治療的原因所造成的——例如藥物或譫妄。雖然失智症損害到大腦中控制肌肉運動的區域時就會產生這些症狀，但不可以想當然地認為這就是原因——除非醫生已排除了其他原因（包括中風、關節炎和肌肉疾病）。如果患者是因為發生小中風、帕金森氏症，或是由於不活動而造成的虛弱，才出現這些問題，那麼物理治療也許有用。

留意患者何時開始容易跌倒、無法成功跨上臺階，或是出現其他走路方面的困難。如果患者走不穩，而且他願意的話，讓他扶著你的手臂，而不是你抓著他。**注意手臂要儘量靠近你的身體，你才更容易保持平衡**，或者你可以走在患者身後，抓牢他們的腰帶，幫他們保持平穩。

把沒固定的小地毯收起來，它們可能會在患者踩上去時滑動。安裝扶手——尤其是在浴室裡。如果患者會在木造階梯上滑倒，就在階梯上貼防滑貼紙或鋪安全地毯，邊緣要用U形釘或圖釘固定好。要確定患者習慣倚著的椅子或其他傢俱夠結實、牢靠。你可以在網路上找到已經修好形狀、可以用來包住尖角的泡棉，或者你也可以自己做。

有的患者會在剛下床時站不穩而跌倒，可以讓他先在床沿坐幾分鐘後再起身行走。許多拖鞋和鞋子的底都是滑的，這容易使患者跌倒。有些人穿縐膠底的鞋較容易摔跤，但也有人受惠於它的抓地力。有的患者可以學習使用拐杖或助行器，但有的患者無法學習這種新技能，假如患者無法學習適當地使用種某器具，那就別用，這樣才會比較安全。

當你協助患者時，千萬要小心別讓自己受傷或失去平衡。物理治療師或家訪護理師可以教你如何較輕鬆地幫助患者。

抬東西時要避免向前傾或直接彎腰。**如果你必須屈身抬東西或扶人，請先彎膝蹲下，而不是直接彎腰**。做事慢慢來，匆匆忙忙或催促患者會很容易發生意外。如果要把患者扶起來，要從他們手臂下方的腋窩處往上施力，不要用拉手臂的方式拉患者起床，也避免讓手腳不靈活或很重的患者坐雙門小轎車的後座。

當患者跌倒時，採取以下方法：

- 保持冷靜。
- 檢視患者有沒有明顯的傷處或疼痛。
- 避免誘發患者的災難性反應。
- 觀察患者是否有紅腫、瘀傷、疼痛、煩躁、嗜睡和痛苦等跡象。
- 若出現前述症狀的任何之一，或者你覺得他們有撞到頭或傷到其他地方的可能性，就打一一九或通知醫生。

有位太太的做法是，不在先生跌倒時扶他起來，而是訓練自己坐在地板上陪他（顯然她費了番功夫安撫自己的憂慮）。她會輕輕拍拍他，溫柔地和他說話，直到他冷靜下來為止。當他能放輕鬆時，她才鼓勵他一步步地自己站起來，而不是去把他扶起來。

對於你們雙方而言，**當患者跌倒時，與其冒著受傷的風險去把人扶起來，不如打一一九請求協助更安全**。救護中心的人告訴我們，這是他們工作的一部分，他們很樂於幫忙。

## 只能坐（輪）椅或臥床

隨著失智的惡化，有些患者會逐漸喪失行走的能力，剛開始是偶爾被絆倒或跌倒，漸漸地走路的步伐愈來愈小，幾年之後會演變到無法站立，最後即使由他人攙扶起身，患者或許仍無法伸直腿踩在地板上，有時這是因為步態失調或步態失用症P080。

相較於這種逐漸的變化，突然失去站或行走能力或突然變得容易跌倒，則表示患者可能有其他身體不適或對某種藥物出現負面反應，應立即請醫生仔細檢查這些可能性。

失智症患者逐漸失去行走或站的能力，通常是漸進性腦損傷的結果——患者「忘記」怎麼走路了。儘可能讓患者維持活動，有助於維持他們的肌力和整體健康，但並沒有證據顯示運動或活動能延緩或防止患者行走能力的喪失。

不過，即便患者不能走了，他們或許還能坐，若能讓患者在一天大部分的時間坐在椅子上，便能確保他們繼續參與家裡或照護機構的活動。

假如患者容易向前傾或從椅子上跌下，可以拿幾個靠枕支撐他（請物理治療師教你怎麼做），或者——在萬不得已時可用腰部安全帶固定他。

比大腿束帶好一些的替代性選擇，包括膝上安全定位墊（lap buddies）、休閒椅或是可傾斜老人護理椅（Gerichairs），可向醫療用品店買或租。將老人護理椅背維持在微後仰的狀態，它能保護患者不往前倒，你可以拿些靠枕來支撐患者，讓他們感覺更舒服。你或許會想把患者從一張椅子上挪到另一張椅子上或床上，來幫他們換一下姿勢，可把他們安置在蛋架型泡棉墊上（外型類似蛋架的泡棉墊，醫療用品店或寢具店裡有販售）。膝上安全定位墊是一塊泡棉墊，可架在椅子上患者大腿上方和手臂下方的位置，它不像大腿束帶那麼緊，因此更安全。

有些患者最後甚至無法坐著，他們通常有攣縮症——肌腱僵硬以致關節無法完全展開或伸展。讓患者保持身體活動和透過物理治療，也許可以延緩或減輕攣縮症，但即便有人協助患者活動和運動他的關節，攣縮症仍可能發生在任何引起失智症或中風後的漸進性疾病的晚期。

當失智症患者無法再自發性地動作而必須臥床的時候，他們幾乎需要全天式的照顧。他們是褥瘡P161~162，以及肺部吸入食物、唾液及其他物質的高風險群，因為他們長時間躺著或無法咀嚼、吞嚥。

**如果可以，應該每隔兩小時就幫臥床的患者小心地翻身一次**，或許醫師會建議要更頻繁地翻身。一定要當心，不要在身體的任何部分施以過度的壓力或重量，因為許多患者的骨骼和皮膚都十分脆弱。緞料或絲質床單和兩件式睡衣能讓搬動患者更方便些。當患者側臥時，應用枕頭為他支撐好，有時候還需要在兩膝之間墊上枕頭或靠墊，以防止褥瘡形成。皮膚一定要保持清潔和乾燥。

移動一個完全臥床的患者需要技巧和訓練，家訪護理師和物理治療師能指導你怎麼搬動患者和幫他翻身。

## 輪椅的挑選

如果患者需要使用輪椅，你的醫生或家訪護理師可以給你一些選擇及使用輪椅的原則，醫療器材店和網路上也有如何操作輪椅的資訊。長時間坐在輪椅上，可能會讓患者不太舒服；許多輪椅的椅座都偏硬，可能導致褥瘡；不能正確支撐身體的椅子，也可能造成肌肉和神經損傷。有時患者可能歪倒在椅子上，或是手臂懸放太久以致手指麻痺。挑選對的輪椅才能避免這些問題。

輪椅的種類非常多，請找合格的專業人士幫你挑選對使用者來說支撐性良好又舒適的輪椅。你需要的輪椅要符合重量（你能抬起它嗎？）、可攜帶性（你會需要把它放進後車箱嗎？）和寬度（它能通過你家的門廊嗎？）的需求。請物理治療師或護理師教你如何幫患者坐到輪椅上和起身，以及如何正確地支撐患者。

**政府有提供輔具補助，可上網查詢相關補助訊息，可與你的醫生或健康照護提供者討論，以爭取政府或保險的輔具補助。**

# 你在家中能做的改變

你在家裡能做多少改變來使你和失智症患者的生活更輕鬆？

當你閱讀資料或與其他家屬談論失智症時，你或許會看到或聽到許多關於設備或器材的建議，改變設備或器材也許有幫助，卻無法完全解決問題。在考慮做些改變時，你要問問自己是否能夠適應這樣的新生活，也要記住，失智症患者可能連簡單的新事物都學不會、連小小的改變也無法適應。你也許想買隻對你來說較好操作的新手機，卻發現失智症患者根本學不會要如何使用，又或者你重新安排傢俱的位置後才意識到這樣做反而令患者煩躁不安。

切記，沒有一個建議可以適用於所有情況，你要找出對你來說合理且能負擔的方法。你通常不會需要昂貴的「阿茲海默症裝備」，有些相關的輔具和醫療用品（像是助行器和輪椅）也許用二手的就行了。第七章會討論到協助你應付遊蕩的器材P198~202。

## 輔助設備

◆ **使長者生活更方便的裝置或器具**。這包括活動躺椅、瘦子或皮膚敏感者專用的特製靠枕、自動斷電的加熱墊、昏暗區域使用的夾燈、視力不佳的人使用的放大鏡，以及專為聽力有問題的人設計的警示擴音器和燈光，例如手機和門鈴。

市面上有許多設計用來增厚餐具握柄、鉛筆和其他必須握住才能使用的東西，也有長柄的拾取工具，可用來取下放在高處的東西，還有好幾種打開罐子的設計，網路上和藥局也許有販售。

◆ **來電記錄裝置**。如果來電者的名字有登錄在手機的聯絡人名單裡，手機便可以識別來電者的號碼。電話記錄

（記錄近期通話或來電）能告訴你誰最近來電過，以免失智症患者忘了告訴你。此外，也可以設置一個附在電話座機旁的答錄機，把所有來電記錄下來。

◆ **自動開燈的裝置**。裝設在室外的太陽能燈泡在黃昏時會自動打開；裝有移動感應器的燈泡在感應到有人移動時會開啟（裝設在浴室裡能幫助患者找到路，這樣你可能就不用起床協助他）。

◆ **提供聲音的裝置**。當失智症患者在看電視時，頭戴式耳機讓你可以好好享受音樂（反之亦然）；用無線頭戴式耳機來聽電視節目的聲音，比較不會打擾到不想聽的人。

◆ **警報裝置**。你可以考慮使用居家警報系統，它會讓你更有安全感，這可以包含煙霧和失火偵測器，也可以設定當門或窗被打開時就響起警笛聲，這樣能幫助你在患者打算擅自出門時得到警示。此外，也可以考慮使用隨身防護裝置，在無法打電話時使用它呼救。

◆ **監聽裝置**。這原是為家裡有幼兒的家長所設計的，有了它，你在別的房間或院子裡時也能聽到患者的動靜。你把一個小型傳送器放在患者房間或他的口袋裡，自己則隨身攜帶小型接收器，這樣就能隨時聽到患者的動靜了。

◆ **觀看和錄製影片的裝置**。可供選擇的影片多到數不清，無論是用電視、平板或電腦播放：有些失智症患者喜歡看電影（尤其是符合他們的年代的）；家庭影片可以轉換成數位格式，讓家人一起回味。你也可以把要給患者的訊息錄製起來，例如：「卡洛斯，我是丹妮拉，你老婆。我去上班了，蘭伯太太會來陪你，一直到晚上六點我下班回家。她會幫你準備午餐，然後陪你散步，你要在她身邊好好待著。我愛你，晚上六點見。」這樣的影片訊息，患者想要看幾遍就看幾遍；如果患者開始焦慮，臨時照顧者也可以播放影片給他看。

## 環境應該凌亂或空無陳設？

患者的環境怎樣比較好呢？失智症患者在凌亂的區域或空間裡往往難以集中注意力，秩序、慣例和簡明易懂對於難以專注或思考有困難的人通常很有幫助，但是當環境太空曠，也會讓患者感覺剝奪和迷失。有人敦促家人應該儘可能把東西收掉，有人說患者需要刺激，有人則爭論說牆上的畫或壁紙會造成錯覺或迷失。你怎麼知道怎樣做才對？答案取決於個別患者，以及雜物或房間是否會引起患者的興致。

觀察患者，他會把浴室裡的每樣東西都拿起來看一看嗎？他會把手放到托盤裡或玩弄放在餐桌中央的調味品嗎？他們看似無法決定先吃什麼或使用餐具嗎？如果你觀察到這些現象，那就要簡化。把浴室裡不必要的東西拿走，把托盤留在廚房裡，或是在他們的盤子裡一次只放一種食物。偶爾會有患者對著牆上的畫說話或企圖把壁紙上的花採下，但大部分的患者都不會這麼做，一名住在療養院裡的女士就對壁紙感到很自豪，因為那是「她先生貼的」。有些患者無法認出鏡子裡的自己，以為房間裡出現了「陌生人」而變得焦慮不安，如果畫或鏡子令患者苦惱，那就收走，但如果患者只是對著鏡子或畫說話而沒有不愉快的跡象，就沒有理由收走它。

一般說來，一個空間裡的人、動物、噪音和動作都比靜態的裝飾更容易讓人分心。如果患者常常坐立不安或心煩意亂，或是在你說話時很難專注，就要考慮減少那些令他分心的東西，但要確定他仍能得到充分的、有意義、明確的、一對一的互動。

對於失智症患者來說，要做選擇的東西（例如洗澡時有好幾瓶洗髮精或盤子裡有好幾種食物）會比「就在那裡」的東西（例如沙發上的幾個靠枕）麻煩。但如果患者只是會把靠枕疊成一堆或帶著到處走，那就沒有必要把靠枕收走，只要把對他們造成麻煩的東西收走就好。

輔助生活住宅和療養院也許並未提供足夠的刺激物、趣味性或環境線索。無論環境怎麼樣，你都要觀察患者對它的反應。協助患者去做可以讓他們專注的活動，或許能讓他們停止來回踱步、無意義擺動或一再重複同樣的事。

**透過改變患者的物質環境，我們能做很多事來幫助他發揮自己的機能**。例如，隨著年齡增長，人往往需要更多光線才能看得清楚，所以一定要確保有充足的光線，而失智症患者是雙倍的失能，他們或許不會想到把燈打開，或移動到窗邊以獲得更多光線。**降低窗戶或燈的刺眼強光，因為強光會使思考能力已經受損的人變得更混亂**。有一定程度對比的顏色也許比淡色彩或彩度相仿的色彩更容易辨認，視覺有些受損的患者也許無法看到放在白色餐盤上的淺色食物；相比於白色的踩腳墊，浴室的踩腳墊如果是深藍色，患者也許能更順利地找到白色馬桶。

你也可以利用環境上的設計來使患者不要接近某些區域，例如顏色不僅可以用來幫助患者注意事物，它也可以用來掩藏東西，如果你不希望患者注意到某扇門，可以把它漆成和牆壁一樣的顏色（包括門框、踢腳板等所有地方）。

使用助聽器會放大背景的雜音，而失智症患者往往學不會如何忽略這種影響，因此我們必須儘可能為其消除背景雜音。

# CHAPTER 6

# 疾病和健康問題

失智症患者也可能同時患有其他疾病，小至感冒，大至嚴重的疾病，他們或許無法跟你說哪裡疼痛（即便他們能清楚說話），他們也可能忽略自己的身體狀況——可能注意不到割傷、挫傷，甚至骨折。久坐或久臥的患者可能會長褥瘡，健康狀況因而逐漸退化。**即使是很小的健康問題也要矯治，這或許能為失智症患者帶來很大的助益**。

你也許在生病時經歷過「神志遲鈍」的感覺，這種現象在失智症患者身上可能更嚴重，他們似乎特別容易受到其他毛病的影響，例如流感、小感冒、肺炎、心臟問題、藥物反應等等，進而可能使患者的困惑和行為症狀變得更嚴重，甚至造成譫妄P420～421，這看起來就像失智症突然間惡化了，但譫妄（及其症狀）通常會隨著疾病治癒而消失。你應該定期檢視患者有沒有生病或受傷的跡象，如果有，請通知護理師或醫生。

當你問患者「你的頭會痛嗎？」等問題時，有表達困難的人也許無法回答「會」或「不會」，即使能清楚表達的患者也可能無法辨識或描述他們不舒服或疼痛的感覺，或是無法跟你說問題在哪裡。患者也可能無法分辨嚴重和輕微的問題，他們記不得跟你說過什麼，也記不得你的保證，所以**再三安撫他們通常很有幫助**。

**所有疼痛或不適的徵兆都要認真看待**，找尋專業的醫護人員，最重要的是那人要和善、了解患者情況，並且能適當評估整體醫療問題。不要讓醫生或護理師以有失智症或「老了」為由而草草診斷了事，你得堅持讓患者的症狀得到評估，讓他們的疼痛因為診斷而得到治療、緩解。由於患者很容易發生譫妄，所以即便是小改變也要通知醫生，因為那些改變也許意味著發生了新的健康問題。

請注意住在照護機構的患者，他們如果有身體不適或疼痛的時候，往往會被忽略，你也許需代替患者極力發聲。

身體不適的跡象包括以下幾點：

◆ 行為突然變糟（例如拒絕做他們之前可以和願意做的事）。

◆ 發燒（體溫超過攝氏三七．七度）。使用額溫槍來量體溫（只需幾秒鐘就量好了），一般藥局都有販售。失智症患者也許會咬口腔溫度計，所以別使用玻璃的。

此外請特別留意，年長的患者即使病得很嚴重也不見得會發高燒，因此，**不發高燒並不表示患者的健康狀況良好**。

◆ 臉色泛紅或泛白。

◆ 明顯與運動無關的心跳快速（每分鐘超過一百下）。大多數人正常的心跳是每分鐘六十到一百下。你可以請護理師教你怎麼在手腕上找出脈搏；計時二十秒，然後乘以三，這樣你就可以知道患者平時休息狀態的心跳速率。

◆ 嘔吐或腹瀉。

◆ 皮膚的變化（也許失去原本的彈性，或是看起來乾燥或蒼白）。

◆ 牙齦乾燥、泛白，或是口腔裡有潰瘍。

◆ 口渴，或是拒絕攝取水分或食物。

◆ 性格改變，包括爆躁易怒，或是容易疲倦、嗜睡。

◆ 頭疼。

◆ 呻吟或嚷嚷。

◆ 突然發生抽搐、幻覺或跌倒。

◆ 大小便失禁。

◆身體任何部位產生紅腫（要特別檢查手和腳）。

◆咳嗽、打噴嚏、呼吸道阻塞的跡象，或是呼吸困難。

當患者突然出現變化時，問自己下列問題：**他是否摔跤，即使只是輕微的？在過去七十二小時內有排便嗎？最近一個月有換過藥嗎？是否手或腳突然間不能動了？是否因為疼痛而退縮？是否有其他健康問題，例如心臟病、關節炎或感冒？**

假如患者體重開始減輕，意味著可能有嚴重的疾病，務必請專業的醫護人員診斷體重減輕的原因，這點很重要。**體重減輕十%就需要盡快給醫生或護理師檢查，即使患者原本體重過重也一樣**，只要不是因為計畫性減重而掉體重都要注意。

## 疼痛

有家屬會問：造成失智症的疾病會不會令患者感到疼痛？就我們所知，阿茲海默症並不會引起疼痛，血管型失智症只在很罕見的情況下引起疼痛。不過，失智症患者確實會因為其他原因而感到疼痛，例如胃痙攣、便祕、看不見的扭傷或骨折、以同一個姿勢久坐、流感、關節炎、褥瘡、挫傷、割傷、衛生不良引起的潰瘍或紅疹、牙齒痛或牙齦痛，以及衣服或鞋子摩擦或太緊。

疼痛的跡象包括行為突然變糟、在碰到身體特定部位時會呻吟或大叫、拒絕做某些事情、變得更煩躁。所有跡象都必須認真看待，如果患者無法告訴你他哪裡痛或會不會痛，醫護人員也許必須想辦法找出疼痛的地方和原因。

## 跌倒與受傷

失智症患者往往手腳不靈活，可能會從床上摔下來、撞到東西、絆倒或割傷自己。有些原因會讓我們忽略受傷的嚴重性：

- 由於年長者因為疾病（例如骨質疏鬆症）而變得愈來愈脆弱，所以即使看似輕微受傷，都可能造成骨折或其他嚴重的傷害。
- 患者可能繼續使用受傷的肢體。
- 患者也許無法告訴你他哪裡痛。
- 患者也許忘了自己摔倒過，碰撞造成的瘀傷也可能並不明顯，但即使是小的頭部受傷也可能造成顱內出血，而需要馬上治療以免進一步的腦損傷。

建議定期檢查患者身上是否有由意外、跌到、走來走去或不舒適的衣物造成的割傷、挫傷和水泡。雙腳、臀部和口腔是常被忽略的痛點，而**行為上的改變也許是你能得到的唯一線索**。

## 褥瘡

當一個人久坐或久臥、穿著過緊的衣物、紅腫或營養不良等，都可能生成褥瘡（壓瘡）。老年人的皮膚也許很容易長褥瘡，開始時是局部泛紅，然後發展成開放性的潰瘍，常見於接近骨骼的身體部位：腳跟、髖部、肩膀、肩胛骨、脊椎、手肘、膝蓋、臀部和腳踝。脆弱的皮膚即使在一般清洗過程中也很容易破皮和挫傷（編

註：紅、腫、熱、痛，或是青紫、淤斑），一定要仔細觀察身上是否有發紅或挫傷，尤其是在尾椎、臀部、腳跟和手肘處。如果出現任何泛紅處，千萬不要讓患者壓到那個地方，並記得持續幫患者翻身，以免該處形成褥瘡，並請教你的醫護人員或家訪護理師。立即性的照護可以防止泛紅的小傷演變得更嚴重。

鼓勵患者變換姿勢：叫他轉身看你、外出散步、幫忙擺放餐具，請他到廚房來看看晚餐煮得如何或到窗口看個東西。

不能動、臥床或坐輪椅的患者是長褥瘡的高風險群，你要安排一份時間表，好確保你能每隔兩個小時幫他翻身或換姿勢。

假如患者換姿勢的頻率不夠，就要找方法儘量保護他們脆弱的部位。醫療用品店和網路上有販售「浮動」坐墊（flotation cushion），好讓患者坐或躺在上面。另外也有氣墊、水墊、凝膠墊、泡棉墊和這些材質的組合式產品。選擇外層套子柔軟、可洗的靠墊或坐墊，以便處理潑灑在上面的液體或避免沾染上異味。有些網站和實體商店也販售用來保護骨骼突出處的腳跟墊和手肘墊（以類似絨毛的合成材質製成）。**這些產品雖能提供額外的保護，但頻繁地翻身仍是必要的。**

## 脫水

即便是能走路且看似能照料自己的患者，也可能有脫水的現象。如果我們想當然地認為他們能照顧自己，可能會對脫水的徵兆沒有警覺。要小心觀察這個問題，尤其是患者有嘔吐、腹瀉、糖尿病、服用利尿劑或心臟病藥物時，就要特別注意，症狀包括口渴或拒絕喝水，發燒、臉泛紅、心跳快速、口腔黏膜乾燥和泛白、皮膚乾且缺乏彈性、頭暈目眩或有輕飄感、困惑或出現幻覺。

一人需要的水分量會因個人和季節而異，夏季通常會需要較多的水分。如果你不確定患者有沒有攝取充足的水分，詢問醫生他應該攝取多少水分。

## 肺炎

肺炎是由細菌或病毒引起的肺部感染，是失智症的常見併發症，但是因為也許沒有發燒和咳嗽等症狀，所以可能很難診斷得出來。譫妄也許是最初期的症狀，因此當失智症患者情況突然惡化時，應該懷疑肺炎的可能性。**常噎到或臥床的患者，特別容易感染肺炎**。

## 流感與新冠肺炎

老年人對病毒和細菌感染特別脆弱，在美國，每年死於季節性流感（流行性感冒）的人數超過六萬人，其中許多人是七十歲以上的長者。細菌性肺炎在年輕人身上很容易治癒，卻是七十歲以上長者的常見死因。

二〇二〇年，新冠肺炎被列入老年人特別容易感染的疾病，而大多數失智症患者都落在這個年齡層，所以新冠肺炎已在長期照護中心和居家療養的失智長者間造成重大傷害。限制訪客、在個人的房間而非機構的餐廳用餐、保持社交距離和戴口罩（在疫情期間用盡一切應當的手段）都可能令患者害怕、無法理解和焦慮——對於記憶力和判斷力受損的人來說，這些預防措施特別嚇人和難以理解。你可以打電話、使用視訊和常常提醒患者現在是疫情期間，來減輕他的苦惱，讓他知道這些措施是為了他的安全著想，即使家人和朋友無法來看他，也依然愛他。支持性的傾聽有助於減少焦慮，尤其要在隨後提醒他為什麼會有些措施；當你和記憶嚴重喪失的患者互動時，你也許每一次都需要向他說明事情的原委。

## 便祕

患者也許不記得上次排便是什麼時候，也可能不明白身體不舒服是便祕造成的。有些人排便的頻率比別人少，但一般來說，至少需要每一到三天排便一次。

**便祕可能引起不適或疼痛，這會讓患者感覺更困惑**。便祕可能造成糞便阻塞，即腸子部分或完全被糞便阻塞住，使身體無法排除它的廢棄物。如果你懷疑有此可能，應請教醫生或護理師（腹瀉也可能與部分腸道有糞便阻塞有關，因為稀便仍能通過阻塞處）。

導致便祕的原因很多，其中一項重要因素是，飲食內容主要是精製、方便料理的食物，只攝取到少量能幫助腸道蠕動的膳食纖維。當一人有失智症、假牙鬆動或牙齒痛時，通常也會改變飲食內容，而使便祕問題更嚴重。減少水分攝取可能使糞便形成硬塊，故而導致便祕或使便祕更嚴重。

推動廢棄物前進的腸道肌肉，據信會隨著我們的老化而蠕動得更少，如果身體活動得少，腸子便會更不活躍。有些藥物和膳食營養補充品（提供給無法進食的患者）容易增加便祕的機會；請教藥劑師患者正在服用的藥物是否會引起便祕。

你不能想當然耳地認為失智症患者會記得自己上次排便的時間——即使他看似只有輕度能力受損，或是他跟你說他能照顧自己。獨居的患者或許會停止吃需要料理的食物，而吃了太多高精製食物，像是蛋糕、餅乾等等。你也許很難找出患者排便的規律性，如果你懷疑他有便祕，就必須替他做個記錄，儘量不動聲色地悄然執行，才不會在無意間讓他們覺得你「管太寬」。大部分的人都希望對自己的身體功能保持隱私，患者可能會對你看似侵犯他們隱私的行為感到憤怒，此外，追蹤記錄他人的排便狀況也讓很多人覺得反感，我們都希望避免這麼做——這兩種感覺交織在一起，很可能讓嚴重的問題被忽略。

**當失智症患者看起來痛苦或頭痛時，別忽略便祕的可能性**。如果患者抱怨自己腹脹或老是「排氣」，也可能是便祕所導致。照顧失智症患者的事務繁多，我們很容易忘記追蹤記錄其排便狀況，如果你覺得患者可能便祕了，可以和專業的醫護人員談一談，他們能迅速判斷患者的腸道是否運作正常，假如有問題，他們也能幫忙解決。

我們不建議定期或太常使用非處方的通便劑，你應該做的是增加飲食中的膳食纖維量和水分，並協助患者做更多運動（也許是每天散步）。大多數人應該每天喝至少六杯水或果汁——除非他們在吃限制水分的飲食，不過需求量因人而異。增加他們飲食中蔬菜（儘量弄成方便入口的大小）、水果（包括加洲梅乾和蘋果，弄成更小塊或撒在早餐穀片上）、全穀早餐穀片（麥麩、全穀麵包、全穀早餐穀片）、生菜沙拉、豆子和堅果的攝取量。麩片和其他全穀早餐穀片都是優質點心，可以把小麥麩或燕麥麩拌進果汁裡。

向醫生請教是否該使用洋車前子製劑（有各種市售品牌）或含纖維的劑錠來增加患者飲食中的膳食纖維，但不要未經醫護人員指導擅自使用這類產品。

## 藥物治療

藥物是把雙面刃，也許在為失智症患者保持健康、止痛、安眠、抗憂鬱或預防健康問題的形成上扮演很重要的角色，但患者（及其他一般長者）也很容易因為吃藥過多或因一次服用多種藥物而有負面反應，藥物也包括非處方藥物、營養補充品和所謂的記憶強化劑。

患者突然變得煩躁、遲鈍、走路彎腰駝背、跌倒、嗜睡、失禁、對凡事缺乏興趣、頭腦變得更混亂、姿勢傾斜、僵硬，或是口、手動作異常，都有可能是藥物的副作用，此外，頭暈目眩、頭部輕飄感、頭痛、噁心、嘔吐、腹瀉、沒胃口、便祕、腳動症或痙攣、心跳速率改變、視力改變，以及皮膚疹或紅腫也是常見副作用，應請醫生檢查。

醫生不一定每次都能排除所有的藥物副作用，同時還能維持所需的藥效，但有時候可以改成低劑量或改用類似功效的藥物，以避免（或減少）副作用的問題。你和醫護人員必須同心協力才能取得最理想的平衡點。醫生偶爾會開控制行為的藥物來幫助患者度過疾病的某些時期，但由於這些藥物都可能引起嚴重的副作用，包括頭腦更混亂，甚至死亡，因此必須非常慎重的使用。

治療行為症狀的藥物應該是其他方法都沒用時的最後手段，除非是專門設計用來治療十分特定的症狀——如譫妄、猜疑、嚴重憂鬱和嚴重躁怒。藥物不能有效控制漫無目的的遊蕩或煩躁、偶爾的憂鬱或睡眠不穩，**每當醫護人員考慮使用行為改變藥物或增加其劑量時，務必自問能否先嘗試非藥物的做法**（見第三、第七和第八章）：你是否能平靜地應對患者的行為或在問題發生前轉移其注意力？要是你有更多自己的時間，是否就能忍受他多一點躁動？如果非用藥不可，再問問能否在患者的情況最糟時才給藥，讓藥物發揮最大的功效。

訓練有素的藥劑師非常了解藥物的功效和藥物之間的交互影響，你可以請他們幫你逐一檢視藥物的交互影響和可能副作用（編註：健保署設有「健保醫療資訊雲端查詢系統」，讓醫師和藥事人員可以查詢患者近期的就醫記錄，包含中西醫用藥、檢查檢驗記錄等十二項資訊）。因為用藥的責任大部分都落在照顧者身上，所以你應該特別注意患者的所有用藥，以下是你能幫上忙的方法：

◆ 確定與治療患者有關的所有醫護人員都清楚患者正在服用的所有藥物，有些藥物的組合可能令患者頭腦混亂的情況更糟。

◆ 赴診的時候，要求醫師查詢患者被開過的所有藥物清單。除此之外，也記得帶上所有患者有在服用的非處方藥物——即使你不覺得它們是「藥」。請教藥劑師，當中有沒有哪些藥物需要寫在失智症患者的身分識別手環上。

◆ 每當醫生開了新的藥物時，請醫護人員幫忙檢查所有藥物，看有沒有任何藥物需要停用，這有助於降低藥物交互作用的風險。請醫生在開新藥時劑量儘量先給少一點，之後若有需要再慢慢增加。**腦損傷的患者（例如失智症）往往服用低劑量或一般成人劑量的藥物就會引起副作用**。問問哪些藥物停留在體內的時間最短，哪些類似藥物的副作用比較少。

◆ 問清楚應該注意哪些副作用。有時候患者可能會在開始服用新藥物、或增加舊有藥物劑量的三週或一個月後才產生副作用，而你和醫生也許不會把新症狀歸因於那個藥物。問問有沒有哪些副作用是你應該立刻向醫生通報的。

◆ 有些保險只負擔每種類型藥物的某些品項。可能的話，儘量選擇能涵蓋患者所需的藥物的保險。

◆ 有些藥物必須在飯前服用，有些在飯後服用，有些具有體內累積效應（即慢慢把藥效累積起來），而有些沒有。年長者和失智症患者對於不正確的劑量特別敏感，所以一定要確定患者有依照醫囑的劑量和時間服藥。如果某種藥物令患者嗜睡，問問能否睡前再服用，這樣不但能助眠，也不會影響到他們在白天時的活力。

◆ 先問清楚如果忘了給患者吃藥或不小心讓他多吃一次時該怎麼辦。

◆ 有些失智症患者不理解你為什麼要他們吃藥，可能因此產生災難性反應；不要在這件事情上起爭執。下次，一步一步地跟患者說明正要進行的事：「這是你的藥，艾倫醫生為你某某病情開的。把藥放到嘴裡，喝點水，很好。」

**如果患者變得焦躁、不耐煩，就立即暫停，待會兒再試試**。如果你固定把每一次要服用的藥放到小杯子裡給患者，而不是把整瓶藥遞給他，對某些患者來說會比較容易。

◆ 失智症患者也許無法或拒絕吞嚥藥片，也可能會把藥片含在嘴裡，過一會兒就吐掉，而你過了好一陣子才在地板上發現藥片。讓患者在吃藥時喝點東西會有幫助，但如果這個問題一直存在，可問醫生能否換成另一種形式的藥，膠囊或液體也許比藥片容易吞服。有時候可以將藥片碾碎，混到食物裡（蘋果醬的效果很好），但要問藥劑師那種藥片能不能碾碎。如果你不確定患者有沒有真的把藥吃了，可以請教醫生或藥劑師該怎麼做。如果藥片掉到地板上，要確定不會被孩子和寵物誤食。

◆ **千萬不要想當然地認為患者能自行服藥**。如果你必須把患者單獨留下，請只留一劑藥量給他就好，然後把藥瓶帶走。即使是能力受損程度輕微或沒有記憶問題的人，也可能忘記自己吃過藥了沒。

◆ 當你疲倦或煩心時，或許會忘了患者有沒有吃藥，藥局和保健食品店都有販售格子塑膠盒，上頭標示有一週的每一天，讓你一眼就能確認今天的藥吃過沒有（**這個設計是用來幫助你的，別指望失智症患者會使用**）。新式電子產品能追蹤藥片服用的時間，也能設定自動提醒。如果防止孩童開啟的藥瓶對你來說太難打開，可以請藥劑師提供容易打開的藥瓶，但兒童安全蓋或許可以避免患者誤食他們不該吃的藥物。記得把藥品收在患者拿不到的地方。

這一段是為了居家照護患者的家人寫的，但即使患者是安置在住宿照護機構或療養院，你也要定期向護理師確認患者的用藥內容，要讓他們知道，你希望能掌握任何用藥上的改變——這些機構的用藥出錯率相當高。根據前述建議，我們的結論是：每當患者出現任何改變，要打聽藥物是否為可能的原因。

## 牙齒問題

定期檢查牙齒是優質失智症照護裡很重要的一環。你可能很難發現患者蛀牙的疼痛、膿瘡和口腔潰瘍，他也無法告訴你那些問題，或是拒絕讓你看他的口腔。即使是輕度健忘的患者也可能忽略自己的牙齒或假牙，進而引發口腔感染，要確保患者沒有牙痛，假牙也很穩固，脆弱的牙齒或不穩固的假牙容易引起營養不良，為患者帶來莫大的健康問題；**口腔問題可能增加患者混亂的程度或使行為變得更糟**。假如患者住在照護機構或療養院，要確定院方會定期安排牙齒診療。

失智症患者很容易弄掉或弄丟假牙或局部假牙，請牙醫看看能否改成不用摘下的假牙。由於失智症患者的預期壽命比較短，**便於護理也許比可以維持很多年更重要**（例如，固定式假牙比活動式牙橋更好）。

很多人都排斥看牙醫，找個了解失智症患者、有耐心又和善的牙醫會讓事情順利些。如果牙醫建議在醫療過程中使用全身麻醉，要謹慎衡量醫療需求和麻醉風險之間的得失。

在患者住進住宿照護機構或療養院之前，先請牙醫或假牙技師在患者的假牙上註記患者的名字（千萬不要自己弄），有時候假牙會被搞混，這個做法能讓院方識別假牙的擁有者。

## 視力問題

有些情況能顯示失智症患者似乎無法看得很清楚或逐漸失明：

他也許會撞到東西、要跨過低矮的路緣卻把腳高高抬起、無法用叉子拿起食物，或是會在昏暗的光線中分不清方向或感到疑惑。

這類行為往往是大腦受損的結果，但患者也可能有視力問題，像是老花眼或白內障，若有懷疑，就帶他去給驗光師或眼科醫生檢查，可以矯正的視力問題應儘可能矯正，受損的大腦才能從眼睛接收到最佳資訊。如果患者大腦思考不清，眼睛又看不清楚東西，他們就更難了解身邊的環境，也更難做出適當的舉止。不要讓醫護人員因為患者老邁而忽略他可能的視力問題，即便醫生幫不上忙，也應該向你說明問題在哪裡。

患者也許不容易分辨彩度相似的顏色，因此，淺藍、淺綠和淺黃也許會看起來差不多，固定在灰白色牆上的白色扶手可能也不容易分辨出來。有些人也許很難分辨淺綠色牆和藍綠色地毯相接處，這可能使患者被絆倒而撞到牆。

有些患者失去了距離感。印刷字和圖案弄得他很混亂，黑白相間的浴室地板看來或許像是充滿了洞；他可能很難判斷坐下時自己距離椅子夠不夠近，不確定臺階或路緣有多高，或是樓梯的臺階要從哪裡踩。從窗戶射入的刺眼強光容易屏蔽住近窗處的細節。此外，年長者的眼睛也許在從光亮處到陰暗處或從陰暗處到光亮處的適應力都較慢。

人需要儘可能看清楚，才能做出最適當的行為和反應，而患者的大腦功能不良，可能更難補救這些視力問題，不過你可以幫助他：如果牆壁是淺色的，就把扶手塗成深色；如果牆壁和地板是淺色的，踢腳板就塗成深色，幫助患者看到地板和牆之間的變化。

白天及晚上都要增加室內的光線，入夜後要留幾盞夜燈，在黑暗的櫥櫃裡裝燈。

失智症患者也可能**喪失理解自己看到什麼的能力**，在這種情況之下，眼睛功能是正常的，但是大腦卻不再能正確地運用眼睛告訴它的資訊。舉例來說，患者也許會撞到傢俱，但並非因為視力模糊，而是因為他們的大腦無法辨識前方有東西，這種表面上看似視力障礙的問題，可能是失智症的症狀之一，稱「失認症」，我們在第八章將會討論到P239~240。

如果問題是由失認症所引起的，那麼眼科醫生便幫不上忙——事實上，眼科醫生和驗光師很難幫有思考障礙或語言障礙的患者做檢查。很顯然地，當一個人有失認症，提醒他留心前面是沒有用的，他將需要更多的關照和保護來避免受傷，因為他們自己辦不到，而且你可能要經常檢查他們身上有沒有割傷和挫傷。

有些患者會摘下眼鏡隨手一放就忘了，在他的鏡架上裝條眼鏡鏈會有幫助。保留舊眼鏡或幫患者買副備用眼鏡，以防他的眼鏡遺失。出遠門時，先記錄好患者和你自己的驗光資料（編註：例如拍照或記錄在手機上），萬一眼鏡破了或遺失了而需要換副新的時候，會比較省時和省錢。

假使患者習慣戴隱形眼鏡，你得設法在他無法自行處理隱形眼鏡前先幫他換成一般眼鏡。如果他繼續戴隱形眼鏡，一定要觀察他的眼睛有沒有刺激或過敏現象，若不是使用拋棄式隱形眼鏡，要確認隱形眼鏡有經過妥善的清潔護理。

## 聽力問題

聽力失常會剝奪大腦用來理解環境所需的資訊，而且喪失聽力也可能導致健忘、猜疑和自我封閉，或是使這些現象變得更糟（見第八章「解讀錯誤」P237~238）；它也可能提高阿茲海默症的風險，因此，要儘可能矯正任何聽力減損的問題。

聽力學專家能判定聽力減損的原因，並幫你選擇適合的助聽器。

就跟視力問題一樣，一般人可能很難區分思考問題和聽力問題。失智症患者不容易理解別人對他們說的話P076~080，但聽力學專家應該能分辨這種情況與聽力減損問題；不然也可以請教記憶障礙的專家，例如神經心理治療師。

由於失智症患者不容易學習新事物，所以可能學不會調整助聽器。助聽器會放大背景雜音，而且會產生耳朵裡有異物的感覺，這可能讓不記得為什麼要使用助聽器的患者煩躁不安。最好向能退貨的廠商購買助聽器，以防患者拒絕使用。

如果患者有在使用助聽器，你一定要幫忙看管好助聽器並定期檢查電池是否有電，或是確認助聽器的電是否有充滿。

除了用助聽器矯正聽力問題之外，下列事項也對患者有些幫助：

◆減少背景雜音，例如家電用品的雜音、電視或好幾個人同時講話。失智症患者很難區分這些雜音和他想聽的聲音。
◆在和患者說話時，站在他聽力較好的耳朵那一側。
◆讓患者知道聲音的來源。他們可能難以找出聲音的來源、很難判斷是什麼聲音，這會令他們更混亂。提醒他：「這是垃圾車的聲音。」
◆同時提供多種線索，例如：用手指加用嘴說，並且溫和地引導患者。

## 暈眩

暈眩是晚年常見的問題，也可能是許多藥物的副作用。失智症患者也許無法持保平衡，或是無法告訴你他感到暈眩。他也許會拒絕轉身或因為暈眩而跌跤。

如果你懷疑患者有暈眩的問題，就直接問他是否感覺頭輕飄飄的或房間在旋轉。觀察患者是否站不穩，噁心也許是暈眩的症狀之一。**因為暈眩所造成的失衡會增加嚴重跌傷的風險，一旦懷疑患者有暈眩的問題，應儘快就醫**。

## 看醫生

就診可能會成為你和失智症患者生活中的災難，但以下有些方法可以讓事情更輕鬆些。

患者也許不明白他們要去哪裡以及為什麼要去，若再加上準備外出的忙亂和催促，可能會誘發災難性反應，請想辦法化繁為簡。

有些患者如果能預先知道他們要去看醫生，會表現得比較好，但也有些人事先不知情，在快到達醫院前都不要提起看醫生的事會較好，所以與其說「趕快起床把早餐吃了，今天要去看陳醫生，她要幫你換藥」，不如只叫患者起床，其他的先不多說，讓他吃早餐，然後幫他穿外套，出門，快到醫院時才說：「今天我們要去看陳醫生。」

與其與患者爭執不休，不如忽視他的抗議。假如患者說：「我不要看醫生。」那麼，與其爭論說「你必須看醫生」，不妨試著轉移話題，聊點其他的事，例如：「我們到了市區後吃個冰淇淋吧！」

請事先規劃好行程，確認要去的地點、在哪裡停車、要花多久時間，以及有沒有樓梯或電梯等。給自己充裕的時間，不要匆匆忙忙，但也不必太早到，以至於空等許久。**儘量把就診時間安排在一天中患者情況最好的時間，要是患者坐車時容易煩躁，找個能開車或能安撫患者的人陪同**。

詢問櫃臺人員或護理師，你也許能知道要等多久。如果候診室又擠又吵，可詢問是否有比較安靜的地方可以等待叫號。出門前準備一些零食、一瓶水或患者喜歡的遊戲帶在身上。如果櫃臺人員跟你說要等很久，你或許可以和患者去散個步，但別走遠，方便不時回來確認看診進度。千萬不要把失智症患者單獨留在候診室，陌生的環境可能讓他焦慮不安或自行離開遊蕩。

在極罕見的情況下，醫生也許會開鎮靜劑讓患者在看診前服用，但鎮靜劑也許會引起許多額外的問題。一般來說，只要你保持平靜、照章辦事，給予患者簡單的資訊及安撫，通常就能順利；必須放棄診約是極少見的狀況。

## 假如患者必須住院

失智症患者可能因罹患其他疾病需要住院，這段時間對你和他來說都可能很艱難。造成患者住院治療的疾病，或許也會導致患者的認知功能暫時性衰退；不熟悉的環境、在忙錄的醫院中感到混亂和新療法也可能導致身體功能和認知能力進一步衰退。失智症患者在這樣的環境裡變得煩躁、吼叫或大打出手的案例並不少見，可能的話，儘量避免使用行為控制藥物，因為那種藥物也許會進一步損傷思考能力，進而讓行為變得更糟糕。患者在住院治療後通常會慢慢恢復到之前的狀態——除非大腦又發生了新的損傷。如果沒有恢復到原來的狀態，要請醫療團隊檢視患者的用藥及為患者施做的新療法。

**你可以採取一些做法讓住院變得更輕鬆，但是要認清你不可能預防所有問題，別讓自己精疲力竭是很重要的事。**

先和醫生談談患者的住院事宜，要確定所有負責治療患者的醫生都知道他有失智，討論失智症會不會讓住院變得難以應付。你可以和醫生討論同樣的治療能否不住院，只在門診進行，這也許有困難，但是這麼做能縮短患者必須待在陌生環境裡的時間；如果這是可行的，那麼治療的頭幾天需要安排居家護理人員到家裡來。

辦理入院手續時和護理人員聊聊，讓他們知道患者有失智，督促他們儘量經常告訴患者他身處何處，幫他保持平靜和消除他的疑慮。把護理人員需要知道的事寫下來，請他們列為重要事項，記得提及能讓患者感到自在、也有助於護理人員應對他的事情，像是患者的暱稱、患者可能會問到的家人、必須幫患者做好的事（例如填寫菜單、打開牛奶紙盒），以及如何處理上廁所的事情。

醫院常常人手不足，護理師常在高壓的環境中工作，即便他們願意，往往也許很難在患者身上花那麼多時間；他們也可能沒接受過如何照護失智症患者的訓練。

如果能由患者熟識的人陪患者做各項檢查和治療，通常較能安撫患者。家人可以幫忙照料患者的三餐、確認他是否攝取足夠的水分，以及告訴他目前的情況，使他們安心。大多數的醫院都允許家屬陪同失智症或譫妄的患者過夜，但有時家屬自己的焦慮和緊張會令患者煩躁或防礙護理人員。**平靜或緊張都是可以傳染的**，患者可能會受到你情緒的影響。想喘口氣時，可以請患者認識的人來陪他。如果你無法陪同患者做檢查，要跟護理人員解釋，安撫患者讓他們安心有多重要。

倘若失智症患者需要住院，我們建議你全程陪在患者身邊，並且**考慮僱用一名全職看護，這樣如果你有事需要離開且其他家屬也無法幫忙時，還有人可以陪著患者**；大多數的醫院都能幫你找看護，或是提供一位包含在住院服務裡的看護。

可能的話，規劃訪視時間，讓孩子、家人或了解情況的密友來探視患者；熟悉的服裝、熟悉的毯子和大張的家人照片都有助於使患者安心；有些家屬會把寫給患者的信交給護理師，好讓護理師能在患者焦慮時拿來安撫他們。內容可能是：「親愛的媽媽：妳因為髖部骨折住院，但妳很快就能回家。我或泰德會每天在妳晚餐後來看妳。護理師知道妳記不太住事情，他們會幫妳。我愛妳。妳的女兒，瑪麗亞。」

使用束帶應該是最後的手段，因為患者有極大的風險會受傷，例如扯掉管子或衣服。二十四小時都有人看護，是避免使用束帶的最佳方法。

如果住醫院期間患者變得更混亂，別太驚慌，大多數患者後來都會恢復到住院前的樣子。

## 癲癇、痙攣或抽搐

大部分的失智症患者都不會發生癲癇，因為癲癇太少見，所以你可能不太有機會處理這個問題，但如果你沒有做好應對的準備，一旦癲癇發生，你可能會很恐慌。

許多疾病都可能引發癲癇，因此，如果患者發生癲癇，有可能與失智症無關。

癲癇發作分很多種，假如是大發作型癲癇或強直陣攣發作（常讓我們聯想到癲癇發作的那種），患者會變得僵硬、跌倒並失去意識，呼吸變得不規律甚至短暫停止，他們的肌肉變得僵硬，並且開始反覆抽搐，牙齒也許咬合得很緊。幾秒鐘後，抽搐停止，患者會慢慢恢復意識，他也許會疑惑、想睡或頭痛，也可能一時間無法言語。

其他類型的癲癇比較沒那麼嚇人，例如，只有一隻手或手臂反覆抽動，或是有幾秒鐘或幾分鐘的時間對聲音和觸碰沒有反應。

單一次的癲癇發作大都不會有生命危險，因此，**最重要的是保持冷靜**，**不要試圖壓制患者**，但請儘量保護他不要跌倒或避免頭部撞到堅硬物：假如患者倒在地上，要把周圍清空；如果患者原本是坐著的，你也許可以小心地把他們移到地板上，或是趕快拿些靠枕墊在地板上，緩衝他們不小心從椅子上跌下的力道。

不要試圖挪動患者或阻止抽搐，請守在他身邊，讓抽搐自然結束。不要試圖按住他的舌頭，也不要把湯匙放到他嘴裡，絕對不要在他牙齒咬緊時硬打開他的嘴，那可能會傷到他的牙齒和牙齦。如果做得到，幫他把衣服鬆開，例如，鬆開腰帶、項鍊或頸部的鈕扣。

當抽搐停止時，確認患者是否呼吸正常。如果唾液比平常多，輕輕讓他的頭側向一邊，幫他把嘴擦乾淨。如果他想要，可以讓他睡一下或休息一下。癲癇發作之後，患者也許會變得更混亂或焦躁，甚至有些攻擊性；他也許知道事情不對勁，但可能不會記得抽搐的事。請冷靜、溫和地安撫他，不要遏制或限制他，也不要堅決主張他該做什麼。

在事情結束之後，你也要花幾分鐘放鬆和鎮定一下。假如患者是局部型癲癇，就不需要立即做些什麼。如果患者會到處遊蕩，你要跟著他，避免他傷到自己；當局部型的癲癇發作結束後，患者也許會暫時變得混亂、焦躁或無法正常言語。

你也許能認出一些癲癇即將發作的警訊，例如明顯的反覆抽動，這樣的話，一定要在發現徵兆時就把患者帶到安全的地方（離開擁擠的地方、樓梯或爐子邊等）。

患者第一次癲癇發作後，應送他去急診以判定癲癇的原因。請陪在患者身邊直到癲癇結束，並在自己恢復鎮定後，打電話叫救護車。**癲癇發作是可以預防的，如果有反復或頻繁發生的情況，醫生或許會開藥來減少發作的可能性**。假如失智症患者正在治療癲癇，但在短期內重複發作多次，或是每次持續幾分鐘以上，或是你懷疑患者撞到頭或以其他方式讓自己受傷，就應該送急診。

癲癇發作看起來很嚇人又不舒服，但通常沒有生命威脅，而且與精神錯亂無關，對他人也不會造成危險，只要學會如何處置，癲癇就沒有那麼可怕。找個護理師或有經驗的家屬傾訴一下你的困擾，他們的豐富見識能消除你的擔憂與不安。

## 急衝性運動（肌躍症）

阿茲海默症患者的手臂、腿部、頭或身體偶爾會發生迅速、個別的抽動，這叫做肌躍型抽搐，並非癲癇。**癲癇是同一處肌肉的反覆抽動，而肌躍型抽搐是身體某部分的個別急衝性運動。不用為肌躍型抽搐感到驚慌，它不會變成癲癇**，唯一的危險是可能不小心撞到東西或意外受傷。

與阿茲海默症有關的肌躍症，目前尚無公認的療法，可以試試藥物，但通常都會產生嚴重副作用卻無法得到多少改善。

## 死亡

當你對某個患者或長者負有責任時，就得面對那個人死亡的可能性。

你也許有些問題不願意和醫生談，但事先思考往往能減輕面對這類問題時的負擔，並且幫助你在面對緊急情況時，能更輕鬆地應對。

### 死亡的原因

當造成失智症的疾病惡化到最後，神經系統大部分已失去功能並嚴重影響身體的其他部分，就這點來說，失智症的確是死亡的原因——死亡的直接原因也許是併發症，例如肺炎、脫水、感染或營養不良，但是**真正的死因通常是失智症**。最常見的死亡直接原因是肺炎，占所有失智症患者的四〇％至六〇％。

有些人即便患有阿茲海默症，也可能死於中風、心臟病、癌症或其他原因。死亡可能在任何時候降臨，所以有些患者死前頭腦仍然還算靈活、能走路、身體機能良好。

## 在家裡過世

有些家屬擔心患者或長者會在家裡過世，也許是在睡夢中死亡，然後才被家人發現，這也許會讓照顧者不敢睡得太沉，或是一個晚上要起來好幾次檢查患者的狀況。

一個女兒說：「我不知道我該怎麼辦？要是某個孩子發現她過世了？」

或許你聽過有人發現先生或太太死了，而你並不知道若是換成了自己，你該怎麼處理。大部分的家屬都發現，**事先規劃好他們要做的第一步、第二步、第三步**（如以下的步驟），能讓他們比較安心：

- 發現患者死亡時，播打一一九或當地的緊急救難電話號碼，救難人員或急救護理人員會立刻趕到。急救護理人員需依職責開始進行生命搶救——除非家屬事前簽署了特別的聲明。如果你不想要急救，可以不用立即打電話。
- 你可以事先選好喪葬承辦人或殯葬業者，當患者死亡時，你只要打一通電話就行了。
- 如果患者接受居家安寧療護，你也許需要打電話給安寧療護的護理師，他會協助通知喪葬承辦人。
- 事先和患者的牧師（或師父）和醫生討論，能否在半夜打緊急電話給他們。
- 有些人希望有點時間與死者告別，有些人則否。如果你是前者，那麼第一件要做的事也許是坐下來陪伴死者一會兒，然後再打電話。

有些家屬重視在家裡死亡所帶來的寧靜和隱私，但家屬往往會擔心不知道死亡是什麼樣子，也不知道該怎麼辦。如果你希望患者在家中過世，居家安寧療護護理師可以教你如何居家照護患者，並指導你如何保留自己的精力。

## 安寧療護與緩和療護

安寧療護計畫能讓患者在家或特定的安寧療養中心裡過世時，沒有粗暴的醫療干預。工作人員會採取一些方法令患者感到舒適，也提供一些其他服務，像是臥床擦浴，但是他們不會嘗試粗暴的醫療干預——除非是能促進患者的舒適度。安寧療護計畫是患者家人的珍貴資源。大部分的保險計畫都承擔安寧療護的費用，你可以事先做好功課，有些安寧照護團體或基金會可能可以申請補助，這些可能都有助於減輕你經濟上的負擔。

緩和療護提供許多與安寧療護相同的支援和理念，但沒有安寧法規所要求的特定利益。安寧與緩和療護的目的都在於儘量提升患者生活品質、減少不適和疼痛、支持家屬、協助安排援助性的服務，例如家庭保健服務和喪葬事宜。

## 在醫院或照護機構死亡

有些家人知道這個時刻有專業人員負責處理，會比較安心，因此選擇療養院或醫院（假如患者符合醫院療養的條件的話）。守在床邊照顧另一個人是很辛苦的工作，使人心力交瘁，如果你做不來，不要難過，你或許比較適合給患者溫情的寬慰，可請別人來做身體上的照顧。

**無論做什麼樣的選擇，對你來說都是正確的，但不論何種情況，都一定要規劃好臨終照護。**有家屬曾表示，除非事先有準備，否則當事情發生時你可能無法掌控。你選擇的處理方式也許跟其他家人的期待有很大的落差，大部分的問題都繞著「應該使用多少和何種維持生命的介入措施」打轉。你必須擁有美國健康護理永久授權書（編註：臺灣沒有健康護理永久授權書，若要成為患者的醫療委任代理人，則需要有患者簽署的「醫療委任代理人書」），把它準備好，然後帶到醫院去。

## 何時該停止治療？

當一個人在慢性病末期時，他的家人將面臨一個問題：是要讓生命就這樣自然結束好，還是積極治療，試著再拖延幾天或幾週？這個問題很難，不只重病患者和家屬，連醫生、法官和神職人員都對此掙扎不已。我們每個人都必須依據自己的背景、信仰、經驗和對患者的了解去做決定。

大部分的司法轄區都會提供包含一個人臨終前照護意願的醫療照護事前指示，這些文件讓病重的患者能表明自己在臨終前想和不想得到什麼樣的治療（編註：在臺灣，則是透過「預立醫療決定書」和「預立安寧緩和醫療暨維生醫療抉擇意願書」）。

美國許多州已立法定義，誰能替無行為能力的患者做醫療決定（無行為能力需經由一或兩位醫事人員宣告，但誰能做這項宣告，視各州規定而有所不同）。現在所有的州都允許個人指定，如果有一天自己被宣告無行為能力，他們希望誰來替他們做決定。

（編註：在臺灣，「醫療委任代理人」〔指定代理人需由病人簽署書面委任書〕可根據病人預先表示的意志，代為傳達病人的醫療決定，而「意定監護人」〔病人在未尚失行為能力前先以契約選定並經過公證，當病人開始無法自主、喪失辨別能力時，意定監護人需向法院申請採取監護措施〕則能以監護人身分，根據病人的最佳利益替病人決定醫療行為。二者的選任方式和資格及法律根據等詳細規定，請見相關單位。在理想上，被指定為醫療委任代理人的人要了解患者的意願，也會做出患者可能最想要的醫療決定，「預立醫療決定書」等文件往往包含發生醫療問題時患者對其特殊意願的書面陳述。如果患者沒有事先指定做決定的代理人，則大多數會按照其配偶、子女、父母、兄弟姊妹、祖父母、曾祖父母等親屬次序，來決定代理人的順序。

現在許多照護機構都會討論臨終照護的意願，由於患者可能會改變心意，所以萬一心意有任何改變，則須修改預立醫療決定書的內容，再由變更機構將新的決定書內容上傳至「預立醫療決定、安寧緩和醫療及器官捐贈意願資訊系統」，但書面資料依《病人自主權利法》第十七條規定，仍須連同病歷一起保存。）

這些決定沒有「好」或「壞」，理想上，患者會得到他們未失去行為能力前所選擇的醫療照護方式。我們在此只是提及某些選項，來幫助家屬和代理人為其親人選擇最適合的照護類型。有的家屬想確定能盡一切可能的方法來進行治療，但也有家屬為了他們不想要的醫療介入感到煩心或焦慮。

偶爾會有些醫生、社工或療養院對生命支持和搶救懷有強烈意見，不管你要或不要，他們都會強力推銷自己的想法，雖然這種狀況從前比較常發生，但現在仍有可能遇到。問問你的醫生、照護機構或療養院，**假如患者瀕臨死亡，他們會採取哪些步驟，以及是否會尊重患者的臨終照護意願**：他們是否會依慣例將失智症患者轉移到醫院去？在繼續或停止對患者也許沒有好處的治療選擇上，他們是否會尊重患者的意願？哪些程序是他們認為的「慣例」（如果有的話），不用經過代理人的明確同意就逕自執行的？在患者彌留之際，他們是否不鼓勵你待在患者房裡陪伴呢？如果失智症患者或其代理人決定不住院治療，他們接受書面的「不住院治療」囑咐嗎？醫院會自動進行搶救嗎？他們是否對你們的問題採取開放而有回應的態度，或是迴避你的問題並強烈主張他們的立場？

你或許也可以請你的宗教社群或朋友來幫你問這些問題。如果當地有安寧照護機構，工作人員或許能告訴你一般的程序和做法。把詳列臨終照護事項的預立醫療決定書提供給醫院、照護機構，再加上醫療委任代理人的影本，請他們把這些資料和患者病歷放一起。可多影印些複本並在上面簽名，除了給患者的主治醫生一份，也給照護機構一份，讓送患者去醫院的人帶著。直接向醫生和照護機構問清楚，他們能否尊重這些指示。如果可以的話，你要親自陪同患者去醫院，把這些資料放到病歷裡P384（編註：在臺灣，「預立醫療決定書」和「預立安寧緩和醫療暨維生醫療抉擇意願書」可以在簽署時，勾選註記到健保卡裡）。

此外，偶爾會有家屬對醫院或長照機構的照護方式產生強烈反感，因而在患者臨終前將他轉移到其他機構或帶回家。

## 在生命的最後能給予什麼樣的照護？

當患者在慢性病的末期時，家人必然要決定何時該接受治療，以及何時要接受疾病的自然進程，答案沒有對或錯，但由於在那時刻患者的失智程度通常已十分嚴重，因而幾乎無法參與決定。

家人最常面臨的問題包括是否要送醫院、是否住院、是否做血液檢查、要插餵食管或只提供患者還能吃下去的固態和流質食物，以及是否使用抗生素或手術治療其他同時發生的疾病（你也許早已遇過類似問題，例如，是否使用束帶繫住可能會跌倒的非臥床患者）。

在做這些決定時，要當心來自「專家」強烈、不帶感情的意見。專業人士也和我們一般人一樣，在這個議題上有他很多情感面上的承擔和難題，因而也可能把個人的價值觀和事實混淆。

當你考慮維持疾病末期患者生命的介入方法——餵食管、呼吸器、用抗生素治療肺炎等疾病或對付急性問題的手術——要知道往往沒有絕對正確的答案，有時我們很難知道，病情突然的惡化是不是失智症的一部分，或是患者接受治療後是否還可能舒適地存活一段時間。我們很難判定什麼時候才是失智症患者的「末期」，也很難預料一個晚期階段的失智症患者會在什麼時候死亡。所有這些不確定，都會增加家屬的負擔，無論你或醫生，都很難確定醫療介入為接近死亡的失智症患者所帶來的，究竟是幫助或痛苦。

我們往往無法切確知道患者對療法的感受——餵食管、擦浴和翻身、束帶限制是否讓重度失智症患者受到驚嚇，或是他是否因為無法進食，缺乏固體或流質食物而痛苦；我們也不清楚，患者試圖拔掉管子是因為他害怕，還是他不舒服。

將失智症患者與我們知道死於其他疾病的患者一概而論，是有風險的，但我們確實知道，失智症患者對於痛苦的知覺並未受到損害，所以末期患者仍會感受到不舒服和痛苦，即便無法用言語直接表達，但其行為卻會顯露出不舒服或痛苦的感受——他可能會在被移動或觸碰時露出痛苦的表情、顯得退縮或哭泣；我們也知道，他會因為溫柔的對待或言語而被安撫。

**造成失智症的疾病會讓身體狀況逐漸走下坡，你也許必須在疾病的各個階段做好幾次困難的抉擇**。每一個決定都要獨立評估，例如，當肺炎導致一個還能走動和生活滿足的患者停止進食時，你也許會決定使用餵食管或靜脈注射營養一陣子，但當他在疾病晚期不吃東西時，你也許會決定不要使用餵食管。

即使在決定不使用抗生素、餵食管或其他治療時，仍然可使用止痛藥，但這往往有風險，例如，可能損害患者的呼吸功能，但只要能小心用藥，一般來說這個問題極少發生，緩解疼痛和痛苦是我們在患者臨終前所能做的正面介入之一，請和患者的醫生與護理師討論清楚。**在取得最佳醫療資訊之後再衡量倫理議題**，應該會比較容易做出決定。我們所做的研究顯示，若能接受恰當的疼痛緩解，晚期失智症患者的生活品質會比較好。

艾倫太太的孩子們爭論不休：拒絕透過導管提供食物是否有違其信仰？她曾試圖拔掉管子，而且她看起來很害怕。當醫生告訴他們，沒有科學證據指出餵食管能延長艾倫太太的壽命後，決定不用導管餵食就容易多了，他們會每隔一段時間用一小匙的薄冰片來溼潤她的嘴巴。

請教醫生，接受某種治療來讓患者恢復到之前程度（例如一週前或一個月前）的可能性有多大？可能延長患者的生命幾小時、幾天或幾個月嗎？有沒有別的選擇？有沒有其他比較不痛苦的醫療介入？

誰來做決定？

對於延長生命的照護，有時失智症患者會留下書面聲明來表達他們的意願，但更常見的是，患者會跟家人說他們所希望的照護方式，或是聲明「我絕對不想為了延長生命而像某某人那樣被對待」之類的。假如在惡化前的疾病初期，患者還能清楚表達意見時，先與能替他們做決定的家人討論其意願的話，將是最有幫助的。事實上，我們鼓勵**每個人都應該事先為自己指定一名或幾位的醫療委任代理人，因為我們都有突然或漸漸無法為自己做決定的時候**。

對於讓患者接受何種照護，你應該儘早和家人達成共識。健康照護提供者通常會尊重患者的意願聲明，或是尊重照護患者的法律負責人的要求。一般來說，在家人尚未達成共識之前，他們不會同意只提供緩和照護。當然，家屬要討論像患者死亡這樣具考驗性的議題並不容易，有人也許拒絕談論，有人也許感到憤怒，還有人認為事先替死亡做「規劃」是不恰當的，然而，**在緊急狀況發生前先把事情談妥，往往能舒緩死亡迫近的焦慮和擔憂，屆時也才能與醫療團隊做清楚及直接的溝通**。若是逃避，而一直拖到需要做決定的緊急情況發生，屆時就有可能對患者的生活產生負面影響。

如果在這一點上，家屬之間一直缺乏共識，請把這段話拿給他們看，並請你的醫生、社工或信仰社群幫忙協調，請你的家人不要老是糾結於你們舊有的不和或歧見，而把焦點集中在這個議題上。

即使失智症患者經歷長期病痛而終於解脫，他的離世仍可能會讓你很難受。與死亡相關的實際事務很可能會讓你不愉快，不過，**安排優雅、莊嚴的死亡，是你能給予失智症患者愛和關懷的方法之一，同時，這將能讓你以適合自己的方式來哀悼患者的離世，而不受陌生人的干擾**。

CHAPTER

7

# 管理失智者的行為和神經症狀

失智症患者所做和所經歷的事情，可能是這種疾病最令人苦惱的一部分，可區分為：行為症狀、非認知症狀、神經精神症狀和心理症狀；我們在第三章討論過一些常見的行為和情緒症狀，包括過度反應、焦躁、憤怒和心煩意亂（第八章還會有更多情緒變化的討論），也討論到患者行為轉變的原因在於，受損的大腦使患者無法理解他所看到和所聽到的事物，這樣的困惑可能會讓患者害怕和焦慮，這就是為什麼他們有時堅持要「回家」、突然對你發脾氣、拒絕別人照顧、堅信有人偷了他的錢或毒害他的原因；這些行為大部分都非他所能控制，而且他通常已經很盡力了。還有些症狀是大腦損傷的直接影響，即使腦損傷患者的記憶和認知正常，他們也可能會有錯誤的信念、幻覺和暴怒行為。

以下是管理這些行為症狀的一般性指導原則：問問你自己，這個行為是否會導致有人（你、失智症患者或其他人）受傷，或者這些行為症狀是否讓人（你自己、同住家人或工作人員）難以忍受——即使它不具危險性？假如行為有可能傷害到他人，你或許得想辦法阻止，有時這表示需要使用藥物，但多數時候這是不必要的，因為**用來治療行為和神經精神症狀的許多藥物都有嚴重、甚至致命的副作用，應該儘量避免**。如果行為或神經精神症狀並不危險，你非常應該考慮讓它繼續下去——如果你能每隔一段時期放下患者一段時間，或許就比較容易忍受他的行為。

雖然有些家屬表示失智症患者會做出導致嚴重後果的事，但你不必認為自己會面臨本章列出的所有或大多數症狀，但假如遇到類似問題，你能尋求協助的首要對象，是由失智症援助機構、長照中心和地方性的社會援助機構提供的家屬互助團體——本書的許多建議正來自失智症患者的家屬。有些互助團體有支援熱線和網站，也發行通訊，這些都是絕佳的資訊與援助來源。

有位丈夫不把這些行為症狀視做「問題」，而稱每一項困難為「挑戰」，這有助於他用正面的態度去處理事情。你會發現，**在你尚未筋疲力竭時，問題可以處理得比較好**。因此，為自己保留些屬於自己的時間是非常重要的。

## 行為管理的六R

行為症狀在不同的人身上有不同的原因，而不同的家庭各有不同的解決方法。有些家屬發現，以下六個R有助於透徹思考行為症狀並獲得結論：

⑴ **約束（Restrict）**。無論患者想做什麼，我們嘗試的第一件事通常是阻止他，當患者可能傷害到自己或別人時，這點尤其重要，但企圖阻止他也可能令他更煩躁。

⑵ **重新評估（Reassess）**。問問你自己：行為症狀是否可能是身體不適或藥物反應所引起的？患者是否可能有視覺或聽覺方面的困難？是不是有人或有事令他們焦慮不安？能否移除那些令他焦慮的人、事、物？換個做法是否可以讓他不那麼焦慮？

⑶ **換位思考（Reconsider）**。試著從失智症患者的角度來看事情。許多失智症的症狀（例如記憶力受損、喪失理解力或語言表達的能力、做不到從小就能做到的事情，以及未意識到自身能力受損的程度）都可能直接或間接導致行為症狀。當你要幫不明白自己需要幫助的患者洗澡或穿衣服時，他也許會焦慮不安；他也可能覺得自己的隱私受到侵犯，或是把別人的幫助誤認為傷害。若一個人無法理解所發生的事，他會焦慮是可以理解的。

⑷ **疏導（Rechannel）**。設法讓這個行為能以安全並且不具破壞性的方式繼續下去——即便我們可能無法理

解，但該行為也許對患者來說很重要。有個先生以前是名技師，他會在屋子裡到處拆解東西，卻無法組裝回去，於是他太太把一些老舊的汽車零件以蒸汽清潔乾淨後交給他，他很開心地花了好幾個月的時間拆解它，沒有再去動其他的家電。

(5) **安撫（Reassure）**。當患者焦躁、害怕或生氣時，花點時間安撫他，讓他知道一切沒問題，他很安全，你仍然關心他。雖然患者也許不記得這次的安撫，但或許能保留被安撫和關愛的感覺。給患者一個擁抱，也是一種安撫的方法，可以對他說些「我們剛剛有點小題大作，但現在沒事了」之類的話。另外，**你也要花點時間安撫自己**，你盡了全力去面對這件吃力和艱難的工作，現在你又通過了一個考驗，給自己一點鼓勵吧！可能的話，找些時間離開患者一下，讓自己好好恢復活力。

(6) **檢討（Review）**。事後請好好思考這次發生的事，以及你如何處理，你也許會再遇到這種症狀。從這次經驗中，你學到什麼能幫助你應對下次事件的經驗？是什麼引發患者的這個行為？你是怎麼反應的？你做了哪些正確的事？下次你可能會怎麼做？

## 隱瞞記憶的喪失

漸進性失智的患者可能很擅長隱藏他們的健忘和能力退化，這是能理解的，不只是因為很多人都害怕「罹患阿茲海默症」，也因為許多患者愈來愈無法認知到自己的能力受損（這是疾病的一部分）。

然而，這種掩飾行為可能會讓家人很苦惱，因為同住家人也許知道患者的能力受損，但卻可能得不到他人的支持和理解，因為他們看不出患者有問題。朋友也許會說：「他看起來和聽起來狀況都很好啊，我看不出有什麼不對勁，也不明白他怎麼會忘記打電話給我。」或許連家人也難以分辨真正的記憶喪失和單純唱反調。

如果患者一個人住，家人、鄰居和朋友也許過了很久都沒意識到事情不對勁。倘若患者沒察覺到自己的記憶問題，他們也許尚能自理好幾年——直到某次危機發生。等到家人終於知道有問題時，往往會對問題的嚴重程度感到震驚和苦惱。

你也許想知道，失智症患者還能自己做什麼，以及需要別人幫忙什麼。如果他仍然可以繼續工作、管理自己的財務或開車，他也許不清楚或不願承認自己已無法像以前那樣把事情處理得那麼好，例如，有些患者會意識到自己的錢一直在流失，但有些患者卻未能意識到。

不同的人會用不同的方法來應對自己的能力退化，有些人不承認有任何不對勁，而有些人會在和別人談論發生在自己身上的變化中得到解脫和安慰。傾聽他們的想法、感覺和恐懼，你的關注也許能令患者感到安慰，而且這樣你才有機會去矯正錯誤的觀念。

有些人也許會利用把事情記下來的方式順利隱瞞他們的能力退化，或是利用機械式的對話來遮掩自己的健忘，例如：「當然，我知道。」有些人在忘記事情時會發脾氣或責怪別人，有些人則停止參與他們一直以來都很喜歡的活動。一位女士說：「我有失智症，我的記憶力很糟。」但當她家人發現她寄了一張失效的支票給國稅局時，她卻堅稱自己絕對不會犯下這種錯誤。她家人實在無法理解，她怎麼能明知自己很健忘卻對支票的事「撒謊」。常常有家屬感到疑惑，為何患者記得某些事卻忘了另一些事。

記憶能力的突然轉變讓人很難理解，但我們要知道的是，這位女士可能已經十分盡力了。記憶是非常複雜的東西，像這位女士這樣的矛盾很常發生，患者真的不是故意的。

失智症的其中一種常見特徵是，**患者的個性和社交技能或許看似完好無損，但記憶力和學習新資訊的能力卻退化了，因此很多人都能隱藏他們的病情很長一段時間而不被發現**，我們可能會跟這樣的人談論日常的事而沒察覺到其記憶或思考能力已經受損。心理測驗或職能治療評估可能對這些狀況有幫助，因為這些評估能給予你一個切實可用的判斷基準，好讓你知道自己能對患者期望多少，以及他仍能做到多少。由於連患者親近的人都可能不清楚實際狀況，所以專業的評估很重要，能幫你和你的家人對未來的照護做出切合實際的規劃。這些專業人員也可以和患者本人談談他們的發現，並指導患者一些能儘量維持獨立生活的方法。

## 遊蕩

遊蕩是一種常見且很嚴重的行為症狀，可能使居家管理失智症患者變得困難，也可能導致家屬無法將患者送去日照中心、住宿照護機構或療養院。當患者遊蕩到繁忙的街道或陌生的街區時，可能會遭遇危險，而且迷失方向和迷路也很可能令患者更驚慌。此外，有些人並不了解失智症，試圖幫忙的陌生人可能會以為患者喝醉了或在尋求關注。當遊蕩發生在夜間，可能會剝奪家屬必要的休息。不過，通常會有些方法能停止或至少減少這種行為的發生。

**開始會離家遊蕩或外出迷路的患者，不應該再獨居**。這是一個警訊，你要為患者安排更安全的居住環境。失智症患者遊蕩似乎有各種類型和原因，要找出原因，你才能規劃出管理策略。

### 為什麼會遊蕩？

遊蕩可能是因為失去方向感或找不到路造成的，有時患者出門辦件事情，例如買東西，卻在不對的轉角轉彎，迷失了方向，結果完全找不到路回家；或者他可能是跟你一起去買東西，突然間看不到你，結果在找你的過程中走丟了。

當患者搬到新家、開始去日照中心或因為其他原因進入一個新環境時，遊蕩的情況通常會增加。有些患者會斷斷續續產生遊蕩的情形，卻沒有明顯的原因，這些遊蕩行為似乎是漫無目的的，而且可能持續數個小時。這種遊蕩與迷路的遊蕩或到新環境的遊蕩顯然是不一樣的，通常也與患者的情緒困擾沒有關係。

有些患者會發展出一種躁動且堅決地「緊迫」來回踱步，如果這種情形常發生，會讓每個人都很緊張，而且當患者堅決要「走開」，有可能發生危險。這種看似令人無法理解的來回踱步，也許和大腦受損有關。

有些失智症患者會在夜間遊蕩，這不只可能讓患者發生危險，也會令照顧者精疲力竭。

大多數人都能體諒患者迷失方向的感受，畢竟我們也可能曾在停車場裡找不到車子，或是在陌生的地方暈頭轉向。我們可能會煩惱不安好幾分鐘，然後慢慢鎮定下來，理性地想辦法弄清楚我們的位置；記憶受損的患者更可能驚慌失措，比較無法「控制自己」或鎮定下來，而且也可能會覺得必須把自己失去方向感的事當做祕密，不願讓人知道。

如果在搬到新家或做了環境方面的改變後，遊蕩的情況增加了，也許是患者因為記憶受損而無法摸熟新環境。患者也可能不明白自己已經搬家了，於是決定要「回家」。陌生的街道也許會慢慢侵蝕患者殘存的能力，使其更難熟悉周遭的環境。

漫無目的的遊蕩也可能是患者在表達自己的感受：「我感到失落，我在尋找我認為遺失的東西。」

精力充沛的格里菲斯先生今年六十歲，一次又一次的離開日照中心。警察會在好幾哩外的地方發現他在高速公路上漫步。格里菲斯先生總是解釋說他正要去佛羅里達州——對他來說，佛羅里達代表家鄉、朋友、安全感和家人。

遊蕩也可能是患者表達坐立不安、無聊或需要運動的方式，而遊蕩也許有助於滿足好動的患者「必須做些什麼」的需求。此外，遊蕩也可能是患者需要上廁所的信號。

持續、煩躁的踱步或堅決出走的行為可能會很難應付。有時候，這是一種災難性反應，也許是某種東西或事情讓患者心煩意亂或害怕，或是他無法理解周遭的一切，也可能誤解了他的所見所聞，甚至是產生了可怕的幻覺。有時候，這種焦躁的遊蕩似乎是腦損傷的直接結果，要知道大腦到底發生了什麼事很難，但我們確實知道大腦功能可能受到了嚴重和大幅度的破壞。

**夜間遊蕩也有許多原因，從單純的迷失方向到我們也許無法理解的腦損傷**P202~207**，都可能。**

## 遊蕩行為的管理方法

管理患者的遊蕩行為會因其原因而異。

如果是漫無目的的遊蕩，而且與痛苦或受傷無關的話，那麼順其自然也許是最好的做法。

如果患者是因為找不到路，而你確信他仍能識字和遵循指示，在他的口袋裡塞張小卡片也許有幫助。把寫了**簡單指示**的小卡片放到患者的口袋裡，讓他在迷路時可以拿出來參考，你也許可以在卡片最上方寫下「保持冷靜，別走開」，也可以寫「打電話回家」並留下電話號碼，或是寫下「請人帶你到男性服飾部，待在那裡，我會來接你」等等。你也許需要為不同情境寫不同的卡片，這可以幫輕度失智症患者自助。

更重要的是，**替患者準備身分識別手環，在上面標記他的名字和你的電話號碼，再加上「記憶受損」的聲明**；能牢牢繫住且不會鬆脫的手環，也許會比項鍊安全。如果患者迷路了，手環上的資訊能幫找到患者的人聯繫你。你可以在刻印馬克杯、鑰匙圈等等的店裡刻一個平價手環，請**現在**就準備好身分識別手環，因為患者在任何時候都有可能遊蕩或迷路，有些診所甚至要求他們的所有失智症患者都必須配戴身分識別手環。迷路、困惑會使患者感到害怕和焦慮不安，並可能因而拒絕援助。患者也可能會被周遭的人忽略，或是被當成瘋子。在有壓力的情況下，他的表現很可能會比平常更糟糕。

你或許會想讓患者配戴記載醫療資訊的手環——尤其是假如他們有心臟病或其他嚴重的健康問題，這種手環從藥局或網路上都買得到。

有些健忘者會把寫有姓名、地址和電話號碼的名片放在口袋或皮夾裡，也有些患者雖然隨身攜帶了這種名片，卻可能弄丟名片或把它扔掉。身分識別名片固然值得一試，但不能取代手環。

除此之外，也有一些裝置能找出遊蕩的患者的位置，像是智慧型手機應用程式、可以插入鞋底的晶片，以及定位手錶和手環。有個先生總是找不到回家的路，但他太太還是會讓他在附近的街區散步，因為他隨身攜帶安裝了追蹤應用程式的手機，而且她知道他不會走遠。當這個先生去散步，他太太一定找得到他。

為了減少搬到新環境時患者遊蕩的情形，你可以事先規劃搬遷事宜，儘量不讓失智症患者感到緊張。如果他仍能理解和參與身邊的事務，可以引導他們漸漸融入新環境，如果他需要搬到新家 P102~106，就在搬家前讓他參與規劃事宜，也可以事先到新環境多造訪幾次。如果患者能力損傷已經到了無法理解發生什麼事的程度，那麼比較好的方式是儘可能默默地、有次序且不慌不忙的搬遷，而不須事先為他慢慢介紹。每個人都是獨特的，你要在理解患者的理解力和記憶力的前提下，試著去衡量是否讓他參與做決定。**如果可以的話，最好在失智症的初期就做必要的搬遷，因為此時的患者可能比較容易適應和熟悉新環境。**

**如果你考慮日照中心，我們極力建議你及早在疾病初期進行** P262~263。日照中心發現，失智症患者適應最好的狀況通常是(1)頭幾次造訪時不要停留太久；(2)最初幾次由照顧者留下來陪伴他；(3)在正式去日照中心前先由中心人員家訪幾次。一開始就讓失智症患者一個人待在日照中心獨自適應，或是要求家屬不要來訪，也許只會讓患者更驚慌失措。

當失智症患者發現自己在一個陌生的環境時，他們可能會感到失落，覺得你找不到他們，或者認為自己不該待在那裡，**要時常安撫他們，讓他們知道自己在哪裡，以及在那裡的原因**：「你已經搬來和我住了，爸爸。這是你的房間，你的東西都在裡面。」或者是：「你現在在日照中心，下午三點就可以回家了。」

在我們如此建議時，家屬有時會說：「那沒有用！」因為患者可能會堅持他不住那裡，也可能繼續遊蕩，但事情之所以如此，是因為他的記憶力受損，記不得你跟他說過的話，他需要你經常溫柔地安撫，讓他知道自己身處何方。你需要花些時間和耐心幫助他接受搬遷的事實，讓他漸漸產生安全感。患者也需要你經常向他保證，說你知道他在哪裡。

溫柔的安撫、保證，以及體諒他困惑的感覺，有助於降低他的恐懼和災難性反應的發生次數。我們從住院的失智症患者身上得到的經驗是，**經常溫柔的安撫和提醒他們在哪裡，有助於他們感到放鬆自在（也便於管理）**。不過，當患者搬到新的居住環境時，你可能要花上好幾週的時間來安撫和提醒他。

由於環境中的變化可能令患者的行為或遊蕩變得更嚴重，因此仔細考量任何變化可能帶來的影響很重要。你也許會決定不值得為了度假或一次時間較長的訪友而讓患者坐立不安——景色改變對你來說也許是一種放鬆或新刺激，但對失智症患者來說卻意味著可能失去了熟悉環境中原有的支援。

至於看似漫無目的的遊蕩，有些專家建議以運動和有規劃的活動來降低這種坐立不安。可以試試每天帶患者出去散步，**你也許必須持續做好幾週，才能判斷安排的活動是否有效果**（如果患者有在做很多活動，要確保他有吃進足夠的食物來獲得所需的能量，吃不夠也許會增加他們的混亂）。

如果遊蕩可能是因為患者表達「我**感到**失落」或「我在尋找我認為遺失的東西」時，你可以在他周遭擺上他熟悉的東西來幫助他（例如，家人的照片）。和他聊聊天或花些時間和他喝杯茶，讓他覺得自己受歡迎。

煩躁的踱步或堅決出走，有時是由經常的、甚至是持續性的災難性反應造成的。問問你自己，是否有什麼事引起了災難性反應 P065~071：

這種行為是不是每天都在差不多的時間發生？是不是發生在每次要求患者去做某件事的時候（比方說洗澡）？回憶一下患者身邊的人對遊蕩的反應，他們的反應是否增加了患者的焦躁不安和遊蕩？

如果你為了避免他受傷而必須限制他的行動或跟在他身後，**試試轉移他的注意力，而不要直接阻撓或反對他**。跟他說你會和他一起散步，然後帶他繞個大圈子，他通常會跟著你走回家。**心平氣和地與他說話能起到安撫作用，並能預防把漫無目的的遊蕩變成堅決出走的災難性反應**。

**創造一個令患者心平氣和的環境，通常也能減少遊蕩發生的頻率**。

在道林格爾太太進醫院之前，她一再且堅決地努力從療養院出走。雖然醫院對她來說也是個陌生的地方，但護理師覺得照顧她並不困難。

這兩個地方其實都讓道林格爾太太感到失落，她知道這不是她的住所，她想回家，而且她很寂寞，她想回到工作崗位上，她依稀還記得那裡有朋友，也覺得有歸屬感，而這驅使她向大門走去。在療養院時，勞累過度的護理師會對她大喊：「回來！」幾天之後，療養院裡的另一個住客也開始「幫忙」，她大喊：「道林格爾太太又逃走了！」這些吵雜的聲音讓道林格爾太太惶恐不安，反而讓她更努力地嘗試逃走。於是，護理師追趕著她，驚慌失措的道林格爾太太使出全力地跑，一路衝到繁忙的街道上。當一位看護人員抓住她的手臂並抱住她時，道林格爾太太咬了他一口。這種情形發生了好幾次，不僅讓看護人員精疲力盡，又刺激她的災難性反應一再發生，院方於是通知家屬，表示他們無法照料道林格爾太太。

一抵達醫院時，道林格爾太太幾乎立刻就朝著大門走去。一位護理師默默接近她，建議她們一起喝杯茶（與其阻撓，不如轉移注意力）。道林格爾太太並未停止向大門走去，但她努力逃走和攻擊性的行為確實就此打住了。

如果你認為患者的遊蕩是因為他靜不下來，可以試試交付任務給他，像是擦桌椅、疊衣服或把書排放整齊。提供陪伴和有活動可做的成人日照中心，也許可以解決患者遊蕩的問題。

藥物治療在對付遊蕩方面通常是沒效的，而且應該避免，因為這可能增加患者的混亂和跌倒的風險——事實上，抗精神病藥物還可能令遊蕩的行為更糟。**我們建議只在所有非藥物的介入方法都失敗後才考慮藥物，但如果患者沒有受傷的風險、也沒有重度鬱悶，我們也不建議使用**。

改變環境以防範患者走失，是處理遊蕩很重要的一環。有位家屬發現患者只要沒穿鞋便不會跑到外面，於是他拿走患者的鞋子，只給他拖鞋穿，他就能乖乖待在室內。

市面上有許多產品能協助你安全地管理患者的遊蕩行為，但也有許多你應該當心的「阿茲海默症遊蕩設備」，它們價格昂貴，但作用有限。在你投資遊蕩管理的方案之前，應先考慮幾件事（這裡我們只針對居家環境討論）。考量失智症患者的行為：他只是偶爾才遊蕩到外頭？還是他的遊蕩意念堅決而且有危險情況？也要考量你自己的情況：密切注意他們的動態會造成你多大的壓力？防止遊蕩或提醒你注意遊蕩的工具或方法，其價值大多在於能減輕你看顧患者的持續性負擔。此外，也要考量該工具、方法的價格，以及是否有替代方案：

如果你打算自製平價的居家防走失設備，那是否真能發揮作用？你和其他家人會使用你自製的設備嗎？如果這些裝置無法讓患者保持安全，那可能反而是種危險。如果你依賴這些工具而放鬆警戒，結果它沒效，倒不如你親自監看患者還比較好。

為了幫助你決定你需要什麼，我們提供一些大方向給你參考：(1)門鎖類：把家中門窗關好或鎖好，讓患者跑不出去；(2)居家安全類：讓患者在室內遊蕩時保持安全；(3)警鈴類：能警示你患者正在到處走來走去或試圖離開；(4)溝通類：能幫助你跟患者對話溝通；(5)定位類：當患者真的游蕩出門或走失時能派上用場的東西。

結合以上方向多半就能讓患者的居家環境更安全。許多設備並不貴，利用五金行販售的工具，手巧的人就能自行安裝，沒有必要購買花俏又昂貴的東西。

## 把家中門窗關好或鎖好以防患者出走的設備

巡視你的家或你想加強安全設計的地方，也許你只需要為患者的臥室做全套的安全措施，或是把重點放在臥室、客廳和廚房就好，但最好的做法也許是把整個住處都弄得更安全。窗鎖和門鎖可以用簡單的彈扣鎖或閂鎖，但最好裝設一個以上的鎖——失智症患者比較不容易發現有兩個以上的鎖，但可能的話，最好還是把鎖加裝在患者不容易注意到的地方。一些塑膠製的喇吧鎖護蓋和兒童門把防開鎖都很便宜也很容易買到，你可以把它裝在門把上，**你還是能開門，但患者也許想不到開門的方法**，把它用在你不想讓患者進去的房間門上，非常方便。

陽臺落地門（甚至是地下室門、儲藏室門、通往車庫的門）要鎖好。至於窗戶，選擇可以打開一點縫隙的窗鎖會好一點，這樣空氣才能流通。

單靠鎖可能無法保證安全，即使是最複雜的鎖也無法阻止決心離開或找到開鎖方法的患者。還有，你一定要**記得使用**你安裝上去的安全防護裝置，同時也提醒其他家人記得使用，不然這些裝置便無法發揮其作用。

## 讓患者在室內遊蕩時保持安全的設備

你不可能時時刻刻盯著患者，而他也許會在你睡覺時起床遊蕩。最好考慮請水電師傅在爐子上裝個切換器，這樣爐子才不會被意外開啟。收納不安全物品的櫥櫃和抽屜一定要鎖好，不想讓患者進去的房間也要鎖上P109~112。

## 警示你患者正在到處走來走去或試圖離開的設備

這些東西是鎖以外的支援，讓你在離開房間或睡覺時不用一直警戒患者是否會溜出去。最簡單但不是太可靠的方法是在門窗上掛鈴鐺或風鈴，這樣門一有動靜時就會有聲音；門窗警報器則能發出警鈴或將你房間的燈打開，讓你知道患者企圖開門走出去。在患者常走動的區域或他房間安裝動態感應器，然後與警鈴或你臥房的燈連線；市面上還有販售對患者的移動有反應、但對寵物沒反應的動態感應器。這些產品都不貴，五金行就能買到，而且很容易安裝。

放在床邊或椅子邊的壓力感應板或感應墊（為阿茲海默症遊蕩問題而設計）與警報器連線，當患者要起身、下床而踩到板子或墊子上時，警示音便會響起。有種安全繫帶（也是為阿茲海默症遊蕩問題而設計）可以連接椅子和失智症患者的服裝，當連接斷掉時就會發出警報聲。**要注意的是，如果這些設備的警報聲會嚇到患者，就應該試試其他方法**。

動態感應器會開啟燈光，患者便能在夜間看清楚周圍的路。幼兒監視器或失智症專用監視器，則能讓你從患者的附近（可能你在院子裡或另一個房間），仍可聽到患者的動靜。

## 讓你跟患者對話溝通的設備

可以裝設平價又易於安裝的對講系統，這樣即使你在另一個房間時，也能和患者說話及安撫他。

## 當患者真的游蕩出門或走失時能派上用場的設備

即便你盡了最大的努力，患者仍可能遊蕩出去。**要隨時做好準備**，平時要準備一張患者目前的照片，屆時提供給警察或協尋者（編註：在臺灣，可以事先帶失智家人至各縣市警察局辦理他的指紋建檔，萬一走失時可以加快協尋速度）。手機可以下載與全球定位系統相關的應用程式，還有專門設計的手環、手錶和嵌入GPS技術的球鞋，如果失智症患者有穿戴這些產品，它們都有助於迅速找到患者的位置。

如果患者會跑出門，要留意附近危險的東西或地方，像是繁忙的街道、游泳地和狗，患者也許不再有保護自己遠離那些東西或地方的判斷力。平日就要先在患者住處附近走走，察看有沒有對失去評估環境能力者來說危險的東西，同時也要讓附近鄰居知道患者失智的情形，向他們保證患者不是發瘋或危險人物，只是失去了方向感。

對於患者來說，最危險的也許是自己，尤其是當他們看起來健康、行為合理時，大家很容易忘記他們可能已經喪失避免自己掉進游泳池或闖到車子前面的判斷力。

其他人對遊蕩的失智症患者來說也可能具有危險性，除了不了解失智症徵兆的人之外，還有些心懷惡意者會騷擾、折磨或搶劫長者和弱者。遺憾的是，即使是在「最友善」的地區，這種人依然不少，因此你必須懂得辨別這些危險，保護患者免於他們的傷害。

**把患者限制在椅子上或床上的用具，應該是最後考慮的手段**。膝上安全定位墊P151幫助大部分的患者保持坐姿，其他的用具還有波氏品牌（Posey）的束帶和老人護理椅。**關於束帶，你應該和最了解患者的專業醫護人員達成共識，並且只在有受傷的高風險且其他所有可能性都失敗時才使用**。我們的經驗是，遊蕩的受傷風險往往被誇大了，而束帶通常只會令患者更煩躁和難過（我們在此陳述的是居家照護時的運用，至於住宿照護機構或專業照護機構使用束帶牽涉到的其他議題，將在十五章中討論）。

老人護理椅有點像是在活動躺椅上安裝一塊托盤，可以防止患者起身。它會把患者的腳抬高，患者可以在老人護理椅上吃、睡和看電視。你可以用租的，也可以用買的。

遊蕩行為很可能會超出你所能應付，或是患者已無法安全地待在居家環境裡，如果這個時候到了，而且你也做了一切能做的事，這或許就是你需要接受現實、替患者安排一個專門照護機構的時候了，但是有許多住宿照護機構並不接受焦躁、好鬥或遊蕩的失智症患者。我們將在第十五章討論照護機構的議題。

## 睡眠障礙與夜間遊蕩

許多失智症患者在夜間靜不下來，他們可能醒來去上廁所，但頭腦混亂，在黑暗中迷失方向。他們可能在屋子裡遊蕩、穿上外出衣、想煮東西，甚至跑到外面去。他們也許會「看到」或「聽到」不存在的事物。

沒有什麼比一晚又一晚的睡眠干擾更讓人痛苦的了，尤其是你非常需要睡眠，幸好，我們有辦法減少這種行為。

## 減少患者夜起次數或睡好一點

年長者需要的睡眠似乎比年輕人少，失智症患者做的運動也不像年輕人那樣充足或已在白天打過盹，所以晚上不累而沒睡意，彷彿大腦「時鐘」被造成失智症的疾病給破壞了。然而，**也有些夜間行為症狀是患者無法分辨現實與夢境的反應**。

如果患者在白天打盹，晚上就比較不累，試著讓他在白天有事做，儘量多活動和保持清醒。失智症患者的活動通常不多，運動也少，幫他制定一個規律的活動表或許有幫助，例如，傍晚多花些時間散步，這樣患者就容易有疲倦感，晚上會睡得比較好。有些家屬發現，帶患者出去呼吸新鮮空氣和曬太陽很有幫助——尤其是在早晨，但坐車兜風可能會讓有些患者想睡覺。送去日照中心，是讓患者在白天有活動的最佳方法之一。

此外，設法讓患者在睡前先上過廁所。

## 面對夜間遊蕩的行為以及相關安全措施

老年人在黑暗中可能看不太清楚，這將增加他們的困惑。隨著視力老化，人會愈來愈難在光線不好時辨識模糊的形狀，而且失智症患者可能會誤解他看到的東西，所以認為自己看到了其他人或身處在別的地方，而這會引發災難性反應。**記得在臥室和廁所裡留夜燈，其他房間裡的夜燈也能幫助患者在夜間找到方向**。此外，你可以考慮租個座椅式便桶，放在他們的床邊。我們都有過安安穩穩睡了一覺醒來後一時間不知自己身處何處的經驗，這種情形在失智症患者身上可能會擴大，你輕聲細語的安撫或許能對他有幫助。

睡覺的地方一定要夠舒適：房間裡不能太熱或太冷，寢具要舒服。羽絨被和棉被會比毛毯和被單更不容易捲成一團。

如果你發現容易茫然的患者在夜裡醒來，請溫柔且輕聲地的跟他說話，雖然突然驚醒或被吵醒可能會讓你生氣又不耐煩，但你的這種反應可能會誘發患者的災難性反應，這樣所有人就都別睡了。通常只要溫柔地提醒患者現在天還沒亮，讓他上個廁所或喝點東西，患者就會回去睡覺。請鼓勵他回去睡覺，在他在喝東西時靜靜坐著陪他。有的人在聽到輕柔的音樂時能平靜下來。家裡的窗簾最好用全遮光的，如此你就能輕聲提醒患者說天還很黑，現在還是睡覺時間。

有些患者不在床上睡覺，而是睡在客廳的椅子或沙發上。有的患者會在夜裡醒來換件衣服，如果你不加以干涉，他也許會穿著換好的衣服坐回原來的地方繼續睡覺。接受他的這種行為可能會比在大半夜為此爭論來得更好。

假如患者會在夜裡遊蕩，一定要檢查屋子裡有沒有危險。規劃臥房時要顧慮到他夜裡走動時的安全性，並記得把窗戶鎖好。其他問題如下：在你睡著時，患者有可能自己打開爐子或引燃物品嗎？他們會不會打開門鎖跑出去？如果家裡有樓梯的話，他是否有可能從樓梯上跌下來？對有失智症患者的家庭，在上下端的樓梯口都安裝一道安全防護門（不能跨越或爬過去的那種），是很重要的事。

## 何時得用到助眠鎮靜劑？

假如這些方法都行不通，而你的睡眠受到嚴重干擾，助眠的鎮靜劑（**須謹慎使用**）也許能幫上忙。不過，你不要以為讓患者吃顆安眠藥就好了，因為鎮靜劑會影響大腦的化學作用，可能引發一連串的交互影響，然後導致更多問題。

要知道，老年人（包括健康的）本就比年輕人更容易受到藥物副作用的影響。鎮靜劑的副作用多不勝數，而且有的很嚴重。鎮靜劑也許會使患者昏眩，而失智症患者又比健康的人對藥物更敏感。老年人所服用的其他藥物很可能會與鎮靜劑產生交互作用，或是所患的其他疾病也可能受鎮靜劑影響而惡化。

鎮靜類藥物也許會使患者在白天嗜睡，反而無法在晚上好好睡覺，或是可能引起宿醉效應，使認知功能在白天更糟糕。這會讓患者更容易頭腦混亂、跌倒或失禁。矛盾的是，鎮靜類藥物甚至可能會干擾睡眠。每一個人的情況都不一樣，對某些人有效的東西，不見得對其他人也有效。

此外，鎮靜劑的效果可能在使用一段時間後改變（原因有很多）。醫生也許必須先試一種藥，然後再試另一種，小心地調整劑量和用藥時間。藥物也可能無法讓患者整夜都睡很好，所以，最好盡你所能地運用非藥物的方法來幫助患者入睡。雖然我們極不鼓勵使用鎮靜類藥物，但對於住在家裡的失智症患者來說，這類藥物偶爾是必要的——尤其是假如藥物是讓你或其他照顧者能休息的唯一方法的話。許多安眠藥，甚至是最新的安眠藥，都對失智症患者沒有用，而且可能使某些患者的記憶和行為變得更糟。

黃太太晚上幾乎不睡覺，她以為自己仍在經營雜貨店，必須在凌晨三點起床去採購備貨。她女兒一整天在雜貨店裡忙，早就累得精疲力盡。醫生告訴她女兒，凌晨採購是黃太太維持了大半輩子的習慣，再加上睡眠障礙，會使得這種狀況很難改變。

沒有什麼方法能幫得上大忙，但把許多小小介入結合在一起使用後，家人們就能應付了。他們會讓黃太太晚點睡，並增加她在白天的活動：他們讓她照顧小寶寶——當然一定有另一個成人在旁一同看顧孩子。他們使用一種短效型鎮靜劑，晚上會拉上能阻斷光線的窗簾，那是黃太太在戰時的習慣。這些小小的介入和團隊合作，使家人共同度過這個艱難的時刻，直到黃太太忘記要起床採購，而且開始能睡得比較久。

失智症患者也許有和失智症無關的睡眠障礙，例如睡眠呼吸中止症。打鼾聲音大和間歇性喘息，是睡眠呼吸中止症的徵兆，遺憾的是，失智症患者很少能合作地戴上治療這種障礙的呼吸罩。此外，不寧腿症候群（肢體不安症候群）在某些患者身上是帕金森氏症的前兆，也可能引起睡眠障礙，但可以借助藥物改善。

## 夜間情況惡化（日落症候群）

失智症患者的行為症狀似乎在晚上會比較多（所以叫「日落症候群」），原因可能是午後倦怠、照顧者午後倦怠、二十四小時循環的荷爾蒙分泌模式失常、下午的活動刺激減少，或是（可能性不大）傍晚後光線變昏暗，但往往因人而異。一整天裡都要應付環境中令他困惑的情況，患者可能很累了，到了晚上，他對壓力的容忍力很可能會比較低。同時，你也可能因為一整天累積下來的疲勞而筋疲力盡，因此在無意間把你的疲憊感傳達給患者，於是引發災難性反應。

假如患者有日落症候群，你可以嘗試以下幾件事：讓患者睡個午覺；增加下午的刺激和活動；想想你是否在下午或傍晚做了什麼不同的事而讓患者感到有壓力；白天讓患者接觸更多陽光。此外，時常提醒患者他們在哪裡，以及現在正在做或發生什麼事，也許也有幫助。

**為患者規劃好一天的活動，當他們不在最佳狀況時——例如晚上——不要對他們要求太多**。舉例來說，洗澡（通常很難應付）可以安排在上午或下午——假如你確認這樣安排效果比較好的話。

有時候，晚上反而是家裡比較多事同時發生的時候，這對已經混亂又疲倦的患者來說，可能是過度刺激的環境。例如，吃飯時間是會否開著電視？晚上家裡的人是不是比較多？你是否忙著準備晚餐而比較沒空照料患者的需求？孩子們會走來走去嗎？**疲倦也許會使患者更難理解眼前的狀況，而這可能引發他的災難性反應**。

假如可能的話，在一天裡患者狀態最差的時候（無論是一天的什麼時間），儘量減少他們身邊來來去去的人或事，或是儘量讓家人的活動限制在離患者遠一點的地方。另外也很重要的是，也要好好規劃自己一天的生活，以取得適當的休息，以免你在患者狀態最差時壓力爆表。例如，如果患者常在你準備晚餐時變得煩躁不安，可以試試運用午餐的剩飯剩菜來準備迅速而簡便的晚餐，或是事先把晚餐準備好，又或者，你也可以把午餐當做你一天較豐盛的那一餐，晚餐吃簡單些。

當艾德娜．強森的兒子放學和先生下班回家時，她公公的狀態最糟糕。他們又沒有預算能申請喘息服務，而且當一家子都在卻還要花錢請人來照護似乎有點浪費。不過，他們一致認為平靜的家庭時間很重要，最後還是僱了一位喘息看護，在傍晚家人回家前先陪老強森先生去公園散步，直到艾德娜準備好晚餐才帶他回家吃飯。

有時候，問題在於患者想要你不斷的關注，因此當你在忙其他事情時，他的要求就會特別多。也許你可以在忙碌時就近派個任務給他，讓他有事可做，或是請家裡的其他人陪他。

如果用盡一切方法都無法改變這種模式，你可以和醫生談談改變患者用藥的時程。

患者有些時候會靜不下來或不肯睡覺，這也許是腦損傷無可避免的結果。雖然「日落症候群」一詞被廣為使用，但是，有些患者卻是在早上或午後比較靜不下來或難以照料。然而，不管那些惱人的行為發生在一天裡的什麼時間，你都要告訴自己，**患者不是故意這麼做的**——即使他似乎總是在一天當中你最難熬的時間裡和你做對。

# 把東西弄丟、貯存或藏起來

大多數失智症患者會把東西隨手放著，然後就忘了放在哪裡；有的患者會蒐集東西或把東西藏起來，然後忘記藏到哪兒了。不管是哪一種情況，結果都一樣——正需要的時候，患者的假牙或你的鑰匙就不見了，而且怎麼都找不到。

首先，**請記住你不能問患者他把東西放到哪裡了，他不會記得**，你問他反而可能誘發他的災難性反應。你可以做幾件事來減少這種行為症狀；在乾淨整齊的屋子裡會比較容易找到被亂放的東西，想在凌亂的櫥櫃或抽屜裡找到被藏起來的東西，幾乎是不可能的任務。**把一些櫥櫃或房間鎖起來，能減少患者藏東西的地方，讓你縮小尋找失物的範圍**。

把貴重物品拿走，以免被藏起來而弄丟，此外，也不要在家裡放大量的現金。想辦法把容易弄丟的小東西弄得更顯眼，像是用顯眼、大一點的鑰匙圈。如果需要，市面上的一些防丟器也可能會有幫助，有的可以掛鑰匙，有的可能輕薄得像信用卡，可以放在皮夾、票卡夾裡等等。此外，**一些必要的物品最好要有備用的**，例如鑰匙、眼鏡和助聽器電池。

**要養成倒垃圾之前先翻看一遍的習慣**。尋找遺失的物品時，請查查床墊底下、沙發靠枕下、椅墊下、鞋子裡、垃圾桶裡，以及五斗櫃、衣櫃等。問問自己：過去患者習慣把東西放在哪些地方保管？他們會把聖誕禮物或錢藏在什麼地方？這些可能會是尋找遺失的假牙的好地方。

有些患者會囤積物品、食物、髒衣服或其他東西P120。有些人會囤積，是因為他們本來就有蒐集東西的習慣，有些人則是需要「緊抓住」某些東西或「把東西保管好」。假如這種情況只是偶爾發生，我們建議最好別管它。

可能的話，在打掃時可留著一點患者的「藏匿物」不去管，如果他發現東西全都被清理掉了，可能會覺得需要多藏一點。

某位患者的女兒說：「當我決定把銀器留在洗衣籃裡也沒關係時，我的麻煩就解決了。現在我只要在要用時去洗衣籃裡拿就好，而不需要每天好幾次把銀器拿回飯廳。」

## 在抽屜和衣櫃裡亂翻

有些失智症患者會翻箱倒櫃，把東西全部都拿出來，留下一團亂讓你收拾。當失智症患者亂翻別人的東西時，這種行為可能會特別惱人；如果家裡有年輕人，那麼他們可能會需要一個隱密和不會被亂搞的空間來好好保管自己的東西。你也許需要在某些抽屜和櫥櫃裝上不容易開啟的門鎖，或是需要把危險或貴重物品收在一個櫃子或抽屜裡鎖起來——可以用兒童安全門鎖把門或抽屜鎖好。你也可能會想把這些東西收到另一個更加安全的地方。

把能引起患者興趣的東西放進最上層的抽屜裡，或在衣櫃上放個盒子，讓患者去翻找，可能會對情況有幫助，這會讓他有達到目的感覺，那麼他很可能就不會再亂翻其他抽屜或櫥櫃。選些患者感興趣的東西：有的人喜歡小工具和機械零件，有的人喜歡縫紉用品。

## 不當的性行為

失智症患者有時候會脫光衣服或沒穿衣服就跑到客廳或大街上。

有位少年回家時發現自己的父親坐在後陽臺上看報紙，全身光溜溜的，只戴了一頂帽子。

失智症患者偶爾會在公共場合裸露自己的身體，有時候會玩弄自己的生殖器官，又或者是他們會動個不停，而動作會讓人聯想到性行為。

有一名男子不斷解開他的腰帶，把褲子的拉鍊拉下來。

•••

一位女士不停地撥弄她衣服上的扣子。

有時候，腦損傷會導致患者對性活動的要求頻繁或不恰當，然而，比起真正的不當性行為，更常見的是則是一種沒有根據的迷思——認為年長者都會出現不當的性行為。

一位太太把先生帶到醫院裡託付看護，她坦承自己雖然有能力照顧先生，但有人告訴她，隨著他的情況惡化，他會進入「二次兒童期」，然後開始在小女生面前暴露自己的身體。

這種論點毫無根據，因為**不當的性行為在失智症患者身上並不常見**。在以往我們針對失智症患者所做的研究中，這種案例相當少見。

有時候，偶然的自我暴露和沒有目的的自慰確實會發生。有些患者也許沒穿上衣服或只穿了部分衣服就在公共場合裡遊蕩，這只是因為他們忘記自己在哪裡、怎麼穿衣服或穿衣蔽體的必要性。突然把衣服脫掉或把裙子掀起來，可能是因為他們想上廁所，卻忘了洗手間在哪裡。他們脫衣服也可能是因為想上床睡覺，或是因為衣著不舒服而脫下來。尿道感染、發癢或不舒服都可能使患者搔弄私處，最好請醫生檢查一下。

**不要過度反應，只要靜靜地把患者帶回房間或廁所就好**。如果你發現患者沒穿衣服，就平靜地拿件睡袍，像平常那樣幫他穿上。坐在陽臺上沒穿衣服的那位男士，可能是因為覺得熱才把衣服脫掉，他沒察覺到自己不在家中隱密的地方，而是在室外，可能會被別人看到。大多數失智症患者永遠都不會有這種行為，因為他們一輩子穩重的習慣仍然保留著。

解開衣服或玩弄衣服的行為，常常可以透過改變患者的衣著來改善，例如，把有拉鍊的褲子換成鬆緊帶的褲子，或是把前面有扣子的衣服換成拉鍊在背後或套頭的衣物。

我們的文化對自慰有強烈的負面評價，這種行為對大多數家屬來說都令人坐立難安。**要記住，萬一患者出現這種行為，那只是腦損傷的結果，並不代表患者發展出什麼令人苦惱的性行為**，他只是在做感覺舒服的事卻遺忘了社交禮儀。

萬一這種事發生在公共場合，請不要表現出惱火的樣子，因為那也許會誘發他的災難性反應，溫柔地引領患者到隱密的地方，試著給他做點其他的事情，轉移其注意力。如果患者動來動去的樣子帶有性暗示或令人難堪，也要試著將其注意力轉移到別的活動上或讓他玩別的東西。

在我們的經驗中，沒有一個失智症患者在兒童面前暴露身體的案例，我們也不想把焦點放在這種行為上，從而加深「老淫蟲」的謬論。不過，萬一真的發生了這種事，反應要平淡，別做出不必要的大驚小怪。你的反應帶給孩子的影響也許會比那個無心的行為更多，請靜靜地把患者帶走，並且向孩子解釋：「他忘了自己在哪裡了。」

有些失智症患者的性欲會減低，而有些會比以前更感興趣。假如患者的性欲增加，記住，不管那些行為看起來多麼惱人，那都是因為腦損傷的關係，並非個性使然，患者也不是要羞辱你或冒犯你們之前的關係 P038～041；P325～327 。

偶爾父親也許會對女兒做出不當的求愛姿態，但**這並不是亂倫的行為**——雖然那可能極度令人不安。那通常只代表他不認得家人，也許他把女兒誤認為太太。女兒通常跟媽媽年輕時很像，而患者又往往對以前的事記得比現在的事清楚，他的舉動表示他記得他太太與他們倆的婚姻。假如發生了這種情況，要溫柔地重新引導他回到當下，儘量不要太難過。

請不要不好意思和醫生、諮商師或其他家人討論令人不安的性行為議題，他們可以幫助你了解和應付這種情況。不過，你的討論對象應該要很了解失智症，而且要可以自在地討論關於性的問題，也要能為減少這種行為提供具體的建議。請同時請參考第十二章的「性生活」 P325～328 和第十五章的「照護機構裡的性議題」 P395～396 。

## 重複問同樣的問題

許多家屬發現失智症患者會一再重複同樣的問題，非常的煩人。這種行為多少是患者感到恐懼和缺乏安全感的徵兆，因為他再也無法理解周遭的事，他可能連暫時記住事情都做不到，所以對已經問過你或你的答覆都沒有印象。有時候，你不必再回答一次，只要安撫患者說一切都沒問題，你會照料一切。

有時候，患者可能是在擔心某件事，卻表達不出來，如果你能猜出他在擔心什麼，就能好好安撫他。

洛克威爾先生的媽媽一直問：「我媽媽什麼時候會來看我？」當洛克威爾先生告訴她說，她母親已經過世很多年時，她不是會生氣，就是過幾分鐘又再問這個問題。洛克威爾先生後來意識到，這實際上是反映出她的失落感，於是他開始說：「我會照顧妳。」這明顯能使他媽媽平靜下來。

洛克威爾先生也可以說：「跟我聊聊妳媽媽的事吧！」「妳還記得妳媽媽帶我們去玩的事嗎？」

## 一再重複同樣的行為

腦損傷患者偶爾會出現一種令人苦惱的行為，那就是重複同樣的行為。

韋伯太太的婆婆會不斷地把洗好的衣服摺好又打開，然後再摺、再打開。雖然韋伯太太很高興婆婆有事可做，但同樣的行為卻讓韋伯先生很煩躁，他會大喊：「媽，那條毛巾妳已經摺五次了。」

• • •

安德森太太洗臉都只洗一邊。她女兒說：「另一邊的臉也要洗。」但她還是繼續洗同一個地方。

• • •

巴諾先生循著同樣的模式在廚房裡走來走去，就好像被關在籠子裡的熊一樣。

受損的大腦似乎容易「卡在」同一個活動上，很難轉換到另一個活動上。當這種情況發生的時候，你可以溫和地建議患者做一個具體的新活動，**但不要催促他們或表現出煩躁的模樣，這很容易引起災難性反應**。

以韋伯太太的婆婆為例，忽略問題是很有用的方法，當韋伯先生接受他媽媽的病情時，就再也不會為她的行為感到煩心。

安德森太太的女兒則發現，輕輕拍她媽媽臉頰接下來該洗的地方，就能讓媽媽跳脫出重複性的模式——**當語言沒有用的時候，觸碰是讓大腦得到訊息的好方法**；碰碰你想讓患者穿過袖子的那隻他的手臂、碰碰你希望患者接下來該洗的部位，就在那兒觸碰一下；將湯匙直接放到患者的手掌上能提示他握住湯匙。

巴諾先生的太太發現讓他從踱步中轉移的方法就是給他些事情做。「來，喬，把這個拿好。」然後，她遞給他一支湯匙，「現在，把這個拿好。」她把湯匙拿回來，然後遞給他一個防燙布墊。「幫忙」能讓他停止走來走去，使他有事可做，而且可能也讓他有被需要的感覺。

## 注意力渙散

失智症患者可能很容易分心。當你幫他穿衣服時，他也許會看別的地方或抓別的東西；他也許會吃別人盤子裡的食物；他可能在你和他講話的時候走掉。我們的大腦會篩掉我們不想注意的事情——這是我們能對不重要的聲音充耳不聞的原因，但當失智症損壞了這種能力，患者也許會被同時發生的每一件事所吸引，就算其中有些事根本不重要。

如果你能找出使他們分心的事——人、動物和突發的聲音都是常見的分心事物——或許就能儘量減少那些事，讓患者能更專注於眼前的活動，例如穿衣服。把他的餐盤放得離別人的遠一點；訪客的人數每次不要太多，並且在安靜的地方會面；如果電視或音樂會讓他分心，那就關掉它們；吃飯和做其他活動的地點，要安排在沒有人走來走去或聊天的地方。

## 不斷在你身旁轉來轉去（跟屁蟲）

家屬告訴我們，患者有時候會跟著照顧者到每個地方去，如果他們看不到照顧者（例如照顧者去廁所或地下室），他們就會變得焦躁，或是在照顧者休息或做某件事時，患者會不斷地來打擾。沒有什麼比身後一直有個跟屁蟲更令人心煩意亂的了。

然而，如果我們能想想這個世界對不斷在忘記的人來說是多麼的陌生，就能理解他們的這種行為——可以信任的照顧者是他們在混亂的世界裡唯一的安全感來源。當患者不能再靠自己去記住生活中必要的事情時，黏著親近且知道這些事情的人，能帶給他安全感。

記憶受損的患者不會知道你進廁所很快就會出來，他已喪失時間觀念，所以他會覺得你好像消失了。在浴室門上安裝兒童安全門把護蓋也許能給你幾分鐘的私人時間；**有時候設定個鬧鐘然後告訴患者「我會在鬧鐘響的時候回來」會有幫助**。有一位丈夫為自己準備了一副頭戴式耳機，這樣他太太一直講話時他還能聽音樂（後來他也為太太準備了一副耳機，因為他發現她喜歡音樂）。

最重要的是，不要讓這種惱人的行為把你累垮。務必適時找其他人來幫忙照顧患者，好讓你能喘口氣，去做些能幫助自己放鬆的事：外出用餐、逛街、小睡一下，或是不被打擾地好好洗個澡。

用藥物來終止這類行為通常行不通，而且其副作用可能會嚴重損害健康。**除非行為可能將失智症患者或其他人置於危險境地，否則只能在其他方法都失敗後才來考慮用藥**。

找一些簡單的事讓患者做，即使那是重複做過或你自己來做能做得更好的事。捲毛線球、分類硬幣或串珠子都可能使患者覺得自己有用，而且能在你忙碌時讓他有事可做。

杭特太太的婆婆有失智症，在家裡頭，杭特太太走到哪裡，她便跟到哪裡，從來不讓她離開視線，而且總是批評個不停。杭特太太想到可以讓婆婆摺乾淨的衣服，因為她家人口眾多，會有一堆洗好的衣服待摺。她婆婆會把衣服摺好，打開，再摺好（並不很整齊），並覺得自己對家務是有貢獻的。

提供「假任務」讓患者去做會不會不厚道？我們不這麼覺得，杭特太太也不，失智症患者需要覺得自己對家庭有貢獻，也需要多活動。

## 抱怨與辱罵

就算你用最親切的態度努力照顧患者，他有時還是會一再的抱怨。他也許會說「你對我好殘酷」、「我要回家」、「你偷了我的東西」或「我不喜歡你」之類的話。當你盡了全力而他卻說出這樣的話時，你也許會覺得受傷或憤怒。如果把這樣的批評當真，你們可能會陷入痛苦但毫無意義的爭執，然後引發他的災難性反應，甚至吼叫、大哭或對你丟東西，使你身心俱疲、寢食難安。

假如患者說話刻薄，退一步思考發生了什麼事。**即使他看起來正常，但他的大腦實際上已經受損了**。需要被照顧、失落感、失去自己擁有的東西和獨立性，對他來說是很殘酷的經驗。「你對我好殘酷」真正的意思也許是「生活對我好殘酷」，由於他無法準確地認清他的現實和周遭事物，因此可能會誤把你的幫忙當成你偷他東西。他們也許很難接受、理解或記得自己腦損傷愈來愈嚴重的事實、他的經濟狀況、他以前和你的關係，以及其他一切你知道的事。舉例來說，他只知道自己的東西不見了，而你剛好在那裡，所以他覺得一定是你偷了他的東西。

一位太太替她丈夫常講的話找出下列解釋——當然，我們不知道失智症患者的感覺或意思，但這位太太找到一種溫情的方式來解讀那些話，並接受了她先生那些惱人言辭。

他說：「我想回家。」

他的意思是：「我想回到過去有品質的生活狀態，那時候每件事似乎都有意義，我也是個有用的人，我的手能做事，也不會因為一些小事而害怕。」

他說：「我不想死。」

他的意思是：「雖然我不覺得疼痛，但我身體病了。沒人知道我病得多嚴重，我時時刻刻都這樣覺得，所以我一定是快死了。我好害怕會死掉。」

他說：「我沒錢。」

他的意思是：「以前我會帶著皮夾，裡面有一些錢，但現在它不在我的褲子口袋裡。我很生氣，因為我找不到我的皮夾。我在店裡看到想買的東西，我還想再去逛一下。」

他說：「大家都跑到哪裡去了？」

他的意思是：「我看到身邊有人，但是我不認識他們。這些陌生的面孔不是我的家人。我媽媽呢？她為什麼離開我？」

在處理這類言辭時，最好不要和患者起衝突或爭辯，因為那可能引起他們的災難性反應，不要說「我沒偷你的東西」、「你在家呀」，或是「我已經給過你錢了」。**儘量不要和愛抱怨的患者爭論**，跟他們說「你媽媽三十年前就過世了」只會讓他更混亂和不安。

有些家屬發現，忽略患者的抱怨或轉移他們的注意力是很不錯的方法，也有些家屬**以同理的態度去回應患者抱怨背後要表達的感覺**：「是，親愛的，我知道你感到失落」、「人生有時候真的很殘酷」、「我知道你想回家」。

當然，你也許會被激怒，尤其是一再聽到這麼不公平的抱怨的時候，這是人之常情；然而，患者可能很快就會忘了這件事。

有時候患者會喪失圓融表達的能力，他或許會直白地說：「我不喜歡約翰。」你也許知道患者一向不喜歡那個人，但這依然可能令你不安，不過，你可以試著讓相關的人明白，失智症患者喪失了圓融表達的能力，他們誠實表達出自己的感覺，但並不是有意想傷害誰。

或許你能應付這種言辭，但其他人呢？患者有時候會對別人做出不當的言論或侮辱，這些話可能單純而直接，例如，他會跟照顧者說他的髮型很糟糕，或是對帶晚餐來的鄰居大吼大叫：「滾出我的房子，你想毒死我們啊！」患者也可能會對不熟的朋友或陌生人說這樣的故事：「我女兒把我關在房間裡。」當你帶患者去拜訪他人時，他也許會穿上外套說：「我們回家吧，這個地方臭死了。」

每個患者的情況都不同，有些人仍保有社交技能，而有些原本就過於直率的人也許會轉變為公然的失禮；有的患者會害怕又多疑，使他們容易指控別人。這些行為有部分跟災難性反應有關，畢竟患者很可能會對說話對象和當下的情況判斷錯誤。

當醫生在和一名失智症患者的太太說話時，患者也在和醫師的祕書說話。他顯然想說些客氣話，但他已經喪失了曾經的機伶。他問：「妳多大了？妳看起來滿老的。」而當祕書回答他另一個問題：「不，我還沒結婚。」他回說：「我想不會有人想娶妳。」

人們可能會對有這種言行舉止的小孩一笑置之，因為知道小孩的社交禮儀還有待完善。最好讓你身邊的大部分人都知道患者有失智症，因而影響到他們社交禮儀方面的記憶，現今很多人都知道阿茲海默症，應該能理解這些失禮的行為是特定疾病的結果，雖然確實頗討人厭，卻不是故意的。

向那些經常會遇見你和失智症患者的人，例如鄰居、朋友或熟識的店員，簡短說明患者的病情。說明時，你應該向對方保證，這種疾病不會讓患者變得具危險性，他也沒有發瘋。有些照顧者會印製卡片，上頭寫著：「請原諒我的家人，他有阿茲海默症。雖然他看似正常，但這種疾病已經損壞了他的記憶。」你可以再加幾行字來解釋阿茲海默症，以及如何取得相關資訊。

如果患者在公共場合大吵大鬧，也許是因為災難性反應，這時候只要溫和地把他帶開，最好什麼都不要說。**雖然這種情形可能令人尷尬，但你不欠陌生人任何說明**。

轉移患者的注意力是個好方法，能把他引出可能變得尷尬的情境，例如，如果他問一些私人問題，就改變話題；當他跟你說你監禁他或沒讓他吃飯時，試著轉移他的注意力，儘量不要直接否認指控，因為這可能會演變成爭執。

如果他說話的對象是你認識的人，你可以事後再向他們解釋，如果那些人是陌生人，問自己是否有需要那麼在意陌生人的想法。

有時候會出現一些關於患者的流言蜚語，或是社區裡有些不顧他人感受的人，會對患者沒那麼恰當的言論大做文章，重要的是你不要受這些流言的影響，大部分人會有能力去分辨這些閒言閒語的真相。

## 隨意拿東西

失智症患者也許會在商店裡拿了東西但沒付錢，或是指控櫃臺人員偷了他的錢。

有一位太太說，他先生偷了鄰居的雞還宰了牠——他並未意識到那不是他的東西，還很高興自己幫忙準備了晚餐。

假如患者從商店裡拿了東西就走，也許是因為他忘了付錢或沒有意識到他在商店裡。好幾個家屬發現，讓患者手上有東西拿著或請他推購物車，讓他的手別閒著，就解決了這種問題。在離開商店前，記得檢查一下患者的口袋裡有沒有東西。或許你也可以在帶患者一同去購物時，讓他穿沒有口袋的服裝。

如果患者繼續這麼做，你可以請醫生開張簡式的診斷書，說明患者罹患了失智症，有時候會忘記自己把東西放進口袋裡了。萬一你事後才發現他拿了東西，或是他被店員抓到拿了東西，那你便能用這張診斷書來幫忙做解釋。

偷雞男士的太太，後來請牧師向鄰居解釋，並且安排賠禮補償鄰居那隻被端上她家餐桌的雞。

## 忘記有人打電話來過

仍能清楚講話的患者往往還會繼續接電話——市話機和他們自己的手機，但他也許不會記得把對方的留言寫下來，結果讓朋友生氣或感到疑惑，並給你帶來大量的不便和尷尬。

你可以停用市話機，把手機當成主要的聯絡電話。不過，有些失智症患者會用電話，卻不會使用手機，那可能是因為他多年來都打市話，或是市話的按鍵比較大、比較容易按。如果你仍然使用市話機，可以申請電話轉接服務，把打到家裡的電話直接轉到你的手機，除此之外，也可以考慮安裝能把所有來電都記錄下來的電話答錄機。

如果失智症患者有自己的手機，而你想知道他們接過哪些電話，可以檢查來電清單，判斷他們是否接了你應該知道的電話。

一位丈夫寫道：「我從她的手機裡發現，她打電話給牙醫五次，也許是想預約看診時間。既然我知道了，我就打電話告訴對方該怎麼應付這種事。」

## 要求苛刻

古柏先生的家人很清楚他無法照顧自己，但他仍堅持獨居。他每天至少會打一次電話給他女兒說有緊急事件，讓她不得不飛奔到市區的另一頭來幫忙。

他女兒對此感到憤怒，也覺得自己被控制支使。她覺得她爸爸一直很自我中心，只會苛求別人，而他現在的行為既任性又自私。

戴茲太太和女兒住在一起，但她們倆一向處不好，而戴茲太太又有阿茲海默症。她老是要女兒做這個、做那個，把女兒累得疲憊不堪：「幫我拿根菸來。」「弄杯咖啡給我喝。」她女兒不敢叫她自己去做那些事，因為她可能會引發火災。

•••

有時失智症患者要求既多且嚴苛，還很自我中心，當患者看起來沒什麼大毛病時，這種情況特別令人難以接受。

如果你覺得有這種情況發生，試著退一步去客觀地評估情勢：這種行為是故意的，還是失智症的症狀？兩者之間可能很相似——尤其是如果患者在失智前就已經讓人覺得他很會苛求別人，然而，許多發生在失智症患者身上的事都是他自己無法控制的。**要控制、支使別人需要有計畫的能力，但許多失智症患者都會隨著時間而喪失這個技能**，而你經驗到的狀況可能是他過去和人相處的慣有模式，不是他蓄意的行為。

讓專業醫護人員做次客觀的評估，能幫助你理解那些令人煩躁的指使裡，有哪些是在患者能自行掌握的範圍內。

有時候過多或過高的要求，反映出的是患者孤單、害怕或失落的感覺，例如，當患者喪失時間觀念和記憶力時，就算只是被單獨留下來很短一段時間，也可能讓他覺得自己被遺棄，並因而指控你丟下他不管。了解到這些行為所反映的感覺能讓你比較不生氣，並能幫助你對**真正的**問題（例如，他**覺得**被遺棄）做出適當回應，而不是你以為的問題——像是自私或愛操控別人。

有時你可以設計一些方法來讓患者繼續有掌控生活和主導環境的感覺，讓他不需要如此苛求你。

古柏先生的女兒幫她父親在一間福利院大樓找了間「公寓」，那裡提供三餐、社工和清潔。這減少了緊急事件的次數，而且還能讓古柏先生繼續保有獨立感。

•••

戴茲太太的女兒從醫療評估中證實，她媽媽記不得之前向她要過一根菸——即使那是五分鐘前的事。在試了好幾次之後，女兒意識到她們之間緊張的關係太糟糕，便把媽媽安置到療養院裡。那裡的人不需要從早到晚忍受戴茲太太磨人的個性，所以覺得她其實挺好照顧。

常有家屬問是要滿足患者的苛求而「寵壞」他，還是該「教」他行為要適度。這兩種可能都不是最好的方法，因為他無法控制自己的行為，所以並不會「寵壞」他，但你也不太可能滿足他們無止境的需求，此外，**由於患者的學習能力很有限，所以你不可能教會他們，責罵他又可能會引起災難性反應，而讓情況變得更糟**。

你若想要求患者去做你認為他自己做得到的事，一定要確定他真的能做到。有些在你看來簡單的任務，也許會讓他不知所措，請把一項任務拆分成幾個步驟，他可能願意也能夠逐步完成。有時候，**給患者具體的指示往往很有幫助**，說「星期三我會來看你」，往往比跟他爭執為什麼你不多來看他有用；說「鬧鐘響的時候我會把菸給你，在那之前別跟我要菸」，然後在時間到之前都不要理會他的要求。

你可能得為自己能做多少事情設下一個上限，但在設下上限之前，要先知道患者失能的程度，以及你能動用哪些其他資源來取代你不能做到的事。你也許會需要了解這種疾病的護理師或社工的協助，請他們幫你制定妥善照顧失智症患者的計畫，以免你身心俱疲或陷入困境（見第十章）。當患者的要求令你感到生氣或挫折時，儘量為自己的怒氣找一個與患者無關的發洩出口。要注意你的怒氣可能會引發災難性反應，令患者更頑固、任性。

## 固執與不合作

一位媳婦說：「不管我要他做什麼，他都不做。」另一個人說：「每次要幫爸換衣服的時候，他就說他已經換過了。他不願意去看醫生，不管我晚餐煮什麼，他都不吃。」

家人經常懷疑失智症患者的固執與不合作，是有意要讓他們感到挫折。我們很難知道，患者的固執是因為原有的個性變得更嚴重了，還是失智症所造成的。有些人天生就比別人難相處，但這種行為通常至少有一部分是失智症引起的。如果患者記不得他上次洗澡是什麼時候，那麼當你叫他去洗澡時，他也許會覺得遭到羞辱，此時的不配合是可以理解的。患者也可能是不明白家人要他做什麼（例如，看醫生、擺餐具），所以才拒絕去做——與其冒險讓自己看起來像個傻瓜，不合作似乎是更安全的做法。有時候他們說「我討厭這種食物」，其實是「我感到痛苦」的意思。

要確定患者了解你的問題或請求。「你聞到晚餐的味道了嗎？看到那個烤肉了嗎？會很好吃哦。坐下來吧，我們很快就要吃飯了。」有時候，你也可以讓他把注意力放在愉快的經驗上：「等我們離開布朗先生的診間，就去買一大球冰淇淋來慶祝。」

如果這種策略沒有用（有時候什麼都沒用），要想到，**他們消極的態度往往是疾病的一部分，而非針對某**

**個人的攻擊**，患者也許只是太困惑，根本沒打算要羞辱你的廚藝。**要採取抗拒力最少、最不困難的方法，避免爭辯，接受任何安全有效的妥協。**

## 當失智症患者辱罵看護時

當家屬請了人來照顧患者，他也許會變得容易生氣或猜疑，辱罵看護（居家照顧服務員／居服員），不讓對方進門，或是指控對方偷東西。他也許會開除看護，如此一來，你就得時時顧著他，導致你根本無法出門。這些狀況或許意味著，患者無法再獨居了，但你通常都可以找到解決的方法。

和許多其他行為症狀一樣，這種情況也許起因於患者的失能：他無法理解周遭的事，或是他無法記住別人說過的話，也許「有個陌生人在家」是他唯一認知到的事。有時候，有個「保姆」在家意味著他的獨立性進一步喪失了，他可能會因為意識到這一點而表現出負面反應。

**要確定看護知道你才是有權僱用和開除他的人，而非患者**，這表示你必須絕對信任看護。可能的話，儘量找位患者已經認識的人來照顧他，或是讓他慢慢認識看護。頭一、兩次，請對方趁你在家的時候過來，患者終究會習慣看護出現在家裡，你也有機會告訴看護怎麼應對某些情況，並且評估看護和失智症患者相處的情形。如果你和看護都能熬過剛開始的暴風雨期，患者往往能漸漸適應看護的存在。

要確定看護知道引起失智症的疾病的本質，以及應該如何處理災難性反應的相關行為（第十章有關於僱用看護的討論P260~262）。儘量找個擅於取得患者信任的看護，還要懂得怎樣應付失智症患者又不會誘發災難性反應，這就像有的人天生就懂得如何跟小孩相處，有的人卻不行——有些人天生就懂得如何跟失智症患者相處；但好看護往往很難找。如果患者不接受某個看護，就試試另一位。也要問問你自己，是否不太情願僱用看護，也許這也是造成問題的原因之一。除此之外，要確定在看護遇到問題時能找得到你、另一個家人或醫生。把這些人的聯絡電話列成一張清單給他。

向患者介紹看護時，請說他是「來拜訪你的一位朋友」，別說是看護或新「管家」。假如患者一直懷疑看護，或許可以請醫生寫張便條並簽名，提醒患者要和該名訪客待在一起。如果真的沒有其他的選擇了，或許可以考慮嘗試降低猜疑的藥物，但必須謹慎使用。

不管怎樣，你都要考量自己的健康狀況——即使看護會令失智症患者不安。如果你要繼續照顧患者，適當的得到喘息時間是很重要的。

## 利用藥物管理行為症狀

本章用了許多方式來陳述失智症患者的行為症狀，以及控制這些行為的方法，理想上，藥物絕對不是控制這些症狀的必要條件。在過去，藥物被過度使用於治療失智症的行為症狀和情緒症狀，但抗精神病藥物和鎮靜類藥物具有多種嚴重的副作用，我們最擔心的是，這些藥物的使用有可能會大幅增加失智症患者的死亡風險，所以這些藥物應該只在其他合理的介入方法都試過且失敗後，以及只在患者的行為或症狀有明顯的傷害性或可能讓他置身重大危險時，才謹慎地使用。如果一定要使用抗精神病藥物或鎮靜類藥物，最有效的是針對特定症狀的類型，在沒有顯著特點或沒有特定原因的情況下使用這些藥物並沒有幫助。

假如行為症狀對患者或其他人有潛在的危險，或是假如患者正在做特定疾病的治療（例如以抗憂鬱藥物來治療憂鬱症），那麼在其他方法都失敗前，仍可以先嘗試使用藥物。藥物應該試用一段時間，通常是幾週，頂多幾個月，如果發現問題沒有改善，那就應該停止用藥。

CHAPTER

8

# 與患者情緒變化和猜疑有關的症狀

## 憂鬱

記憶力有問題的患者可能也同時會有難過、情緒低落或鬱鬱寡歡的情況。若出現這種情況，接受正確的診斷並治療憂鬱是很重要的，因為不論憂鬱是不是由失智症所引起的，當憂鬱症獲得治療，記憶問題或許也能得到改善。

當一個人罹患不可治療的疾病而變得憂鬱時，他們因為自己生病而感到憂鬱看起來似乎是合理的事，不過，**並非所有得到阿茲海默症或其他慢性病的患者都會鬱鬱寡歡——事實上，大部分失智患者都不會憂鬱**，而且很多人似乎沒有意識到他們正在經歷的健康問題。由於生病而感到某種程度的沮喪，是自然且可以理解的，但過於意志消沉或持續性的憂鬱就不自然也絕非必然，幸好，這種憂鬱的治療效果很好，經過適當的治療後，無論患者有沒有罹患不可逆性失智症，他們都會感覺到好多了。

桑樹太太動不動就發脾氣，而且常常為自己的健康狀況發牢騷，她說自己「只想死」，而且體重一直在減輕，她似乎沒有開心的時候。她還有嚴重的記憶問題，醫生說她罹患了阿茲海默症，而精神科醫師判定她有憂鬱症。當她的憂鬱症經過藥物治療後，不論她的心情和記憶力，都獲得了改善，體重也回升了。有時候，醫生需要改變她的用藥來控制她的憂鬱狀況，她漸漸變得更健忘，最終也真的證實她同時罹患了阿茲海默症和憂鬱症。治療憂鬱症，得以讓她的日子儘可能過得更充實，也讓她家人在照顧她的時候能更愉快、更輕鬆。

重要的是必須由心理健康專家評估，判定患者的憂鬱是對某種情況的反應，或是能用藥物加以治療的憂鬱症，再依情況做適當的治療。憂鬱的徵兆包括時常哭泣、體重減輕、倦怠、睡眠模式改變、覺得自己做了壞事且應受處罰，或是在未經醫療評估前就認為自己有健康問題。憂鬱的人常常不會好好吃飯而導致營養不良，並進一步損害他們的健康；他們也許會表現得很討人厭、很固執或對人有敵意；他們也許會提到自己很沮喪，但也可能不會說出口。

憂鬱的患者可能無法靠自己振作起來，而且，**叫他們振作也許只會增加他們挫折和沮喪的感覺**；對某些人來說，企圖替他們打氣，也只是讓他們覺得自己不被理解。

你應該鼓勵憂鬱或沮喪的患者繼續和其他人接觸，如果他有記憶問題，要確定他所嘗試的活動是他現在還能做到的，而且讓他覺得自己有點用處，他才會產生成就感。不要讓患者做太複雜的事，即使是小小的失敗都會讓他感到灰心喪志。你可以請他幫你擺碗筷，如果他沒有那麼多精力，請他們擺一副就好了，如果整項工作對他來說太複雜，可以請他擺盤子就好。

如果人群會令患者焦躁不安，鼓勵他不要完全退縮，可以一次只跟一位熟人聊天。請一位朋友來訪，請他和憂鬱的患者談天，要看著患者的眼睛，並且設法讓他參與談話。

當患者沮喪時，讓他向一位博學多聞的諮商師、神職人員、醫師、精神科專家或心理治療師傾訴自己的擔憂，或許會有所幫助，不過，這個方法只有在患者仍能流暢地溝通和記得一些事情時才能奏效。**這位傾聽者必須是位了解失智症的專家**，**能依照患者的情況調整療法**。

## 抱怨健康狀況

假如患者常常抱怨他的健康狀況，請一定要認真看待這些抱怨，請醫生檢查診斷，看是否真的有問題（請切記，習慣抱怨的患者仍然可能生病，當患者經常提及一些沒有根據的毛病時，我們很容易忽略他們真正的疾病）。如果你和醫師都找不出問題，醫生就可以治療潛在的可能狀況——憂鬱。千萬不要讓醫師以患者「只是慮病症（編註：一天到晚懷疑自己生病）」而草草打發掉你們。

## 自殺

當一個人沮喪、情緒低落或氣餒時，有可能會傷害自己。失智症患者要計畫自殺也許會有點困難，但你仍應該要小心注意。如果患者拿得到刀、電動工具、溶劑、藥物或汽車鑰匙，他可能會用來自殺或自殘。**一定要認真看待患者任何關於自殺的言論，也要知會醫生**。

## 酒精或藥物濫用

心情憂鬱的人也許會設法用酒精、止痛藥、鎮靜劑或其他藥物來消除難過的感覺，但這些藥物實際上卻可能會加深憂鬱。對於失智症患者來說，藥物可能也會進一步降低他的能力，如果患者自己一個人住，或是曾經有過藉酒或藉藥澆愁的情況，就要特別當心這種可能性。

有重度飲酒習慣的失智症患者可能會讓家人比較難以應付。他可能比起健康的人更容易受酒精的影響，所以僅僅一小杯酒或一罐啤酒都可能大幅降低其能力。**對於同樣的酒精攝取量，患者的容忍度可能也不會像以前那麼好**。

要知道，**腦損傷可能使患者無法控制自己喝酒或其他的行為，你必須幫他控制**，包括不能讓他拿到酒。態度平和但堅定，不要覺得他不客氣的行為是針對你，該做的事就要做，但要想辦法讓患者保持他的尊嚴和面子。家裡不應該放酒，要不然就得鎖在看不見的地方。家人可以跟當地有賣酒的店家協調溝通，請他們不要再把酒賣給患者。

你或許需要諮商師或醫生的協助，來協助你管理失智症患者濫用藥物或酗酒的行為。

## 淡漠和無精打采

**很多失智症患者都會變得淡漠和無精打采，什麼事都不想做，這樣的患者或許會比起情緒不穩的患者來得容易照顧，但千萬不要因此而忽略他們的需求。**

淡漠和無精打采，可能是大腦控制主動性和活力的部分無法正常運作的證據。重要的是儘量讓失智症患者有事可做，他們需要活動，以儘可能多動腦和動身體。

當事情變得太複雜時，患者的應對方式也許是退縮，這時如果你堅持要他參與活動，也許會引發他的災難性反應。儘量以他覺得自在、能成功和覺得自己有用的方式鼓勵他重新參與活動，讓他做簡單的工作、陪他散步、指些有趣的東西給他看、聽點音樂或開車載他兜風。

讓身體多活動似乎能有益於一個人振作，一旦開始做點事，他也許就比較不會那麼淡漠。或許患者今天只能削一顆馬鈴薯，但到了明天可能就會想削兩顆了；即使他只是幫盆栽鬆鬆土或在花園鏟個土，也有助於他開始活動。如果他一件事做了幾分鐘就停下來，不要催他繼續做，而是把焦點放在他已經完成的部分，好好讚美他一番。

當你想讓患者活動時，他也許爾偶會顯得心浮氣躁。假如發生這種情況，就必須衡量讓他活動和不使他煩躁，哪一個比較重要。

## 感覺記憶

失智症患者也許會記得事件造成的感覺，比記得事件本身還要久。

碧莎太太生她女兒的氣好幾天了，她忘了她女兒那麼做是有一個合理原因的。

同樣的，有些患者會不斷重申某個懷疑的想法，讓他們的家人納悶，為什麼對其他事情就不能像這些猜疑一樣記得那麼清楚？相較於事實記憶，我們的大腦也許是在不同的地方處理和儲存感覺記憶，基於某些未知的原因，**情緒記憶似乎比較不容易受到失智症的破壞**。這可能有好的一面，因為這代表患者對美好的感覺的記憶會比記事件來得久。

一位女士堅決主張她之前在日照中心跳了好一會兒的舞，儘管她實際上只能坐在輪椅上；她的意思其實是，她在那兒的時光很開心。

．．．

一位男士在孫兒們來訪後可以開心好幾個小時——即使他在他們離開後很快就忘了他們來過。

## 生氣與易怒

有時失智症患者會突然很生氣。當你想幫助他時，他可能會突然痛罵你、到處摔東西、打你、拒絕接受照顧、扔食物、大喊大叫或指控人，而這些行為可能會讓你焦慮不安並造成一些家庭問題。這種敵意看起來似乎全是衝著你來的——儘管你已經盡一切努力在照顧他；你可能也會擔心，患者會在突然發怒時傷害到自己或別人——這當然是值得擔憂的事情。不過，我們的經驗是這種事其實很少發生，而且通常可以控制。

**憤怒或暴力行為通常是一種災難性反應，應該要像處理其他災難性反應那樣的應對**P065~072。請心平氣和的回應，千萬不要生氣。把患者帶離令他不快的環境，或是移除令他不安的刺激物。找出會誘發災難性反應的類似事件，如此你才能預防或盡量減少它再次發生。

不要用你理解正常人生氣的原因那樣去解讀他的憤怒——**失智症患者的怒氣往往是誇張的，也常常是因為誤解而引起的**。患者也許根本不是在對你生氣，而是他誤解了什麼事情，或是因為無法做到從前能做得很好的事而感到挫折。

瓊斯先生很喜愛他的小花園。有一天，他的孫子在裡頭絆倒並哭了起來，瓊斯先生抓起了一把刀，開始大吼大叫，不准任何人接近他孫子。

他誤解孩子哭泣的原因並且過度反應了，他以為有人要攻擊孩子。幸好，孩子的媽媽了解情況，她對瓊斯先生說：「我會幫你保護好這孩子。」隨後她交待瓊斯先生一項任務：「來，幫我拉住這扇門。」然後她就能把孩子抱起來安撫了。

諷刺的是，健忘可能也有優點，因為患者也許很快就忘了剛才的事件，通常你只要改變話題，**藉著討論或一起做他喜歡的事就能轉移他的注意力**。

威廉斯太太的婆婆時常在她準備晚餐的時候發脾氣和做出討人厭的行為，於是威廉斯先生每天會在這個時段在家裡的其他地方陪伴他媽媽，設法轉移她的注意力。

出現災難性反應時，有時候患者會打想幫助他的人，此時請用你應對災難性反應的方式來處理，儘量保持冷靜，不要發怒，可能的話，不要遏制患者的行動。如果患者常常突然暴怒，你也許該請醫生幫你檢查到底是什麼令患者煩躁，在極少數的狀況下，或許會需要使用到藥物。

如果你常常發脾氣或容易煩躁，甚至經常打人或大喊大叫，請一定要尋求協助，這些都是你的負擔已經多到你無法應付的徵兆。想辦法保留點時間給自己，適當的放下患者，你才能保持情緒的平衡。

## 焦慮、緊張與坐立不安

失智症患者也許會顯得擔心、焦慮、煩躁和坐立不安。他們可能會來回踱步或坐不住，他們一直動來動去的樣子可能令你心浮氣躁。患者也許無法告訴你他坐立不安的原因，或是他會給你一個難以理解的理由來解釋自己的焦慮。

柏格先生很顯然對某件事情感到煩躁，但每當他太太想找出原因時，他會說他爸爸要來接他。如果告訴他說他爸爸已經過世好幾年了，只會令他傷心哭泣和來回踱步。

有些焦慮和緊張也許是大腦的變化所引起，另一些也許來自失落或精神緊繃的真實感覺，不知道自己身在何處、不知道接下來該做什麼和找不到自己熟悉的所有物，來自這些情況的情緒低落可能導致持續性的焦慮感。有些患者感覺到自己常常做不好事情，因而擔心再次把事情「搞砸了」；渴望有一個熟悉的環境（「我想回家」）或擔心過去的時間點上的人（「我的孩子們在哪裡？」），也都可能令他們焦慮。你所能做的也許就是安撫、關懷和轉移注意力；幫助緩解這些情緒的藥物偶爾會有用，但應該只在其他方法都失敗而且焦慮很嚴重及太常發生之時才使用。

即使是嚴重失智的患者，還是能感受到周遭人的情緒。如果家裡的氣氛緊張，不管你怎麼掩飾，患者仍可能發現和做出反應。例如，鮑威爾太太和兒子為了一件小事起了爭執，當事情解決後，鮑威爾太太那腦袋糊塗的母親卻突然開始哭泣，因為她「覺得有可怕的事情發生」。

患者也許為遺失某件特定物品而難過和憂心，就算你安慰他說你有把東西保管好，仍可能沒有用，因為他的**感覺**（東西遺失了：記憶、時間和許多東西都遺失了）是正確的，可是對感覺的詮釋是不正確的。用關懷和安撫來回應患者的情緒，**情緒才是他感覺的正確反映**，請避免試圖說服患者，說他堅持的想法並不合理。

試著向患者解釋他不安的原因或和他爭執（「用不著心浮氣躁！」），只會增加他的困擾、讓他們更煩躁。舉例來說：

每天下午兩點，諾瓦克太太就開始在日照中心裡來回踱步，把雙手擰在一起，她告訴工作人員說她快要錯過開往巴爾的摩的火車了。告訴她說她現在住在丹佛，沒有要去巴爾的摩，只是令她更坐立不安。後來工作人員意識到她也許是在擔心回家的事，於是安撫她說他們會讓她安全回家，這一招總能使她平靜下來（他們對她的感覺給予了適當的回應）。

並非所有的焦慮和緊張都能如此輕易地消除。對於大腦疾病為患者帶來的負面效果，你所能做的也許就是讓患者感到舒適和安心，並且儘量簡化他的環境。

當失智症患者踱步、到處閒蕩、從家裡或日照中心跑出去，或是把爐子和所有水龍頭都打開時，也許會讓身邊的人緊張。在缺乏專業的協助下，家人可能很難應對或處理這樣的行為。

煩躁也許反映了患者感到沮喪、憤怒或焦慮的事實，那也許是**心煩意亂**或**無聊**、**疼痛**、**藥物副作用**或**失智症難以說明的症狀**的表現。

心平氣和的應對，儘量簡化患者周圍的事物，以防患者「大腦超載」。你的平靜與溫和會傳達給患者——他感受得到。給輕度煩躁的患者一點小事情做或許會有幫助，將其精力花在有建設性的事情上，例如走到門口把信箱裡的信件拿進來。

假如患者喝含有咖啡因的飲料（咖啡、可樂、茶），換成無咖啡因的也許會有幫助。

一位女士在大多數時間裡都動個不停，她來回踱步、坐立不安、到處閒晃。後來，她先生不再要求她坐好，而是拿一副撲克牌遞給她，說：「拿著，海倫，來玩接龍吧！」他知道她一直很喜歡這種撲克牌遊戲，於是利用了這一點——即使她已不能像過去那樣正確玩牌了。

有時候，經常或連續性災難反應會造成過度的身體活動，因此，你應該儘可能想辦法減少令患者混亂的事物、額外的刺激、噪音和變化（可參考第三章關於災難性反應的段落 P065~072 和第七章關於遊蕩的部分 P192~206）。

## 錯誤的想法、猜疑、偏執與幻覺

健忘的患者也許會變得毫無道理的猜疑。他們可能懷疑或指控別人偷了他們的錢或所有物——即使是根本不會有人想拿的東西，例如牙刷。他們也許會囤積物品，或是把東西藏起來；他們也許會大喊救命或打電話報警；他們也有可能會開始指控配偶不忠。

患者也許會堅定不移地認為自己的東西被偷了或有人想傷害他們，在極端的情況下，這些想法可能令患者害怕到抗拒所有的關心和協助。

有時候，患者會發展出一套令人苦惱和奇怪的想法，他們似乎會記得很牢，而且很堅持。他們也許堅決主張自己不住在這裡、已經過世的人現在還活著，或是住在家裡的某個人是陌生人而且很危險；有的患者會堅持說配偶不是自己的配偶——雖然長得很像，但其實是個冒牌貨。

失智症患者也許會聽到、看到、感覺到或聞到不存在的東西，這種幻覺可能會令他害怕（如果他「看到」臥室裡有陌生人）或有趣（如果他「看到」床上有隻小狗）。

這些行為往往令家人不安，因為它們怪異又嚇人，也因為我們會從這些行為聯想到精神錯亂。這些情況也許從未也可能永遠不會發生在你家人身上，但你應該要意識到它的可能性，以便某天你必須面對時知道如何適當回應。這種行為的發生如果與失智症並存，通常是腦損傷或疊加譫妄症 P420～421 的結果，而不是其他精神疾病的症狀。

### 解讀錯誤

有時候，這些問題來自患者對他看到或聽到的事做出錯誤解讀。如果他在黑暗中看不清楚，也許會把擺動的窗簾錯看成陌生人；如果他聽不清楚，也許會懷疑別人聊天時是在說他的壞話；如果他把鞋子放錯地方而找不到，也許會以為是被偷了。

患者在黑暗中能看得清楚或聽得清楚嗎？你需要協助有認知障礙的患者儘可能看得清楚和聽得清楚，因為他也許沒有意識到自己的感官限制。要確定他的眼鏡和助聽器能發揮功用，如果房間裡的光線微弱，看看改善光源有沒有幫助；如果房間裡吵雜或他能聽到的聲音太微弱，要協助患者分辨聲音（見第六章的「聽力問題」P171）；如果他在晚上曾看見窗外有人，把窗簾拉上也許有用。

**如果你覺得患者誤解了什麼事，可以為他解釋他看到或聽到的**，例如，你可以告訴他說：「在動的東西是窗簾。」或者說：「那個敲擊聲是你窗外的灌木聲。」這跟直接否定他是不一樣的，**直接否定他也許會導致災難性反應**，不要說「臥室裡沒有人」或「沒有人要偷窺你，去睡覺」。

如果患者的聽力不好，可以讓他加入你和別人的談話，直接對他說，而不要和別人談論他。說話時要直視患者，有些失智症患者即使在聽力不佳時，仍可以透過非語言溝通（例如面部表情、說話的音調和肢體語言）來獲得理解。讓患者加入你們的談話時可以說：「媽，約翰說最近的天氣很糟糕。」或者說：「媽，約翰說妳剛出生的孫子現在會坐了。」

不論你認為患者有多麼「狀況外」，千萬不要當著他的面用第三人稱談到他，好像他根本不在場似的，這樣做是非人性的，患者若因此感到憤怒是可以理解的；記得要求其他人也不要這麼做。

有時候，患者的大腦會對他看到或聽到的事情做出錯誤解讀，當患者的疑神疑鬼毫無道理可言時，往往就是這種情況，此時你可以給予患者正確的資訊或寫紙條提醒，對他會有些幫助。**你也許得經常重複同樣的資訊，因為患者通常很快就會忘記你說了什麼**。

## 認不出人或事物（「認識不能」或失認症）

失智症患者也許會喪失認得原本熟悉的人或事物的能力，這並不是他們忘記了或他們的眼睛不好，而是因為大腦無法把接收到的資訊正確地組織好。這可能令患者堅稱配偶並不是自己的配偶或家並不是真正的家，這種情況叫做「失認症」，它可能是一種很難對付的症狀，舉例來說：

克拉維茲太太對丈夫說：「你是誰？你在我家裡做什麼？」

這並非一種記憶問題，克拉維茲太太沒有忘記她丈夫，事實上，她立刻從他的聲音認出他來了，但她的大腦無法從她眼睛看到的資訊想出他是誰。

如果患者不認得你是他配偶，要安撫對方，你可以說：「我知道我看起來老了，但我是妳丈夫。」不過，記得要避免爭執。雖然這個情況很令人心碎，但重要的是，你要知道那不是厭棄你的表現（患者還記得你），那只是受損的大腦因不明原因造成的錯誤認知。

克拉克先生堅稱這不是他的家——即便他已經在這裡住了許多年。在要求他描述自己家時，他能描述得很準確，但當他女兒指出他的描述跟他所在的房子一模一樣時，他卻指控女兒說謊。

克拉克先生並沒有忘記自己的家，因為他的大腦無法把他真正看到的和記憶裡的家連結起來，導致這個地方看起來很陌生。

其他有些人則是不認得鏡子裡的自己，他們也許把自己所看到的解讀為家裡有陌生人，這很可能是對自我的「認識不能」。

你可以為患者提供其他資訊來幫助他，可以說：「我想它看起來也許不太熟悉，但這是你的房子。」**如果患者認不得熟悉的面孔，但對聲音的認識依然準確的話，當你跟他說話時，他也許能認得出你來**。如果鏡子會一直令患者焦躁不安，也許有必要把鏡子拿走或遮起來。

## 「我媽要來找我」

失智症患者也許會忘記他們認識的某個人已經過世了，而可能會說：「我媽要來找我。」或者他可能說自己一直和過世已久的奶奶住在一起。也許他對那個人的記憶比那人過世的記憶更深刻，也或許在他的腦海裡，過去變成了現在。**以阿茲海默症而言，較老的記憶保留得比新記憶更好**，因此，患者也許無法想起一個人最近過世的事實，卻記得從前孩提時跟那人共處的時光。

不用和患者起衝突，也不用將錯就錯的同意患者，如果你覺得他想表達的是整體的失落感，你可以試著回應他的失落感。

直率的跟患者說他媽媽已經過世好幾年了可能會讓他極度不安。大多數人都想說「實話」，而人們對於聽聞真相所產生的反應也是可以理解的，可惜的是，失智症患者大多數時候都記不得這些重要資訊——即使旁人已經告訴過他們好幾次。**患者把焦點放在這些記憶上，也許意味著那些記憶對他很重要**，你可以請他跟你說說他母親的事、瀏覽那些年的照片，或是請他聊聊過去的家庭故事。這樣做回應了他的感受，而不是一次又一次地傷害他。

有時候家人會覺得患者這樣的想法「令人毛骨悚然」，或是認為患者會不會真的「看到死者了」？然而，就像健忘、遊蕩或災難性反應一樣，這很可能是失智症的另一種症狀。

或許你最終決定根本不用為這種議題爭論。

## 猜疑

如果患者老是猜疑或「偏執」，你一定要先考慮他的猜疑有沒有事實根據。有時候，當大家都認為患者過度疑神疑鬼時，他這些猜疑念頭的真正原因就被忽略了；事實上，他有可能真的被欺凌、打劫、身體虐待或騷擾。當然，有些失智症患者確實會有不適當猜疑的狀況。

偏執和猜疑並不難理解，我們都會猜疑──某種程度的猜疑也許是我們生存的必要條件。隨著我們成長，孩童的天真會被健全的猜疑適度取代，我們被教導要防範給我們糖果的陌生人、過度友好的推銷員和「大方到不真實」的人；我們有些人也許從小時就被教導要提防不同種族或宗教的人。有的人總是疑心很重，而有的人一向信任人；造成失智症的疾病也許會過分擴大這些信念。

韓德森女士回辦公室找她遺失的錢包，她這週已經掉了兩個錢包，她懷疑是新來的檔案管理員偷的。

• • •

史塔先生晚上從一家餐廳走出來時，有三名青少年走近他，向他索要零錢搭公車。他的心臟怦怦直跳，懷疑他們要打劫他。

• • •

貝洛堤太太打了三次電話給朋友，約她吃午餐，每一次都被朋友拒絕，理由是她有額外的工作要做。貝洛堤太太擔心她的朋友想避開她。

諸如此類的情況常常發生，健康的人和失智症患者回應方式的不同點在於，後者的理解能力也許會被猜疑所引發的情緒所掩蓋，也或者他喪失了理解周遭事物的能力。

韓德森女士到處尋找她的錢包，最後，她終於想了起來，是她自己把錢包忘在自助餐廳了——就在收銀機的旁邊。

失智症患者缺乏記憶力和釐清複雜問題的能力，在上述例子裡，如果韓德森女士沒能記起皮包在那裡的話，她可能會一直找不到錢包，也會一直懷疑那個檔案管理員。

史塔先生知道自己身處在一個光線良好、人來車往的地方，他壓抑住自己的驚慌，把零錢遞給三個青少年。他們向他道謝後向公車站跑去。

失智症患者缺乏切實評估情況和控制惶恐的能力，他們往往會過度反應。在上述例子裡，史塔先生有可能會放聲尖叫，少年們會被嚇跑，然後有人報警……等等。

貝洛堤太太向另一位朋友提到自己的擔憂，才知道她想約的朋友之前因為生病而延誤了工作進度，所以近來都在辦公室裡解決午餐。

失智症患者缺乏把自己的猜疑和別人的意見放在一起檢驗和評估的能力。**變得「偏執」的失智症患者並沒有瘋，只是在他們的世界裡，每一刻都是重新開始，對之前的事情毫無記憶**，對於他們來說，東西不見了，記不得別人的解釋，也不了解對話的內容，在這樣的世界裡，我們很容易理解原本健全的猜疑會如何變得脫序和失控。

例如，失智症患者忘了你曾仔細說明過你僱用了一位管家；缺少賴以準確評估情況的資訊，讓他做了我們發現家中有陌生人時也會做出的假設——這個人是小偷！

居家照護服務員往往和失智症患者不是同一個種族，如果你能在新居服員頭幾次服務時都待在家，或許有助於讓患者對他感到放心。患者也許會把居服員當成「僕人」來對待，請確保居服員知道他是對你負責，而非其他人。

處理過度猜疑的第一步是了解這並不是患者能控制的行為，第二則是明白，質疑患者所抱怨之事的真假或與他爭執都只會讓情況變得更糟，請不要說：「我告訴過你二十次了，我把你的東西收在閣樓裡，沒有被人偷走。」也許你可以列張把東西放在哪裡的清單：「心愛的座椅送給姪女瑪莉，雪松木衣櫃放在安的閣樓裡。」當患者說「你偷了我的假牙」時，請不要說：「沒人偷你的東西，是你自己又弄丟了。」你可以說：「我會幫你找到假牙。」

通常來說，只要找到遺失物，問題就解決了；即使你找不到，**這樣做至少能讓患者覺得有人聽他說話**。東西沒有收好、又不記得自己把東西擺在哪裡，患者會以為東西被偷了也是可以理解的，因為他不明白別人不會要他的假牙。

> 一個兒子把鑰匙牢牢固定在佈告欄上（他媽媽才不能拿走和藏起來）。每次她指控他偷她傢俱時，他都只是溫和的回答：「妳的東西都鎖在閣樓裡，這是閣樓的鑰匙。」

有時你可以轉移患者注意力來消除他們的猜疑，尋找遺失的物品、開車去兜風，或是給他一點事情做。有時候可以找出他抱怨的真正原因，以同理心回應他，並安撫他失落和茫然的感覺。

當患者必須搬到別人的住處、療養院或照護中心時，一定會處理掉許多東西，他也許會堅稱自己的東西被偷了；當你監管患者的財務時，他也許會指控你偷錢。一再地解釋或說明，有時候會有幫助，但通常是沒有用的，因為他聽不懂你的解釋，或者馬上就會忘記。當你盡了最大的能力照顧他，這類指控可能會令你氣餒，但這些指控往往（或至少有一部分）是患者不知所措的失落、茫然和痛苦的表現，而非真的想傷害任何人——即使這的確造成你極大的痛苦。當你了解他是因為腦損傷才變成這樣時，就不會那麼焦慮。

沒有什麼比受到不實的指控更令人生氣，患者的指控可能導致看護、家人、鄰居和朋友的疏離，使你失去友誼和需要的協助。**一旦你確定指控是不實的，請向他們解釋你不會懷疑他們，患者指控的行為是因為喪失準確評估現實狀況的能力**。你對他們的信任必須非常明確，而且要強烈到足以推翻失智症患者所做的指控。有的時候，把說明腦損傷如何影響行為的書面資料（例如本書）分享給其他人會有所幫助。問題的其中一部分在於，患者也許看起來和聽起來都懂道理、不像無法控制自己行為的樣子，所以別人也許不了解事情的原委。

當然，也有些猜疑並無法以健忘和喪失正確評估現實的能力來解釋，這種猜疑也許是由疾病的過程本身所引起。偶爾，當錯誤的信念造成對他人的威脅和傷害，或造成失智症患者的極度痛苦，而且無法以安撫、活動和同理心來緩解時，就有必要使用低劑量的藥物。讓患者接受治療，不僅能使你的生活輕鬆些，也能緩解患者由於自己的猜疑所造成的焦慮和恐懼。

## 藏東西

在一個令人困惑、東西老是莫名消失的世界裡，一個人會把重要的東西放在他覺得安全的地方，這是可以理解的；健康的人和腦損傷的人之間的差異，在於後者更容易忘記那個安全的地方在哪裡。藏東西的行為通常伴隨著猜疑，這些行為也為他們自己帶來許多問題，我們已在第七章另外討論過了P208～209。

## 妄想與幻覺

妄想是指一個人懷著不可動搖的不實念頭，這些想法的性質可能是懷疑（「有黑幫分子跟蹤我」或「你偷了我的錢」）或自責（「我是個壞蛋」或「我內心是腐敗的，而且正在散播可怕的疾病」）。醫生可以從妄想的本質來診斷患者的問題，例如，自責的念頭常見於憂鬱的人身上。不過，當妄想發生在中風、阿茲海默症或其他疾病所造成的腦損傷患者身上時，則可能是來自大腦組織的損傷。看到患者記得錯誤的事卻記不住真實的資訊，可能會令人感到挫折。

有時候，妄想似乎來自於對現實的錯誤解讀；有時候，妄想會和患者從前的經驗結合在一起（**注意：患者所說的奇異事件，不見得每一個都是妄想**）。

幻覺是對其擁有者來說為真實、但別人感覺不到的感官經驗，聽到聲音和看到東西是最常見的情況，不過偶爾也有患者摸到、聞到或嚐到別人感覺不到的東西。

辛格太太有時會看到一隻狗在她的床上睡覺，她會打電話給女兒說：「過來把狗從我的床上帶走。」

…

戴維斯先生在地板上看見小小人，他們總是令他分心。他常常坐著觀察他們，而忘了自己正在參與老人中心的活動。

…

艾克曼太太聽到她窗外有盜匪正打算破窗而入並討論著要如何傷害她，她打電話報警好幾次，最後被大家認為是個「瘋子」。

…

沃恩先生在他的每一道菜裡都吃到毒藥，他因而拒絕吃東西，掉了許多體重，情況嚴重到必須住院。

**就像發燒或喉嚨痛一樣，幻覺是一種症狀，可能的原因很多**。某些藥物可能導致幻覺——即使對健康的人來說也會，還有好幾種疾病過程也可能導致幻覺。就像對付發燒或喉嚨痛一樣，第一步是找出幻覺的原因。在老年人身上，幻覺不見得是失智症的跡象，它們可能來自於其他好幾種原因，其中有許多是可以治癒的，譫妄症便是一例。

**如果幻覺或妄想突然發生於一個之前一切正常的人身上，那也許和失智症沒有關係**，不要讓醫生隨便地把這種症狀打發掉。上述有幻覺的案例當中，並非全是失智症患者。

假如患者發生妄想或幻覺，你要冷靜應對，才不會令患者更焦慮不安。安撫患者說你會照料一切事情，直到情況妥當為止。

雖然這並不是緊急情況，但最好盡快找醫生替患者做檢查，如果這些症狀讓患者很苦惱，藥物也許有助於舒緩，你的生活也會輕鬆些，不過，用來治療這些症狀的藥物有非常強烈的副作用，應該只在非藥物介入的方法失敗、且失智症患者很痛苦或對他人造成傷害的情況下才謹慎使用。

**不要否定患者的感覺或直接與他們起衝突或爭論**，這只會令他更焦慮不安。記住，那些經歷對他來說是真實的，你不用同意或不同意，只要傾聽或給予一些含糊的回應就好，你可以說：「我沒聽到你聽到的聲音，但你一定嚇壞了。」這與直接否定患者是不同的。有時你可以轉移患者的注意力，讓他忘記剛才的幻覺，你可以說：「我們到廚房去喝杯熱牛奶吧！」當他再回到臥室時，也許就不會看到有隻狗在床上，而你也避免了一次令人煩心的衝突。

只要患者不會把你的觸碰誤解為限制或傷害，身體的接觸往往是令人寬心的，你可以說：「我知道你很焦慮，如果我握著你的手（或給你一個擁抱）會好一點嗎？」

一位女士堅稱她床上有條蛇，工作人員帶了一個袋子到她的臥室裡，然後跟她說蛇已經被抓起來了，這看起來也許像在對她說謊，但卻能讓她安心和避免爭執。

## 無事可做

隨著疾病的進展，失智會嚴重限制患者所能做的事，他會記不得過去的事，或是不知道下一步要做什麼。患者無法事先規劃，甚至連一些簡單的活動（例如淋浴）都可能做不來了；許多失智症患者會跟不上電視裡播放的情節。當你或照護中心的工作人員在忙時，他可能會沒事可做，只能呆坐著，虛度光陰和放空。

**當失智症患者開始出現坐立不安、遊蕩、企圖「回家」、一再重複同樣的動作、一再提出同樣的問題、在身上抓來抓去和自慰等行為時，他們可能是想填補這種空虛**，但對居家照顧者而言，你一天的行程卻是被填得滿滿的，我們不認為已經面臨許多負擔的居家照顧者，還應該負起規劃娛樂活動的責任，但我們確實認為患者的活動很重要，如果可能的話，我們鼓勵多利用日照中心、其他家人、朋友或付費看護。

每當你或其他人想為患者規劃一個新活動時，一定要小心地在提供一個有意義的活動和讓患者感到太多壓力之間取得平衡。以患者的速度前進，千萬別讓活動變成對他們能力的考驗——**把事情安排得讓他們能順利完成，樂趣應該比把事情做對更重要**，當患者開始坐立不安或煩躁時，就應該停止。

CHAPTER

9

# 當照顧者生病或死亡時該怎麼辦？

任何人都可能生病或發生意外，如果你因為長期照顧慢性疾病患者而勞累和承受壓力，你生病或發生意外的風險就會**增加**。失智症患者的配偶本身可能也不年輕，也很可能罹患其他疾病。**如果身為照顧者的你受傷或生病了，迷惑、健忘的患者該怎麼辦？**事先規劃很重要，也許你永遠不用實行這個計畫，但由於失智症會使患者喪失很多能力，令他無法為自己的最佳利益行動，所以你一定要有一個能保護你和患者的周全計畫。

你需要一個熟悉你健康狀況的醫生，你生病時可以找他，而他也能在你有緊急狀況時迅速的提供協助。此外，你需要事先為幾種可能發生的狀況做規劃：(1)你心臟病發、中風或跌倒、把骨頭摔斷時而引起的突發性嚴重問題；(2)一些非突發性問題，例如你因為生病而需要住院或動手術；(3)你因為感冒或其他疾病而需要居家休養幾天（無法出門）所帶來的問題。

布萊迪太太突然發生胸痛，她知道自己應該靜靜躺著。她要失智的先生去找鄰居來幫忙，但他只是一直拉著她的手臂大喊。當她好不容易能打電話叫救護車時，她先生又拒絕讓救護人員進門。

失智症患者即使能自理，但當他們變得慌亂時，也許會無法做他平常能做的事。萬一你突然生病且無法自行求救，焦慮且惶惑的患者或許也無法幫你求救，他可能會誤解當下的情況，反而阻礙了救助。

## 規劃緊急取得協助的方式

你可以規劃幾種可能取得協助的方式。

在所有的電話座機上貼著「緊急時打一一九」，但你不能倚仗失智症患者能對緊急情況做出適當的反應，尤其是當他遇到額外的壓力時。

為自己添購一個個人救命警報器（編註：或叫「ＳＯＳ救命器」），這種小裝置可以戴在手腕上或掛在頸上，當你按下警報器上的按鈕，它會聯繫上保全服務中心的人員，在對方幫你打電話求救時，你還可以和他對話。這種裝置有好幾種廠牌，你要支付的是一個裝置的費用，再加上每個月的服務費，這些費用是合理的，而且可能拯救你和失智症患者的生命。請選一個在淋浴時也能使用的裝置。

在你的皮夾裡放兩張卡片，一張說明你陪同的那個人有失智症，簡明地列出他立即性的需求，並寫上在遇到緊急情況時能照顧患者的人的姓名和電話；另一張則寫上你和失智症患者的疾病診斷和目前所使用的藥物。同樣的卡片也要各貼一張在冰箱上，請用膠帶牢牢地貼好，讓救護人員能了解情況。記得要隨時更新內容（就算是用原子筆劃掉印刷字做修正，也都比放著不管、有空再做新的來得好）。

手機要隨時帶在身上，聯絡人資訊應是最新的，你才能在任何時候立即聯絡、取得協助。

許多社區都有老年人服務計畫，每天會有人打一通電話關心長者是否安好，雖然這也許代表會延誤許多時間才能取得協助，但總比什麼都沒有好。

要確定，你在緊急情況下要求助的人有你家的鑰匙；焦慮、惶惑的失智症患者也許會拒絕開門讓任何人進到家裡。

萬一你必須住院或需要居家休養，你可以事先詳細規劃如何照顧失智症患者。改變會令他們焦慮不安，所以要改變的事愈少愈好；**代替你的照顧者應該要是患者認識、了解患者作息，並且知道你的照顧例行事項的人**。可能的臨時協助資源見第十章。

要把你的醫生、患者的醫生、藥師、律師和親近的家人的名字及電話寫在協助者看得到的地方，當他因緊急情況來幫忙時才找得到。

有些家屬會準備著一本「應對攻略」，把另一位照顧著需要知道的資訊都詳細地寫下來。例如：「康醫生（0912345678；02-12345678）。喬治必須在午餐前一小時吃一顆粉紅色藥丸，請給他一杯柳橙汁配藥，他會乖乖服用。爐子的切換器藏在烤箱後面，打開之後才能使用。喬治在晚餐的時間會開始遊蕩，到時你需要多留意他。」

有些家庭會做一份列有許多指示的「照顧列表」，然後交給所有可能被召來幫忙的家人或朋友，這份照顧列表包含了所有照顧患者的重要事項，從三餐到吃藥和活動，也包括了相關負責人員和醫療人員的電話。

## 萬一你比患者更早走

當你親近的人罹患失智症時，你有責任事先規劃照顧事項，以防萬一你先過世。雖然你的計畫很可能永遠不必付諸實行，但為了患者著想，這些計畫還是得先準備好。

當你有無法照顧自己的家人時，事先替自己立下一份遺囑安排好照顧他的事項是很重要的。找一位你信得過的律師，請他幫忙草擬遺囑和其他必要的法律文件。若你沒立遺囑或遺囑無效，法律可以判定你的遺產要怎麼分配給你的繼承人，但那有可能不是你想分配的方式。除了遺產的分配，一定要提到以下幾個問題，並且做好妥善安排（另見第十四章）：

◆ 你的喪禮要做哪些安排，由誰來執行？你可以事先選好殯葬業者，具體地寫下你想要什麼樣的喪禮，以及費用是多少（編註：在臺灣稱做「生前契約」，通常須預先付款，然後拿到列有服務內容的證明書，一定要把證明書的影本提供給信任的家人、法律代表或朋友等人，到時候才不會有問題）。這個議題一點也不可怕，而是審慎及負責任的行為，能確保一切都會依照你的意願來進行，也省得你家人還要在悲傷中煩惱那麼多安排。喪禮可能所費不貲，事先規劃好，可以讓你依照自己的意願花這些錢。此外，在規劃你離世後失智症患者的照顧安排時，執行者一定要找一個親切、有愛心，並且馬上就有時間接手的人才行。

◆即將接手照顧患者的那個人知道患者的診斷結果也認識他的醫生嗎？你是否已經把該怎麼讓患者感到舒適和自在的方法都教給他們知道？

◆應該為失智症患者準備哪些預備金？由誰來管理這些預備金？如果患者不再能處理自己的事務，一定要有合法的被授權人來幫他處理。你可以選一個你信任的人來負責，不要把這項重要的決定交給法庭或法官，何況屆時通常得花去大量的時間和金錢後才能等到法庭做出決定。

有時候，照顧失智症配偶多年的太太或丈夫，會因為不想造成孩子的負擔而沒讓他們知道父親或母親的實際病情。

一個女兒說：「我根本不知道媽出了什麼問題，因為爸把她的事情隱瞞得這麼好。一直到後來他心臟病發作，我們才發現她的情況。同時面對爸爸的死和媽媽的病情令我十分震驚，要是他能更早就告訴我們實情，這些會更容易面對。我們對失智症一無所知，必須從零開始學習他所知道的一切，而且還是在這麼艱難的時候。」

請你明白，這種「保護」家人的做法其實是幫倒忙，**所有家人都應該知道失智症患者的病況以及已有的規劃安排**。

你應該為接手照顧患者的人準備一份你的資產摘要，內容包括遺囑、房契、股票、墓地（編註：或塔位）契約的存放位置，以及照顧失智症患者的相關資訊。把這些東西存放的地方告訴你信任的人。

CHAPTER

10

# 向外尋求協助，不再孤軍奮戰

你要為自己找個時間暫時放下照顧失智症患者的責任，我們在書中一直強調這件事的重要性。因此，你或許也會需要這些類型的協助：有人照料獨居失智症患者的三餐；當你採購、休息或喘息一下時有人看著患者；有人協助處理家務；有人可以聽你傾訴或和你討論。

你或許希望有人可以在一天的某個時段陪伴患者，或是在你度假或接受治療期間，有個地方能讓患者待上幾天。在某些時候，你也許需要找個地方讓失智症患者消磨時間，自己交些朋友，而不是無時無刻都跟你綁在一起。諸如此類的外在協助叫做「喘息服務」，讓你在長期的照顧責任中有喘息一下的時間，本章要討論的就是這類服務，並在後半部討論你或許會遇到的問題。

## 來自朋友和鄰居的協助

通常，感受到自己有人支持的人，比較能順利應付照顧患者的負擔，重要的是，這能讓你在面對重擔時，感受到你不是孤身一人。大部分人會先求助於家人、朋友或鄰居的支持和協助，通常人們都會願意提供協助，但首先**你得懂得開口求助**。不過，有時候家人會跟你意見不合或比較不願意伸出援手，你或許不想開口請他們幫忙，第十一章會討論到處理家庭紛爭和請求協助的方法。

大家通常都樂意幫忙：有時候鄰居會來照看失智症患者一下；藥劑師會幫你持續注意用藥清單；當你失意時，神職人員會願意聽你傾訴；朋友會在有緊急狀況時陪伴患者等。當你做規劃時，應該考慮這些資源，因為他們對你來說很重要。

你應該接受或向朋友及鄰居提出多少的協助？大多數的人都樂於助人，但若要求太多，最後也許會讓他們退避三舍。

向朋友和鄰居求助的時候，你必須做到幾件事情，讓他們覺得幫助你很愉快。有些人和心緒煩亂的人在一起會感到不自在，你可能得避免向這些人傾倒所有苦水和煩惱。親密的友人也許比泛泛之交更願意分擔你的情緒負荷。

雖然大部分的人都聽過阿茲海默症，但通常還是需要更多資訊來了解患者為什麼會有某些行為，請向大家說明這是大腦受損的結果，並非患者故意，也不具危險性。

有人之所以不情願「陪伴」或拜訪失智症患者，是因為他們會感到不自在，也不知道該做些什麼，你可以給訪客一些具體建議，例如，提議散步也許比聊天更有趣，或是回憶從前的時光也許能讓他們倆聊得很愉快。告訴訪客，當失智症患者變得煩躁或坐立不安時你通常會怎麼做。

當地的老人服務處、阿茲海默症協會或分會，有些會有培訓家庭成員或朋友成為特殊探訪者的課程。這種探訪者知道如何為失智症患者帶來歡樂，也讓你有一些可以喘息的時間，暫時放下照顧患者的責任。

可能的話，在請別人來幫你時，要儘量提早通知他們，這樣他們更有機會抽空前來。記得要好好謝謝人家，不要批評對方做得怎麼樣。

請別人做的事要讓對方覺得做得到，不要讓他們覺得不方便，例如，鄰居或許不介意「照看一下」失智症患者，因為他們就住在附近，但住得較遠的朋友可能會覺得要開那麼久的車過來一趟很麻煩。

## 向外尋找資訊和其他服務

某些時候，許多家庭會需要向外尋求各方面的協助，以獲取資訊、做出決定，並為遭受病痛的家人規劃長期照護；大多數家庭也需要暫時放下照顧患者的責任，留點時間給自己。許多家庭都能找到他們所需要的協助，不用太多專業援助就能做有效的因應。然而，照顧失智症患者的負擔可能非常沉重，所以也有很多人在尋找能讓照顧更輕鬆的服務時遭遇到困難。

## 服務的類型

失智症患者及其家人可能需要一些不同類型的服務，大部分服務需經付費取得，但是也有些免費或有補助的支援。

（編註：在臺灣，衛福部的「長期照顧服務計畫」共分為四大類：「照顧及專業服務」、「交通接送」、「輔具租借、購買及居家無障礙環境改善」、「喘息服務」，並且針對失能等級和收入情況有不同的補助額度，**可撥打長照專線「一九六六」了解相關資訊或申請服務**。照顧及專業服務包括：居家服務、日間照顧中心、家庭托顧等照顧服務，以及專業醫事及社工人員如物理治療師、職能治療師、語言治療師、護理師、營養師、心理師等，針對自我功能提升、飲食、護理、行為症狀等提供患者及照顧者專業指導；而喘息服務主要為分擔照顧者平日的照顧壓力，在需要時讓患者到日間照顧中心、巷弄長照站、住宿式機構接受照護，或是請照服員到府協助照顧。此外，只要符合相關資格，亦可向各縣市政府長照服務申請「送餐服務」——大多需符合年滿六十五歲以上老人且無法自行炊食、購餐或備餐等，一般收入戶無補助，但中低收入戶和低收入有不同的補助額度；另亦有些民間團體、熱心志工有送餐到家的服務，有時，他們會趁著送餐的時間短暫停留，陪伴獨居者，順道查看獨居者的狀況。）

有些送餐服務是為健康的長者設計的，失智症患者並不適合。另外有些藉由同樣或類似資金而成立的計畫，專門為「虛弱的」老年人提供各項服務。

假如你想要的話，你或許可以和配偶一起參加。**這類計畫並不為獨居者提供適當的管理或照料**。

威廉斯先生常常搞不清楚狀況，也容易煩躁。他太太幫他安排了一位老年志工來訪，和他一起玩西洋棋——他很喜歡西洋棋。

這位志工了解威廉斯先生的狀況，所以並不介意他常常忘記規則。就這樣，志工成了威廉斯先生的棋友，讓他有了友誼並享受休閒活動，同時也給威廉斯太太一些休息時間。

此外還有許多其他服務方案，我們已在本書的其他地方討論到。你應該多多了解你的所在地有哪些服務項目、相關規定和付費資訊——即使你現在覺得還不需要這些服務。

## 請人到府服務

許多家庭會請人到家幫忙照顧患者。「家事服務員」可以幫你做家務、煮飯、洗衣或採購；「居家照顧服務員」能協助失智症患者更衣、洗澡、吃飯和上廁所。有失智症患者的家庭最常需求的服務是「付費陪伴」或「看護」；看護提供照料管理，或許也協助患者用餐，有的會幫忙洗澡，有的接受過專業訓練，能為失智症患者提供社會化和有意義的活動。

家訪護理師和居家醫療照護機構能派遣專業人員（護理師、社工及其他治療師）到府提供評估和照護。舉例來說，護理師能監控患者的狀況、換導尿管和幫忙打針，語言治療師能協助中風患者重拾語言技能，而物理治療師能協助患者運動。由於護理師家訪的各類服務費用通常較昂貴（編註：在臺灣，如果患者符合健保收案條件，家屬需自付五%的訪視費，不過，健保給付每月兩次為限，交通費也是由家屬負擔。若未符合條件而需自費，依訪視類型的不同而有不同的收費，收費標準詳見全民健康保險局之公告），所以大部分的家庭多半只在失智症患者罹患急性病且難以居家照護時才會僱用護理師。安寧照護團隊的人員能教你怎麼居家照顧臨終的患者。

## 居家照護

**居家照護是許多家庭的首要選擇，能提供監督管理和個人照護**。當失智症患者生病或無法出門時，居家照護就會十分重要。意識到你需要外來的照護可能令你感到痛苦，而且你或許不想讓別人進到你家裡，但居家照護能給你許多你需要的喘息機會，而且失智症患者通常會覺得居服員是一位來訪的朋友，能享受與他們共處的時光。

美國各州或聯邦政府在居家照護方面並沒有什麼規範或執照 P273~275（編註：在臺灣，照顧服務員，不論是居服員，或是在日照中心、社區服務據點、醫院服務的照顧服務員，須經過課程訓練、實習或考取「照顧服務員單一級技術士技能檢定」取得證照），由於你得到的照護品質往往取決於提供的機構和居服員，要多看看幾家並比較價格。由於患者有各種因為失智而出現的問題和狀況，所以你需要問問：居服員是否接受過關於失智症的訓練？機構有得到擔保嗎？你的所在地有哪些政府規範和執照要求（編註：由於費用和照護時間的考量，臺灣家庭較仰賴外籍看護，而外籍看護通常未受專業訓練，也無證照）？

大部分居服員的為人都是正直的，但是止痛藥和錢財還是要收好，也不要讓失智症患者有機會拿到信用卡或支票本。

**居服員最好是長期的**，這點很重要。在什麼情況下，提供照護的機構會替換掉原本的居服員？如果居服員不來了，機構會在多久前預先通知你？居服員也可能約好了時間卻沒出現；如果居服員不出現，或者如果出現的是一個陌生人，你需要有「備案」：家人或鄰居能否在臨時通知之下前來幫忙？

照顧者能開車送失智症患者去看醫生或到別的地方嗎？他是否有駕照？居服員有辦法在車裡應付失智症患者嗎？如果你一個人做不來，居服員或許也不行。如果你要帶患者去看醫生，也帶上居服員一起幫忙。

教導照顧者關於失智症的事，把患者需求的詳細資訊提供給他們。如果你能告訴付費居服員什麼會誘發患者的焦慮，並指導他們如何讓患者平靜下來，他們在處理時會更順利。你可以留紙條給失智症患者，告訴他你請「愛莉絲」來訪，之後你會回來。**你要確保照顧者知道只有你才能做決定、下命令和做當天的規劃；也要確保照顧者知道只有你才能開除他們**——絕對不是失智症患者（如果失智症患者「開除」了照顧者，照顧者應該要跟你確認）。

可能的話，在居服員來的頭幾次，你要陪著他和失智症患者，讓居服員看看你平常是怎麼做的，這種做法也能減少患者對照顧者的排斥；萬一他會排斥，你就可以溫柔地安撫他。

不要指望居服員除了照護的工作之外還要做其他家務，他們應該全心投入照護工作，和失智症患者「打成一片」。你可以以管家的名義僱用居服員，但要確保居服員知道其主要責任是照顧失智症患者。

在居服員到達時和離開前和他談談，分享那一天裡的資訊，當迷糊的患者把事情講得顛三倒四時，這麼做特別重要（編註：在臺灣，居服員服務的時間各有不同，政府長照2.0以白天為準，私人居服員較彈性，而外籍看護通常是二十四小時）。此外，有的家人會使用嬰兒監視器、遙控錄影機等裝置來留意患者的情況，不過照顧者會希望能得知他正受到監視。

居服員往往無法從居家照護中賺取很多酬勞，要客氣地對待他，如果有錯誤要和善地指正。如果遇到任何問題，和照護機構談一談通常會有幫助。

## 成人日間照護

成人日照中心以團體的形式提供一天幾小時經過設計的娛樂活動，例如午餐、運動、手工藝、討論及音樂等等，這個服務可能一週一到五天，但也有些日照中心有提供週末或晚間照護。

有些日照計畫同時接受肢體障礙者和失智症患者，但有些只專門照顧失智症患者。那些只照顧失智症患者的計畫或許會接受重度障礙的人，並提供更多專門為失智症患者設計的活動。不過，許多同時接受失智症患者和其他疾病患者的機構，對不同群體都能提供良好的照護。**員工的技巧與機構的宗旨是決定成人日照計畫品質最重要的要素**。

對許多家庭而言，成人日照計畫是他們最重要的資源之一，它為照顧者提供及時的喘息機會，而且其所安排的活動**往往有益於失智症患者**。就大部分人而言，日常生活的壓力可藉由偶爾外出和朋友相處或獨處而得到釋放，但失智症患者沒有這樣的機會，他必須日復一日地和照顧者在一起，然而，腦損傷並沒有奪走他對朋友和個人時間的需求。這種被迫得綁在一起生活的負擔，對患者和照顧者來說可能都很痛苦。

失智症患者會到處遭遇失敗以及讓他們感到自己無能的事，但**即使患者的情況已經重度到無法自己吃飯或穿衣，他們仍保有享受音樂、歡笑、交朋友和做些簡單活動的樂趣的能力**。患者可以在日照中心交到其他的朋友——即便腦損傷意味著他無法告訴你朋友的事，而日照中心的員工也觀察到，這能讓參與者重拾幽默感、顯得比較放鬆，而且享受活動所帶來的樂趣。

優質的日照計畫能讓患者從小小的事上獲得成就感，從而對自己更有信心。日照計畫會以患者能做得到的活動來充實原本空虛的時間；有的計畫雖不為失智症患者提供太多刺激或社交性的活動，但仍能讓你擁有寶貴的空閒時間。

有些日照計畫同時提供日間照護和居家照護兩種服務，可以讓你視需要在兩種方案間轉換。

日照計畫有時候並不接受有嚴重行為症狀的患者，大小便失禁、無法自己走路的患者也可能被拒絕，但仍有些專為失智症設計的計畫會接受損傷程度非常嚴重的患者。有些日照中心專門收容有精神疾病或發展性障礙的患者，有些只收容身體虛弱但沒有認知障礙的人，還有些幾乎不提供活動。你必須好好確認清楚，以獲得符合患者需求的照護服務。

使用日照計畫的一大障礙是交通問題，接送患者是一件耗時又花錢的事，有的中心會負責接送，有的和當地運輸或計程車業者簽了合約，由業者幫忙接送，也有的需要你自己接送。要確定患者在往返的路程上有得到適當的看照。

許多家庭會在患者需要住宿照護機構或療養院時，才開始考慮日照中心或居家照護，但我們認為這是錯誤的想法。

在患者仍有能力去適應和享受新計畫時，假如你就能**儘早**尋求這類喘息照護，患者從中獲得的益處往往更大。不只患者，**你能否持續提供照護的能力，也取決於你有沒有及早減輕照護的負擔**。

雖然你不能期望居家照護或日間照護能做得和你一模一樣，但還是要確定他們所提供的照護是充分的。如果你真的擔心照護品質，可以和當地老人服務中心談談，或是出其不意地「順道」拜訪一下，不過，**即使患者在日照中心只是坐在那裡看電視，這樣的喘息機會對你來說仍然很重要**。

## 暫托住宿照護

住宿機構式喘息服務是指失智症患者暫時居住在療養院、輔助生活住宅或膳宿之家等照護機構一個週末、一週或幾週，而照顧者可以度個假、接受所需的醫療或單純的休息一陣子。你也許不熟悉住宿機構式喘息照護的概念，但你應該考慮試一下，用過的照顧者真的會愛上它。

在美國，幾乎沒有政府經費或保險會涵蓋暫托照護（編註：臺灣政府針對失能等級和收入情況有不同的喘息服務補助，住宿機構式喘息服務也包含在內）。有些照顧者不願意使用住宿機構式喘息服務，因為他們害怕自己一旦放下照顧的擔子——即使是暫時的，就很難再重新挑起。照護提供者和請托家庭對於照護期的長短，一定要有明確的協議。**跟所有的支援性方案一樣，不要等到家人崩潰後才使用住宿機構式喘息照護，事先使用效果會更好**。

你可以自己跟提供這種服務的機構，或是願意短期收容一、二位患者的個人工作者進行協商。在美國，政府幾乎不監督這類照護服務，所以你一定要確認服務提供者是和藹可親的，並且了解如何照顧你的家人。新環境也許對失智症患者造成壓力，因此暫托喘息方案需要技巧熟練的工作人員，才能給予客戶個別的關注。

喘息方案裡有為失智症患者及其家人設計的各種組合：有的喘息方案同時為照顧者和失智症患者提供資源；有些為失智症患者設計的方案所創造的正面經驗遠遠超出單純「看護」的服務。地方性的失智症支援方案或阿茲海默症地方分會，或許能協助你找到你需要的資源。

## 居家照護、日間照護和喘息服務的事先規劃

一旦你找到一個優質的照護服務，有幾件事情你一定要做到，才能使托顧進行順利：**要確定服務提供者了**

**解失智症的本質，也知道如何應付問題行為**；把具體的資訊寫下來，交給服務提供者（患者洗澡或吃飯時需要多大程度的協助？患者午餐喜歡吃什麼？從哪些跡象可以看出患者開始煩躁、該怎麼反應？患者有什麼特殊的需求？）。

**要確定照顧提供者知道怎麼聯絡你、另一位家人和醫生**，也要確定他們接受的是你的指示和通知，只有你有權力僱用和開除他們。

假如患者有難以應付的健康問題，像是心臟病或呼吸系統疾病、容易噎住或跌倒、或癲癇，你就必須審慎考慮照顧者的技術。

## 當失智症患者拒絕被照護時

一般人常認為其患有失智症的家人絕對不肯去日照中心或接納居服員，**然而令家屬感到意外的是，其實患者往往能從日照中心或與居服員的相處中得到樂趣**。

避免問患者他想不想去日照中心，他們很可能回答「不」，**但他其實不明白你在問什麼**。有些人顯然在日照中心過得很開心，嘴巴上卻依然一直說不想去，這通常表示，患者不了解或不記得那些令他愉快的事，繼續高高興興地帶患者去就是了。

當家人有辦法安排人在家裡陪伴失智症患者時，患者也許會開除照顧者，或者對他生氣、猜疑他、辱罵他或指控他偷東西。失智症患者也許會拒絕去日照中心或放大準備出門時的麻煩，使得照顧者放棄這個念頭。

對於失智症患者來說，出現在家裡的陌生人看起來就像是入侵者，而被送到日照中心也許會讓他感到失落或被遺棄。**他說的話反應的可能是這類感受，而不見得是事實**。

你要有心理準備會有一段適應期，面對新變化時，失智症患者往往適應得很慢，要讓他接受照護方案可能得花上幾週的時間。在你精疲力盡時去爭論喘息照護的事，對你來說可能會有點難以負荷；為了讓自己休息一下而強迫親人這麼做，也可能會令你感到愧疚。不過，不妨答應自己好好試一下這樣的服務，如果你能夠熬過剛開始的風暴，失智症患者會接受新照護方案的。

你如何向患者提到喘息服務會有很大的影響，所以你可以把它描述成患者喜歡的活動。你可以介紹居服員是一位來訪的朋友；找出失智症患者喜歡做、而且是他們倆可以一起做的事：散步、照料小狗、下棋（即便是不按照規則）。你也可以稱日照中心為患者能接受的地方，例如「俱樂部」；輕度障礙的患者通常比較喜歡在日照中心當「志工」，大部分的日照方案會支持這種做法——「協助」障礙程度更嚴重的人能使患者獲得成就感，因此降低適應新地方的壓力，也能讓患者表現得更好。

寫張便條給失智症患者，說明他們在那裡的原因（或是居服員出現的原因）、你回來的時間，以及他們要待在那裡等你，在便條上簽名，然後交給患者或照護提供者。如果這個方法沒用，請醫生寫一張具名的「處方箋」，每當患者開始煩躁時，照護提供者可以唸給他聽。

有的家屬會用智慧型手機、平板電腦或桌上型電腦錄製簡短的影片，這對照護提供者協助患者穿衣或吃飯等方面特別重要。你可以示範你做事的順序，像是先讓哪隻手臂穿過衣袖等；你也可以留下書面的指示。

日間照護和居家服務提供者發現，當家屬做了以下事情，失智症患者會更容易適應：

- 居服員首次來訪或患者第一次到日照中心時，時間不要太長，以免患者對陌生的環境產生厭倦。
- 在頭幾次居服員來的時候，主要照顧者需要在場，這有助於讓患者產生一種漸漸認識居服員的感覺。雖然許多日照中心會要求主要照顧者在頭一、兩次要留下來陪患者，但也有些希望照顧者不要在場；對於大多數失智症患者來說，照顧者在場會令他們感到安心，不過，也有少數患者在離開了緊張和不可靠的照顧者之後，能夠表現得更好。

◆ 在患者第一次去日照中心之前，先請一位日照方案的工作人員到家裡和患者見面。

記住，**對於失智症患者而言，每次的拜訪可能都像重新開始**，但大部分的人會慢慢接受新的例行安排，所以，經常到日照中心或讓居服員經常來訪，或許有助於患者產生一種事情在持續進行的感覺。

有些照顧者發現，讓患者準備出門實在是工程浩大，反而讓日間照護這個選項變得不值得，或許你可以請一位朋友、鄰居等幫手來家裡陪你一起處理這些雜務，就能有更充裕的時間做準備——匆匆忙忙的感覺只會讓患者更煩躁。

偶爾，從日照中心回到家的患者會跟配偶說：「我先生（或太太）在日照中心。」這當然會讓負責照顧的配偶沮喪、難過，不過，患者的意思通常並非真的是指「先生」或「太太」，而可能是「朋友」，卻說不出這個詞——也許，「先生」或「太太」是患者所能找到最接近「同伴」的詞，不見得表示他有了新戀情。

有時候患者會說「她打我」、「他們不給我吃東西」或「那個胖子拿走了我的錢包」等等，你可以向工作人員了解事情的原委，但記住，**失智症患者可能誤解、記錯事情或做了不正確的表達**，也許他們不記得已經吃過午餐，或把錢包放在別的地方了。

你也許會問患者：「你今天做了什麼？」「嗯……你玩得開心嗎？」然後他回答：「什麼也沒有。」「不開心。」

這類答案也許顯示出他不記得發生的事，不要一直問而讓他感到困窘。你可以問工作人員，患者今天是否過得愉快。

當失智症患者說不想去日照中心（或不想讓居服員來），你不一定要照字面解釋而把他的話當真，因為他或許不明白你在跟他說什麼，也可能根本忘了之前去過日照中心（或居服員來過）。避免和患者爭執，儘量安撫他說這是他能應付和喜歡的事，你會接他回家（晚點就回來），那個人很和善，也很願意提供幫助。

有些患者無法適應居家照護或日間照護，你可以多試幾家或幾人，有些人特別懂得如何應付失智症患者。反問你自己，你的態度是否有影響到患者的適應過程（詳見下文）。如果你現在無法使用喘息計畫，就等過幾個禮拜或幾個月之後再試，經常在患者的環境裡做點改變，會使患者在日後更容易接受照護方案。

## 你對於自己能喘息一下的感受

失智症患者的家屬在首次拜訪日照中心時感到氣餒的情形，其實很常見。

威爾森先生說：「我去看了日照中心，醫院告訴我說那個中心很棒，但我不能把愛莉絲放在那裡。那些人又老又病，有個人拖著購物袋到處晃，口中還唸唸有詞，有個人直流口水；有些人睡在椅子上，前面還橫放著一個托盤。」

看到其他失能者或老人的狀況，可能會讓人很不舒服。我們對於共同生活者的認識和看法，受到我們對其過去記憶的影響。你或許會覺得那些照護方案無法提供你在家所能做到的個別照護，或者你覺得沒有其他人能應付患者。也有些家庭不太願意讓居服員到家裡來。你也許不喜歡家裡有陌生人或擔心居服員是否誠實，又或者你不想讓任何人看到你家裡亂七八糟的。很多人也許覺得：「我和我的家人都很注重隱私，我們自己能照顧患者。我們不是那種會利用公共援助的人。」

就跟你一樣，美國**虛弱老人的照顧絕大部分都由家人承擔——七十五%到八十五%都來自於家人**（編註：臺灣的比例可能更高），造成失智症的疾病為家人帶來了特別沉重的負擔。失智症者是大腦和精神方面的疾病，因此你面臨的是失去情誼和溝通的傷痛，同時還得協助患者穿衣、吃飯、洗澡，以及應對他們折騰人的問題行為。這些疾病會持續經年，照顧者通常不能把患者單獨留下——連幾分鐘都不可以，事實上，有許多照顧者都是在瀕臨崩潰的邊緣勉強硬撐而已。

如果你病了——跟許多照顧者一樣，就必須有其他人負起照顧患者的責任，因此，良好的照護意味著也要照顧好你自己。如果你又累又沮喪，你也許會失控地對患者大小聲，他會感覺得到你的苦惱而（無法抑制地）更嚴重的碎唸、遊蕩或爭執。

很多照顧者最後會想知道，藥物是否能控制患者的這些行為，但如同之前提過的，這類藥物可能有嚴重的副作用，也並不特別有效，甚至可能令患者變得更加混亂。問問你自己：我有沒有催促他們、罵他們、還是打他們？

我們所知道的最佳辦法是和其他患者的家庭聊一聊，以及找個時間暫時放下照顧患者的擔子。**安排一點屬於自己的時間，你精力充沛、心情好，才能讓你持續照顧患者**。

如果在日照中心的其他患者看起來比你的這位家人更嚴重，那或許意味著日照中心不會過度聚焦在他的困難上，這也許會讓他覺得更自在——而且他還可以幫助其他患者。如果你事先查核過要來你家的居服員，那麼他應該會是個誠實、能信任的人；如果你是透過仲介機構僱用居服員，該機構應該為他做保。許多居服員都說他們很少會注意到屋子有多亂。

和其他患者的家屬談談：通常他們也不情願送家人去日照中心，但他們可能會告訴你，有時間分開一下對患者和他們來說都有幫助。有家屬跟我們說，得知專業人員與失智症患者相處也有困難，會讓他們覺得自己的應付能力沒那麼糟。

即使喘息服務的情況不那麼符合理想——例如看護很多時間都在用手機看影片，或是患者在日照中心似乎大部分的時間都只是呆坐著——你也許仍然可以繼續下去，因為你持續提供照護的後續精力和能力，可能要靠你的定期喘息來維持。

有些居服員會在提供照護時催你趕快離開，這是因為他們認為你需要自己的時間。或許你很想留下來和居服員聊天或協助照顧患者，但長遠來看，離開或許對你更好——即便你所做的只是散個步、和人玩牌或和鄰居聊天。如果你不出門，至少到別的房間去，暫時放下患者。

## 如何查尋相關的服務資源？

有些地方會有一個資訊中心，能告訴你有哪些服務，以及如何取得服務，但即使你得到了想要的資訊，它們卻也可能不完整或不是最新的，因此你得堅持持續查尋，多聯繫幾個人或機構的服務提供者，即便這樣的過程可能既耗時又累人。如果你負責照料患者的大部分工作，查尋資源或許會讓你感到不堪負荷——畢竟患者在你身邊時，你可能連好好講電話都很困難。如果你忙不過來，可以請另一位家人或密友幫忙尋找外在的協助；如果你不是負責每天照顧患者的人，你可以幫助照顧者查尋相關的服務資源。

在開始查尋之前，仔細想想自己和患者需要什麼樣的協助：

- 你需要財務規劃的協助嗎？
- 你需要關於疾病或診斷結果方面的更多資訊嗎？
- 你應該嘗試日照服務或居家照護嗎？
- 如果你使用的是日照服務，你會需要有人幫忙接送患者嗎？
- 你有某些特定工作需要協助（例如洗澡）嗎？
- 你想每週能有一晚可以外出嗎？或者你需要在白天能開車時出個門（編註：例如，有人有夜間開車困難）？
- 你需要找個人談談嗎？
- 患者需要什麼樣的協助（如果他們煩躁起來、遊蕩或大小便失禁，要確定服務提供者能處理）？
- 患者走路需要有人協助嗎？還是他需要床邊照護？

在你開始打電話之前寫下你的問題，隨手記筆記，也寫下對方的姓名，如果你之後還有進一步的問題要詢問，這份記錄會有幫助。

如果你詢問的人回答不了你的問題，就請對方找個能回答問題的人來跟你談。如果對方想打發你，告訴對方你想和別人談。

一開始，你可以先聯繫失智症援助機構或阿茲海默症協會的地方分會，從他們的網站上應該可以找到聯絡電話。這些機構大都有受薪的專業人員，他們能告訴你當地有哪些接受失智症患者的優質服務方案。這些相關人員（通常家中也有失智症患者）會傾聽你的需求並提出適當的建議。**他們往往不會對這些服務的品質做正式的評斷，但通常能告訴你其他家屬的想法或意見**。

你也可以打電話給在地的老人服務中心，你通常可以從地方政府的官網找到有關單位的資訊。這些機構聘請的專業人員能幫你查尋你所在地的資源；有些機構有專為失智症患者設計的服務，包括居家照護或日間照護；有些還有提供往返日照中心的接送。大部分的老人服務中心對失智症都知之甚詳，也有效率很高的轉介系統，不過，他們或許並不清楚服務提供者的品質好壞。

成人日照中心裡的員工通常會知道你所在地的其他服務提供者，即使你不想使用日照服務，你仍然可以打電話向他們詢問。如果你附近有地方性的阿茲海默症中心或資源中心，裡面的員工或許知道有哪些資源可以提供給失智症患者。其他可能的資源包括社區保健中心、老年評估方案、老年中心、社會服務處、家庭服務中心（例如天主教家庭服務中心、路德會家庭服務中心、猶太教家庭服中心）和療養院視察方案，這些機構通常有相關訊息並有轉介服務，但有的會有幫助，有的沒有，而且仲介機構的員工也許不清楚這些地方性的服務。在有些地區，這些機構為失智症患者提供優質的日間照護或居家照護，但在其他地區，這些機構就不為失智症患者及其家屬提供服務。

你或許找不到你需要的資源——遺憾的是，失智症患者的家屬常常得不到他們所需的資源。如果你找不到你需要的資源，別責怪自己。有些機構有候補名單，或是只收容特定疾病或某類失能的患者，也有些機構收費可能很昂貴。然而，你或許可以接受現有的資源——即便未臻理想，因為你也許會發現，得到一點幫助總比孤軍奮戰好得多。

有時候，家庭之間可以交換服務，這種規劃可以很簡單，也可以很複雜。基本上，這就是兩、三個家庭同意輪流看護，你可以一週裡找一個下午在你家一次看顧兩名患者，然後下週換別人來看顧，如此一來，你就有時間出門。這種規劃在失智症患者不煩躁也不會遊蕩時的效果最好，患者也可以因此享受與別人的交流接觸，不過這種交換服務的「規則」應先明確說清楚。

家庭也可以組織起來，讓一、兩個人去接受訓練以管理失智症患者。受訓者之後輪流在幾個家庭裡看護，可以當成一個全職工作。

協助你的人也許是家人、朋友、鄰居或地方上的教友。失智症或阿茲海默症相關協會經常提供相關的照護訓練，讓這些幫忙照顧的人在照顧患者時更有自信。有些家庭會刊登廣告或透過打聽來尋找喘息服務員，此時，需要工作但缺乏正式技巧的年長者會是個不錯的選項，你也可以考慮大學生，有些學生溫和親切，也有過和祖父母相處的經驗。

## 付費問題

查看一下患者是否有長期醫療保險，有些保險只涵蓋療養院的照護，有些會涵蓋居家照護、日間照護、安寧療養院和住宿照護。

你可以從醫護機構僱請家訪護理師或居服員。透過機構的介紹用人時，要確定該機構有為他做擔保，要弄清楚假如該名員工臨時沒來，機構會不會找人替代，以及該名員工受過多少訓練、有過多少照顧失智症患者的經驗。你要向該機構強調，你需要的是一個能和失智症患者溝通的人。

你自己找到居服員及陪伴看護並簽約，通常會比醫護機構裡的員工便宜，但你可能要花上很多時間尋找，而且其中有些人你很難確定是否可靠。有些人會在網路或地方性報紙刊登廣告徵求，尋找能夠協助的人，有些居服員或家庭看護也會透過網路、報紙或當地藥局的布告欄刊登求職廣告。有經驗的家屬建議，可以問問你認識的人所聘請的居服員或家庭看護，或許他們有朋友正在找工作。

如果你僱請了某個人，要知道請他同時打理家務和看護失智症患者是不合理的——你自己這麼做都有困難了，更別說是一個對你家和失智症患者都不熟悉的人。你或許要有所妥協，僱用一名看護的同時，也接受一個不是整理得很好的家。請在僱用之前討論好費用、工時和明確的職責，有時費用可能會高得驚人，尤其如果你住在大都會地區。

政府可能會有醫療補助能全額或部分幫忙低收入戶支付居家照護和日間照護，但資格有限制。有些老人服務中心可能有少量經費補助居家照護或日間照護。政府和某些基金會可能會贊助喘息照護相關的實驗性計畫，但這種類型的贊助通常只在限定期間且只有少數人能受惠。

有些照護方案會提供受過訓練的志工擔任居家或日間照護服務員，這些方案成效良好，但仍需要花費：人員的管理和培訓、交通及保險等，所以它們也許會酌收費用來支應這些成本。

（編註：如同前述P258，臺灣政府的長照補助主要有四大項：照顧及專業服務、輔具服務與居家無障礙環境改善、交通接送給付、喘息服務，依失能程度和收入級別而有不同的補助額度。）

一些失智症或阿茲海默症的協會、分會會提供經費協助需要居家照護或日間照護的家庭。有些方案採用浮動費率，有些則能夠提供財務補助。

然而，這些資源十分的有限，大部分家庭可能需要至少支付部分照護的費用。許多家庭都擔心使用住宿照護或療養院會產生鉅額的費用，一方面，他們希望永遠都不需要用到這類照護，另一方面又覺得必須把錢省下來，不該花在喘息服務上。由於美國政府的醫療、照護補助通常只針對中、低收入戶，所以一般收入的家庭也許會決定把患者（而非家屬）一部分的錢花在喘息照護上，然後保留消費明細以做為日後有需要申請相關補助時的證明資料。

你的確有需要保存充裕的資金來支付至少療養院頭幾個月的費用（以確保能盡快入住）。由於醫療、照護補助的規則經常改變，又比較複雜，所以你一定要審慎評估你和患者的財力，並且諮詢**熟知你政府或當地各種醫療、照護補助規定的人**。

## 喘息方案該把有不同問題的人混在一起嗎？

你也許聽過，專為失智症患者設計的喘息方案應該好過那些涵蓋各種健康問題的患者的方案。家屬有時候會擔心，一個患有阿茲海默症的虛弱長者混在同時包含頭部損傷或類似創傷但較年輕力壯的患者當中，受到的照顧會是怎樣的。

如果照護方案服務的對象是一群需求和問題程度都很相似的人，自然會比較容易為服務對象提供符合他們需求的專案，然而，也有許多照護方案成功地把失智症患者和頭部創傷或肢體失能的患者混在一起。在某些地區，他們有同時服務身體虛弱者和失智症患者的方案，這種方案是可能成功的，因為診斷結果並不能完全指出患者的需求和自理能力的程度：照顧年輕活潑的阿茲海默症患者，情況也許比較像照顧頭部創傷的人，而比較不像照顧患有阿茲海默症的虛弱長者。最後，**在判定照護方案的品質時，在大部分的情況下，工作人員的技巧會比診斷結果更重要**。

最好的判斷準則，是根據照護方案所提供的個別照護是否良好，以及你認為你的家人是否能適應。失智症患者可能從幫忙推輪椅和把一盤餅乾遞給身障者當中得到極大的滿足，另一方面，那些提供討論會、閱讀和電影等把焦點放在活動上的方案，或許沒考慮到大部分失智症患者能否參與；如果你擔心你的失智家人無法適應或太虛弱，一定要和方案負責人討論你的顧慮。有些照護方案是有彈性的，能加以調整好讓活動符合患者的能力，**試用一段期間通常是最好的辦法，失智症患者的適應力往往令人意外的好**。

## 判斷服務品質

患者或許無法告訴你他受到什麼樣的照護，所以你一定要了解照護方案的服務品質。許多幫忙仲介的服務處對他們所介紹的服務不見得有可靠的資訊，即便政府機構也是如此——他們也許從未探視過方案的實際執行情況。為了避免不公平，有些推薦制度依規定要平等推薦所有的方案——無論其品質如何；讓情況更複雜的是，醫院裡的社工往往有來自醫院的壓力，必須得迅速地安置患者。

很多人假定政府機構會為成人日照計畫和居家照護方案的安全性和品質負責，事實上，美國政府對於這種服務幾乎沒有管制權，地方政府為這類方案所訂定的規範和實施程度不一，而現有的規範也許有些並未考量到失智症患者的特殊限制（例如，他們需要更多監督、他們無法對火災警報產生反應等）。

**千萬不要以為由主管機關授權執行的服務就是優質的方案、符合企業或政府規範，或是近期之內有接受過審查**。

大部分我們見過的照護方案裡，提供服務的人員大都熱愛他們的工作，而且也能提供優質的照護，不過，偶爾還是會遇到壞人的，你可以自行決定要不要事先調查一下他們的服務品質。一定要問提供照護方案者是否有取得證照、由哪個機構核發，它是否符合現有自願性標準或政府要求的標準；問問它上次接受審查的時間，並要求看審查結果。

（編註：在臺灣，日照中心的人員、設備和設立程序都必須符合法規，你在選擇時要注意是否為合法經營的機構，目前臺灣各縣市大都有長照服務中心，有需要的人可上網查詢日照中心的名冊，也可以撥打長照專線「一九六六」了解相關訊息或申請服務。）日照中心的工作人員應該得到專業人員（通常是護理師或社工）的監督，而且接受過安全照護長者的訓練和照護失智症患者的專業訓練。記得多問問題、查核評鑑及口碑、監督服務方所提供的照護，尤其是剛開始的時候。在日照中心，你要詢問關於餐飲的準備、對遊蕩的監管、火災緊急逃生規劃和提供的活動類型。

除此之外，失智症患者經常會誤解事情或做出錯誤的解讀，他們可能會說自己被忽略或受到不良的照料等與事實不符的話。因此，你必須對失智家人的抱怨（例如，「他們不給我吃午餐」或「她在暗中監視我」）審慎調查。

瑪莉的媽媽生病期間，她請了一名女性到家裡陪她。有一次，瑪莉比預期的時間還早回到家，卻發現該名看護整個下午都在看肥皂劇，沒花什麼時間在陪伴媽媽。

要了解另一個人有多關心你的家人很難，但絕大部分的照顧者都是正直且有愛心的，而且**重要的是你能因此多一點喘息的時間**。

不要因為擔心照護品質而不去取得協助，但同時你的確必須留意可能發生的問題。如果你真的擔心照護品質，可以和失智症相關協會、地方性的老年服務處或主管單位談談該照護方案，他們大都會針對民眾的抱怨和擔心去做調查。

## 研究與示範方案

政府、地方政府和某些大學可能設有阿茲海默症研究單位，有些可能會提供經費給示範方案來判定新照護方法是否可行，有些會對可能的治療或預防方法進行研究，其他有些單位則把焦點放在診斷、醫療和對家屬的教育服務上。有些中心和單位會與失智或阿茲海默症協會、分會有密切合作，有些沒有這類合作關係，或是與其他失智症支援方案合作；有的只對它們服務的家屬提供喘息服務的資訊，有的則對任何有需求的人提供資訊。這類中心是附近家庭的一大資源，它們的規模和預算各異。失智或阿茲海默症相關協會、分會可能可以引導你接觸這些方案。

CHAPTER

# 11

# 你、患者和其他家人的角色變化與衝突

造成失智症的慢性疾病會給整個家庭帶來沉重的負擔，它也許意味著：許多工作和財務奉獻；接受你愛的某個人永遠不再一樣的事實；家人之間的責任和關係會有所改變；家屬之間意見分歧；你可能感到不知所措、氣餒、孤單、憤怒或沮喪；以及其他許多問題。

你和失智症患者的互動，還有患者與其他親人的互動，都是家庭體制裡的一部分，而這個體制可能被失智症重重壓垮。認真思考一下家人在面對慢性病時可能發生的改變，也想想你或許會體會到的感受，這麼做會有幫助。有時光是知道發生在你身上的事也會發生在別人身上，就能讓你好過一些；此外，認清發生了什麼事，往往也能幫助你找出改善問題的方法。

**幾乎所有的家庭都儘可能會由自己照顧家中長者和生病的家人**，根據研究顯示，許多老年人並不與子女同住，但成年子女通常仍密切關心著父母和其他年老親戚，或是直接提供照料。家屬通常會竭盡所能地照顧生病的年老家人，而且往往都是在做了很多個人犧牲之後，才開始尋求協助。

當然，也會有些生病的人未得到其家人的照顧：有些家庭是因為家屬本身患病或其他問題而無法提供照顧；有的是失智症患者本身沒有親人，但在大部分的案例裡，家屬都會竭盡所能地照顧生病的長者——真正不想照顧的家庭其實很少。

大部分家屬在共同照顧失智症患者的過程中，會感受到一種親密感和良好的合作關係，但有時照顧患者的壓力會導致家屬之間的衝突，或是重燃舊帳而吵鬧不休，舉例來說：

希金斯先生說：「我們對於該怎麼做無法達成協議，我想把媽媽留在家裡，我妹妹希望她住到療養院去。就連對媽媽身上出現的問題，我們的看法也不一致。」

泰特太太說：「我哥哥連一通電話都沒打來過，他拒絕討論這個問題，我必須獨力照顧媽媽。」

除此之外，照顧患者的負擔可能令你既苦惱又心力交瘁。

弗萊德太太說：「我沮喪到痛哭，我整晚躺在床上，煩惱到睡不著覺。我好無助。」

眼看著你親近的人退化是很痛苦的經驗。本章將討論家人之間可能發生的問題，十二章則會談到你可能會有的個人感受。

我們觀察到，有時候照顧者、家屬和朋友未能看清患者腦損傷的嚴重性，而可能讓患者繼續如同以往地獨居或開車。由熟悉患者的醫生來為他做腦損傷的明確評估，能幫助你應付照護的挑戰。

別忽略了一個事實：你的經驗並非全都是不愉快的，許多人會在學習應對艱難的過程中感到驕傲，很多家人會在共同照顧失智症患者中重新找回彼此。在幫助患者享受他們周遭的世界時，你或許會從分享小事情中（逗貓或賞花）重新體會到快樂，你或許會對自己、他人或神產生新的信念。造成失智症的疾病大都進展緩慢，所以你和你的家人還可以愉快地相處好幾年。

莫拉萊斯太太說：「雖然日子很艱難，但在許多方面對我來說也是好事。知道自己能應付原本都是我先生在處理的事，給了我很多信心。而且，由於他生病的原故，我和孩子們變得更親近了。」

因為本書是用來協助你解決問題的，所以我們討論的大部分內容都是不愉快的感覺和困境，我們知道這樣做只是一種片面的審視，所反映出來的也可能只是你生活的一部分而已。

你和其他家屬所經驗的問題和感受，會彼此牽動、相互影響，但為了簡單起見，我們後面會個別討論。

## 角色的轉變

當有人生病時，家裡的角色、責任和期望會改變。

一名配偶說：「最棘手的部分是財務管理。我們結婚三十五年了，我卻現在才開始學習去管理帳戶和支付帳單。」

⋯

一位先生說：「在自助洗衣店洗女性的內衣讓我覺得自己像個傻瓜一樣。」

⋯

一個兒子說：「我爸爸一直是發號施令的人，我要怎麼跟他說他不能開車？」

⋯

一個女兒說：「為什麼我哥哥不能幫忙輪流照顧媽媽呢？」

角色不同於責任，釐清角色對你和其他家人的意義會有幫助。責任是每個人在家所要做的工作，角色則包括你是誰、別人對你的看法和對你的期望。我們對角色的定義，是一個人在家裡的位置（例如，一家之主、和事佬或「大家依賴的人」），角色的建立歷經多年，往往非三言兩言可以說得清，我們的任務通常象徵著我們的角色。在上述的例子裡，家人提到學習新任務（洗衣或管理帳務）和角色的改變（管理財務、和事佬和一家之主）。

當你同時面對失智症患者、你自己和其他家人每天的需求時，學習新的責任（例如管理財務或洗衣）可能會很不容易，但**角色的轉變往往更令人難以接受或適應**。**了解到每個人的責任和角色的改變，有助於你了解個人感受和家人之間可能產生的問題**。你在人生中其他時刻也曾應付過角色的轉變，這種經驗能幫助你適應新的責任，記住這一點，會對你有所助益。

有許多角色和關係會隨著患者失智情況的惡化而改變，我們列舉四例如下：

**(1) 當先生或太太其中一人生病時，夫妻之間關係的改變。**

這些改變有的令人難過和痛苦，也有的能豐富人生經驗。

約翰和瑪莉．道格拉斯結婚已四十五年，然後，瑪莉得了失智症。她一向是當家的人：賺錢養家、支付大部分的帳單、做大多數的重要決策。約翰是名作家，自認為大都是他在依靠太太，當瑪莉得了失智症後，約翰才發現自己不知道他們有多少錢、有哪些保險，也不知道如何管理收支。發現帳單沒付時，如果他問瑪莉該怎麼辦，她會對他大吼大叫。

結婚紀念日到了，約翰準備了一隻小火雞，規劃好一個屬於夫妻倆的寧靜時光，暫時忘掉一切煩人的事。當他點燃蠟燭，她開始害怕和大叫，說他想把屋子燒掉。為免徒生事端，約翰只好吹熄蠟燭，拿到廚房去。此時瑪莉哭了起來，說他要遺棄她，約翰氣沖沖地走出廚房。那晚，兩人都沒有心情吃晚餐。

不能像以往那樣慶祝結婚紀念日，似乎是壓垮約翰的最後一根稻草。他意識到瑪莉再也無法積級參與慶祝活動，不再能管理一家的財務，他突然感到失落和手足無措。在他們的婚姻裡，約翰一直指望瑪莉來解決問題，現在他必須學習做從前一向是她在做的事，同時還得面對她的病。

學習新技能和責任需要精力和體力，而且意味著除了你原本必須做的事之外，又多了更多的工作。或許你不願意接手新的工作，沒有幾個從未洗過衣服的人會想學洗衣，而且總是有人要到毛衣被洗到縮水、毛巾被染成粉紅色，才知道不能把紅色毛衣和白色毛巾放在一起洗；從未管理過財務的配偶或許會覺得自己無法管理金錢，而且害怕犯下嚴重的錯誤。

除了必須接手工作之外，把工作從配偶手上拿過來這件事本身，或許就象徵著所有已發生的、令人難過的改變。對於約翰而言，不能像以前一樣慶祝結婚紀念日，象徵著他在他們的關係中已經失去了原本的角色。

配偶或許會慢慢了解到，他們失去了可以分享事物的伴侶，而且是要孤單一人面對這個問題。約翰再也不能仰賴瑪莉，把她視為家裡做決定的人：他突然發現六十歲的他被迫學習獨立，一切只能靠自己，沒有任何人可以幫他，從前他凡事聽瑪莉的，難怪他現在覺得被這一切弄得手足無措。但同時，學習新技能也慢慢給他一種成就感，「我很驚訝自己能處理這麼多我以前一直避開的事。即使那令我焦慮不安，但知道自己可以承擔這些工作並且做得很好，對我來說是件好事。」

有時候困難可能看似無法克服，因為你必須調整角色，同時還要學習新的任務。**在你心煩又疲倦時，學習新技能可能會很困難，如果可能，最好能在得到充分休息且沒有太大的壓力下學習**。除了看清角色轉變所帶來的壓力，你或許也需要一些切合實際的建議來開始新的責任。

如果你必須接手家務，通常你可以慢慢來，邊學邊做，不過你可以聽取一些建議，省得自己被燒焦的晚餐和洗壞的衣服弄得垂頭喪氣。大部分自己煮飯且有全職工作的人，都有不少快速準備可口餐點的訣竅，你也可以在網路上或烹飪書裡找到一個人開伙的實用食譜。

史登斯太太說：「我知道我先生再也無法管理財務了，但拿走他的信用卡和簽帳金融卡似乎奪走了他最後的男子氣概。我知道我必須這麼做，但我就是做不到。」

必須從你愛的人身上奪走獨立的象徵也許很困難，這在你不熟悉理財管帳時可能更難。

如果你從未管理過銀行帳戶或支付帳單，你也許會覺得學習這個新責任不容易。事實上，管理財務並不難，即使不喜歡數學的人也做得到。有些銀行和退休計畫的工作人員可以免費給你建議，也有很多網站能教你如何編列預算和量入為出。如果患者之前都是使用網路銀行，就請家人或朋友教你怎麼做。**有時候，真正困難的並不是事情本身，而是它意味著你的親人再也沒有能力去處理那件事情**。

銀行或律師也能為你或患者的資產和債務擬出一份清單。有些患者在個人財務方面一向保密，從來沒告訴過任何人，而現在卻記不得了，我們會在第十四章列出一些你應該找一找的可能資產。

如果你不開車或不喜歡開車但現在必須接手開車的責任，那你應該要去上一上駕駛訓練班（編註：如果你的年紀也很大，要注意的是，根據臺灣的高齡駕駛人駕照管理制度，七十五歲以上高齡者需有高齡駕照才能上路，原本就有駕照者需要換照，高齡駕照需要通過體格檢查和認知測驗）。總之，如果你開車開得比較舒適自在，生活也會輕鬆許多。

**(2) 失智症父母和其成年子女間的關係通常會改變。**

這種變化發生於當成年人子女必須為父母承擔責任和照顧他們時，有時候又叫做「角色反轉」。也許把這種改變說成是「角色與責任的轉移」會比較好，即成年子女慢慢地為父母承擔起愈來愈多的責任，而父母和子女的角色仍和以往差不多。這些轉變或許很艱難，身為子女的你看到你心愛和尊敬的人逐漸失去了能力，可能會感到悲傷，或是對「接手」產生罪惡感。

羅素太太說：「我無法跟我媽媽說她再也不能自己一個人住了。我知道我必須說，但每次我想告訴她時，她總是有辦法讓我覺得自己像個失禮的壞孩子。」

許多成年人即便能獨立生活、甚至有了自己的家庭，仍然會在某種程度上覺得爸媽就是爸媽、我們是孩子。有些家庭中的父母，在其成年子女自覺已完全成熟時，仍和他們維持著這種關係。

並非每個人和父母的關係都很好，假如為人父母者不讓成年子女覺得自己被當大人對待，可能會產生許多不愉快和衝突。然後，當父母得了失智症，他可能會看起來像是苛求或想操縱你，你也許會覺得自己陷入困境，同時有被利用、憤怒的感覺，以及罪惡感。

在你看來的苛求，對失智症患者來說也許並不是，他或許覺得你「只要幫個小忙」他就能有獨立感，甚至繼續自己住——當他感覺到自己退化時，這也許是他抗拒失落的唯一辦法。

成年子女往往對照料父母的身體感到不好意思，例如，幫媽媽洗澡或幫爸爸穿內衣褲。你要想辦法在照料父母的同時也幫他們維持尊嚴。

**(3) 失智症患者必須適應他們在家中角色的轉變。**

這種轉變對患者來說往往意味著放棄一些獨立權、責任或領導權，事實上，這些轉變對任何人來說都可能很困難。當他們知道自己的能力在漸漸衰退時，他們也許會變得氣餒、沮喪。有時候，他們無法改變或看清自己的影響力正在減弱的事實。

一個人從前在家裡扮演的角色，和他現在是什麼樣的人，會隨著失智症的進展而影響到家人怎麼接近他。即便患者如今已不再能做他們以往能做的事，**你依然可以幫他維持他在家中的重要地位，你仍然可以找他商量、聊天、聽他傾訴（即使他說的話令人摸不著頭緒）——用行動讓你罹患了失智症的親人知道，他們仍然受到尊重。**

**(4) 隨著患者的責任改變，家人彼此間的角色和期望往往也跟著改變。**

你與家人的關係及對他們的期望，奠定於多年來建立的家庭角色。改變往往會帶來彼此之間的衝突、誤解，以及期望方面的歧見。但同時，適應改變和面對問題也可能會令家人們變得更團結——即使他們原本已疏遠彼此多年。

## 了解家庭衝突

伊頓太太說：「我哥哥現在完全不管媽媽的事，甚至不來看她，但媽媽從前一向偏愛他！所有責任都落在我和我妹妹身上，但因為我妹妹的婚姻也岌岌可危，所以我不喜歡讓媽媽待在她那兒太久，到最後，幾乎是我一個人在承擔照顧媽媽的責任。」

•••

帕特爾先生說：「我兒子希望我把太太送去療養院，但他不懂，做了三十年的夫妻，我不能就這樣送她去。」他兒子說：「爸爸太不切實際了，他根本沒有辦法在兩層樓的大房子裡照顧媽媽！幾天前她才差點跌倒。爸爸自己的心臟也有問題，但他拒絕討論這件事。」

•••

文恩先生說：「我太太的哥哥說，如果我讓太太多動一動，她會變得更好。他說她胡鬧時我應該回嘴，但那只會讓情況更糟。他又不跟她住在一起，卻只會待在自己家裡對我說三道四。」

•••

威爾森先生說：「約翰患有早發性失智症，我和他在一起十三年了，當政府更改法律後，我們結婚了。我覺得，除了他父母以外，我們都應付得來。當年我們開始同居時，他們便和他斷絕關係了，現在卻不時前來看他。他們否認他有失智症，還說他不是同性戀，那令他極度不安，又尖叫又哭泣。」

## 分配責任

在一個家庭裡，照顧失智症患者的責任往往無法平均分配給家人，也許你像伊頓太太一樣，覺得自己正擔負著大部分照顧患者的責任，造成這種情況的原因很多：

有些家人也許住得很遠，也許健康情況不好，也許在財務上無法幫忙，或者也許他們自己的孩子或婚姻就已經有問題了。

有時候，家人會依照陳規來分配誰該幫忙，而不是考慮誰最合適或如何分配最好，其中一種陳規是女兒（和媳婦）「應該」要照顧患者，但女兒或媳婦的負擔也許已經重到無法再承擔這項工作；也許她的孩子還很小，也許她有全職工作要做，也許她是個單親媽媽。

家庭內長久以來的角色、責任和共同期望——即使我們並未察覺到——在決定誰有責任照顧失智症患者上可能具有重大的影響力。

「我媽媽把我扶養長大，現在我必須照顧她。」

⋯

「她是個好太太，若換做是她，她也會這樣照顧我。」

⋯

「他很後來才續弦娶了我。那麼，哪些是我的責任，哪些是他孩子的責任？」

「他一直對我很苛刻，在我十歲時拋棄我媽，還立遺囑把財產全捐給什麼組織，我到底欠他什麼？」

有時候，有些期望是不合道理的，也並未根據最切合實際或公平的方法來安排事情。有時候，家裡存在已久的歧見、怨恨或衝突，會因為生病這個危機而惡化。

有時候，家人未能盡力幫忙，是因為他們很難接受患者生病的事實——人們有時就是無法承受這種事情，畢竟看著心愛的人退化真的很痛苦。有時候，未承擔日常照顧責任的家人會躲得遠遠的，是因為看到親人退化會令他們難過，但這看在其他家人的眼裡，可能會以為他們遺棄了患者。

由一位家人承擔大部分的照顧責任很常見，而這位照顧者也許沒有告訴其他家人事情有多糟，或許是因為不想讓別人有心理負擔，也或許是他真的不想要別人幫忙。

紐曼先生說：「我猶豫著要不要叫兒子們來，他們願意幫忙，但他們都有自己的事業和家庭。」

金太太說：「我不想叫我女兒來，她總是說她認為我做錯了。」

你和其他家人對於事情該怎麼做往往有強烈的歧見，這有時候是因為並非所有家屬都明白失智症患者有什麼問題、他為何一意孤行、他未來還有什麼指望。

沒有和失智症患者一起生活的家人，或許不知道實際的情況，因而只會批評或較沒同理心——置身事外的人很難了解每天不停照顧患者的負擔有多麼累人。此外，別人往往也不懂你的感受，除非你告訴他們。偶爾會有家人反對你取得外來的協助，假如發生這種事，你得堅持讓他們來協助照顧失智症患者，好讓你能休息片刻。假如家人住在外地，可以請他們參加他們社區裡的互助團體，或是花點時間在為失智症患者成立的計畫裡做志工，這樣他們才會比較了解你面對的問題。

到最後，**家人必須接受：應該由提供最多照顧的人來決定該使用日間照護、居家照護或療養院**。當每個人都知道有什麼樣的資源及需要多少花費時，就不容易產生誤會。

## 你的婚姻

當你的父母或你配偶的父母是失智症患者時，你必須考慮他的疾病對你婚姻的影響。維持良好的婚姻往往是個挑戰，而照顧失智症患者會讓這項挑戰更為困難，那也許意味著較多的財務負擔、較少時間談天、出遊和行房；那也許意味著必須和公婆或岳父母密集相處、在更多事情上產生歧見、變得筋疲力盡，或是因此虧待你的孩子；那也可能意味著你們的生活裡必須接納一位難相處、愛唱反調、看似要求刻苛的病人。

面對漸進性失智症的進展令人痛苦，我們也能理解，一個人可能會看著他生病的公婆或岳父母，然後擔心他的另一半將來是否也會變成那樣，而自己必須再次經歷這一切。

做孩子的很容易發現自己陷在失智症父母的需求、手足（或沒罹患失智症的爸爸或媽媽）的期望，以及自己的配偶和孩子的需求之間，分身乏術。我們很容易把挫折或疲勞發洩在我們最愛、最信任的人身上——自己的配偶或孩子。

患者的配偶也許會來雪上加霜，他可能焦慮不安、愛批評、生病，甚至拋棄自己的伴侶。這些問題可能增加你婚姻中的緊張局勢，如果可以，要儘可能跟每一個相關的人討論。

有時候，你跟你自己的家人想出解決的辦法，而你的配偶也跟他的親人一起找出解決之道，能讓事情變得比較容易。

一段好的婚姻多半可以在壓力和困難之下撐過一段時日，但我們相信，**夫妻為彼此找出時間和保留精力是非常重要的——例如談天、到別的地方度個小小的假期、像從前那樣享受他們的親密關係**。

## 應付角色轉變和家庭衝突

當家人之間意見分歧或當大部分的負擔落在某一個人身上時，你面臨的問題會增加。照顧慢性疾病患者的重擔往往不是一個人負擔得來的，取得他人的協助是很重要的——讓你從不停的照顧中暫歇一下、給你鼓勵和支持、減輕工作量，以及分攤財務負擔。

如果家人批評你或不太幫忙，默默地把不滿悶在心裡並不是個好主意。是否該採取行動去改變家裡的狀況，這或許取決於你，不過，當家人間的意見不合或長期以來的衝突成為阻礙，想做出改變可能並不容易。

造成失智症的疾病所引發的角色轉變往往複雜而讓人痛苦，你該怎麼應付呢？

首先，要把這些變化視為家人關係中的一環。只要能認清家庭中的角色是複雜的、往往被忽略的、沒被點明的，而且角色的轉變是痛苦的，你就不會太驚慌或承受不起。你應該認清，某些工作是家裡重要角色的象徵，而且造成痛苦的是角色的轉變，並非失智症引發的情況。

接著，請盡你所能找出失智症的相關訊息，讓家人可以進一步了解。家人對於失智症的真相有多少認知，通常會影響到他們願意提供多少協助，以及他們對照顧患者的意見。住在外地的家人可以參加他們當地的阿茲海默症或失智協會的會議。

想一想：失智症患者不得不放棄的責任或工作，與他所能維持的角色之間有什麼不同？舉例來說，雖然瑪莉P283~284的疾病意味著她不能再享受燭光晚餐或做許多決定，但她是約翰的愛人和他所尊重的太太，這個角色是不變的，他們仍然可以慶祝結婚紀念日，只是需要放棄使用蠟燭的念頭。

你得知道失智症患者仍然能做哪些事，以及哪些事對他們來說太困難。我們當然希望患者能儘量獨立自主，但超過他能力的期望只會令他們焦慮和痛苦（這種期望有時來自他人，有時來自患者自己）。如果患者無法靠自己完成某件事，就儘量把那件事簡化到他能做的地步，或至少能做一部分。

你要了解到，角色的轉變並不是一夕之間的事，而是漸進的過程，隨著疾病的進展，你或許必須繼續擔起新責任。你或許每一次都會重新體會難過和難以負荷的感覺，這是面對慢性疾病時痛苦經歷的一部分。

和其他家庭談談你的情況，這是家庭互助團體的優點之一。知道別的家庭也在為類似的轉變而奮鬥，也許會讓你感到比較安慰。你也要懂得自我解嘲，當你把晚餐煮焦或把火雞剁得太碎時，試著去看見當中的幽默。當失智症患者的家屬聚在一起時，他們往往能分享這種笑淚交織的經驗。

想辦法彼此幫忙。當成年子女負擔起照顧父親或母親的大部分責任時，也許亟需配偶協助處理不熟悉的事務，無論是家務、洗衣或簡單的木工，或是在需要外出時幫忙陪伴失智症患者。你一定會需要配偶的愛和鼓勵（你的配偶也需要你的愛和鼓勵），而且也可能需要配偶幫忙照顧其他家人。

也許照顧患者的工作總有一天會讓你精疲力竭，你必須要能在那一刻認清這一點，並開始做其他適當的安排。**你身為決策者的責任，最後或許還包括決定放棄你做為主要照顧者的角色。**

## 召開家庭會議

我們十分相信，家庭會議是幫助家人調適改變的最有效方法之一。開個家庭會議來討論問題和制定計畫，如果有需要，可以請求諮商師或醫師的協助。讓全家人聚在一起，一起明確地決定每個人該付出多少心力、時間，或是出多少錢來幫忙。

在召開會議前，你可能必須先下訂一些基本規則：**(1)每個人都要來參加**（包括會受到決定影響的孩子）；**(2)每個人都可以暢所欲言，在說話時他人不得打斷；(3)每個人都要專心聽別人說話**（即使持不同意見）。

如果家人對患者的問題或照顧方面有不同的意見，把這本書或其他失智症的相關資料拿給他們看，或是請醫生跟他們談談，也許會有幫助。**準確的資訊往往能降低家人之間的緊張**。

以下提供一些問題讓你們在家庭會議時可以彼此探問：目前有哪些問題？現在誰在做什麼？有什麼需要做的，誰能做？你們要怎麼彼此幫忙？這些改變對家庭裡每一位成員的意義為何？

此外，也必須討論一些很實際的問題：誰負責日常生活的照顧？這是否表示得放棄個人生活？不能請朋友過來幫忙嗎？以後沒辦法度假了？這是否意味著孩子們被期望要表現得更成熟些，因為他們的父母得忙著照顧患者？誰來決定送患者到住宿照護機構或療養院？誰來管理患者的財務？

假如失智症患者及其健康的配偶要搬到兒子或女兒家住，患者配偶在新家的角色為何？有照顧孫子的責任嗎？會形成兩個人都要用到廚房的狀況嗎？大家庭可能很熱鬧，但也可能產生緊張的局面。事先評估和討論可能意見分歧的地方，會讓日後的相處容易些。

討論其他在實務上可能令家人關係陷入困境的問題，也很重要。當你所愛的人生病時，思考到錢或繼承的問題似乎有點冷血，但考量財務是很重要的，何況誰得到繼承權的相關問題，是判定家人責任（常隱而不談）的實質要素，而這類問題可能是怨恨與痛苦的背後主因。錢的問題需要開誠布公地討論，請討論以下問題：

◆ **每個人都知道有多少財產和由誰來繼承嗎？**經常有這類狀況，例如某個兒子說：「爸二十年前買了一批股票，他有自己的房子，也有社會保險。他應該過得很舒服。」另一個兒子是負責照顧爸爸的，他知道：「那間房子的屋頂需要翻新，也需要換暖氣，那些舊石油公司的股票現在一點也不值錢，光靠社會保險只能勉強夠活，我得自掏腰包來付他的醫藥費。」

◆ **有遺囑嗎？**有任何人知道或懷疑遺囑不公平嗎？有人覺得其他家人在覬覦金錢、房地產或個人持有物嗎？這種情節並不少見，而最好的做法就是大家開誠布公的面對。把怨恨隱藏起來只會愈積愈深，進而可能於日常生活中在失智症患者的照顧上引發衝突。

◆ **照顧患者需要花多少錢，誰來付帳？**如果要居家照顧患者，有許多「隱藏」的成本需要考量：特定的食物、醫藥、安全門鎖、看護、交通、擺在一樓的另一張床和衣櫃（如果你們家不只一層樓且患者原本並不住在一樓的話）、浴室加裝扶把，或許還有辭掉工作照顧患者的成本。

◆ **每個人都知道送患者去住專業照護機構或輔助生活住宅的花費是多少嗎？**每個人都知道誰有法律義務負擔這些費用嗎（第十五章會討論相關費用）？有時候做女兒的說「媽一定要把爸送到住宿照護機構或療養院去」時並不了解，這麼做可能會衍生嚴重的財務問題。

◆ **有家人覺得從前的錢財分配不平均嗎？**舉例來說：「爸爸送我哥上大學又幫他付房子的頭期款，但現在我哥卻不管他，而我卻得負擔所有照顧他的工作和花費！」

有些家人可能會說：「要把我的家人聚在一起討論那些事根本不可能，我哥哥連在電話裡都不肯談，就算我們真的聚在一塊，也只會大吵一場。」

假如你覺得你的家人正是如此，你可能會很氣餒並退縮。儘管你需要家人的支持，但你或許覺得身陷困境，因為你認為他們不會幫忙。你或許可以透過外來的專業人員（諮商師、神職人員或社工 P341～343）來解決家屬間的問題，並達成公平的安排。

**尋求諮商師協助的優點之一是他們能客觀地聆聽，幫家屬把討論焦點放在目前正面臨的問題上，而不是流於翻舊帳。**

護理師、醫生、社工或諮商師或許能代表你出面介入並說服相關的人來討論大家所關心的議題；有時候，你甚至可以請專精於家庭法的律師協助，如果你需要找律師，要選擇有熱忱幫忙解決衝突的律師，而不是只想著幫你在法律上對抗家人的。假如你正面臨類似的困難，因此需要尋求第三方的協助，家屬之間首先要討論的也許是同意這個第三方不會偏袒任一方。

你需要你的家人，現在正是為了失智症患者而不計前嫌的好時機。也許你和家人並無法達成全部的協議，但卻可能透過討論找出一、兩件你們都同意的事，這對每個人都是種鼓舞，之後的討論也許就能進行得比較容易些。

## 當你住在外地時

「我爸負責照顧我媽，他們住的地方離我大約有一千哩，我不太可能常常回去。我不認為爸有把不好的事情都告訴我們，距離那麼遠真的很糟糕，你會覺得無助又充滿罪惡感。」

「我只是媳婦，所以無法干涉得太多。我覺得他們沒有得到完善的診斷，他們一直去看原本的家庭醫師，但我擔心她還有其他問題。每次我提出建議，他們都裝做沒聽到。」

和失智症患者及提供日常照顧的人住得太遠，會導致一些特別的問題。住得遠的家人跟住得近的家人一樣關心患者，但他們卻常常感到挫折而無助。他們擔心自己不知道實際上發生了什麼事，擔心照顧者沒有取得患者最完整的診斷結果，或是覺得照顧者的做法應該換一換。他們或許也會有罪惡感，覺得當家人需要自己時，自己卻不在身旁。剛開始時，如果你不常看到患者，可能很難觀察到和接受患者能力受限的嚴重程度。住在外地的人通常較難察覺出了什麼問題，因為失智症初期的細微症狀可能會被遠方家人來訪時的興奮和刺激所掩蓋住，等到後來才看到患者已如此退化，可能很讓你心碎。

**你對失智症患者所能做的最大貢獻，也許就是支持每天照顧他的人**。造成失智症的疾病通常會持續好幾年，你需要為了長遠的打算建立起家人之間的合作。如果提供照顧的家人在剛開始時拒絕你的建議，他後來也許會接受。

要讓主要照顧者有休息的機會。你可以考慮讓失智症患者到你這裡待上幾個禮拜，或是你去陪他住，好讓主要照顧者能放鬆一陣子或度個假。把患者換到另一個地方住可能會令他焦慮不安，不過，這對他和照顧者來說不失為一次「好假期」——在失智症初期時特別是如此。

如果你住得離患者很遠，可以把你自己的影片寄給他、雇用一位看護讓照顧者可以出門、每週寄張卡片給他，或是每天在同一時間打電話給他——聊個幾分鐘，打個招呼就很好了，別指望患者能和你聊很多。

## 當你不是主要照顧者時，能給予什麼協助？

大部分的家庭都不會遺棄他們年長的家人，也不會遺棄彼此。儘管有意見不合的時候，但家人之間通常能化解歧見，合力做出長期的奮鬥。

家人有很多事可做：有的照顧者可能需要每天有人打電話問候他；有的也許需要一位看護，讓他每週能有一晚可以出門；有的需要有人可以在接獲臨時緊急通知時馬上趕來幫忙；有的也許只需要一個能讓他靠著哭泣的肩膀。

◆ **保持密切聯繫**。和主要照顧者維持一個開放的溝通管道，這有助於你察覺到他何時需要更多協助。照顧者在感受到家人的全力支持時，他會應付得更好，壓力也比較小。關鍵並不僅在於得到多少協助，還包括他**感覺**自己得到多少支持。

◆ **避免批評**。負面批評通常不會帶來建設性的改變，沒有人喜歡被挑剔，許多人也傾向於忽視批評。如果你一定要說些什麼，要確定你的評語是有根據的。仔細想想，如果你不住在患者及照顧者附近，你確定自己完全了解狀況嗎？

◆ **認清「主要照顧者才是做最後決定的人」**。雖然你可以提供協助和建議，但是日日夜夜照顧患者的人才應該是決定事情該怎麼做的人，無論是要取得外在協助，或是他能否繼續提供照顧。

◆ **承擔起尋求協助的任務**。照顧者常常忙到昏天暗地，連找個看護或日間照護方案、更好的醫療照護、支援裝備或其他協助的時間都沒有。光是找個喘息照護，就要花許多時間打電話或上網搜尋。你可以接下這個任務，而且在你勸親人使用喘息照護時，表現出溫柔及鼓勵。

- **隨時了解狀況。**你得要了解這種疾病，以及照顧者正經歷些什麼，才能幫到最多的忙。有許多很棒的書都有介紹引起失智症的疾病，也有很多網站和部落格專門介紹如何照顧失智症患者。你可以參加社區裡的家庭互助團體會議，也許會遇到其他同樣住在遠地的患者家屬，你還可以從主要照顧者那裡知道，遠方的親人該怎麼做才能讓他們得到最大的幫助。避免忽視問題，這些疾病的傷害力極大，必須全家人同心協力才行。

  打電話給患者的醫生及其他為患者做過評估的專業人員，如果他們願意幫忙，你可以直接問他們問題（見第二章）。如果你擔心診斷結果、評估是否充分或疾病可能的病程，可以請教熟悉患者的專業人員。
- **承擔失智症患者從前的工作。**除草、把車開去保養，或是帶點家常菜過來。
- **讓照顧者有休息的時間。**照顧失智親人一個週末、一週或幾天，讓主要照顧者放下重擔，出去度個假。許多地方性的失智症援助機構能教你基本的照顧方法，請在提供幫忙前先去學習一下。暫時照顧患者一陣子，不僅有助於照顧者放鬆和休息，也能讓你和患者更親近，你們可以做一些有趣且益於健康的事：散步、外出用餐、和小狗玩，或是逛逛街。
- **如果你自己無法提供協助，就找別人幫忙。**安排一位看護或成人日照中心，你也可以出錢請人做採購、園藝或找尋資源的工作。

## 照顧患者和繼續你的工作

許多照顧者都像兩頭燒的蠟燭一樣，一邊照顧失智症患者，一邊顧及自己的全職或兼職工作；照顧病人和保有一份工作的雙重壓力可能會讓人疲於應付。有些照顧者在每次患者出狀況時就得暫時放下工作，請一段時間的假，有時候在逼不得已的情況下，照顧者必須留患者獨自在家——即使那可能不太安全。即使有利用成人日照中心或仰賴看護，照顧者仍得面臨額外的需求和問題，例如，當患者半夜不睡覺醒時，照顧者的睡眠就會被犧牲掉。

**如果你想辭職全心照顧患者，請務必先審慎考慮所有情況**。許多照顧者發現，他們在放棄原本的工作後壓力更大、更沮喪。全職照顧患者意味著你得無時無刻忍受患者惱人的行為，這可能代表你會比定期出門工作時更孤單、更有被困住的感覺。此外，辭掉工作通常代表失去一份重要的收入，也可能意味著你必須擱下你的事業，並且在你的專業領域上無法與時俱進。照顧患者幾年之後要再回到職場可能很難：到時還有職缺嗎？你會失去年資或福利嗎？

在你決定辭職之前，請和你的雇主商量一下你的選擇：能否安排彈性的工時？能否居家辦公？能否把部分工作分攤給其他同事？能留職停薪嗎？若能請長假，會是有薪假或無薪假呢？有些關愛失智症父母的兒女發現，對於自己和患者來說，住宿照護機構或療養院是更明智的選擇。

## 你的孩子

如果家裡有孩子，可能會產生一些特別的問題。

孩子們也與失智症患者有親戚關係，對於患者生的病及家中角色的轉變，他們也許會有很複雜的感受，卻不懂得該如何表達。我們很難跟孩子解釋父母或祖父母的「怪異」行為，所以往往會擔心孩子和患者在一起會有什麼樣的影響，或是擔憂孩子會從患者身上學到不好的行為。

孩子通常察覺得到發生了什麼事，他們擅於觀察，即使是特意隱瞞他們，他們往往還是感覺得到有些不對勁。幸好，孩子的適應力大都好得驚人，**坦白說明患者的情況（記得用他們聽得懂的話）**，**即使是很小的孩子**

**也能受用，這能幫助他們不感到害怕**。向孩子保證，這種疾病不像感冒一樣會「傳染」，他們或他們的父母不會因此得病，並且直接告訴孩子，這種疾病不是因為他們做了什麼才造成的。請留意，有時候孩子暗地裡會覺得自己做了什麼不好的事才讓家裡發生這種事。

一位父親在桌上放了一堆乾豆子，他邊從中拿起幾顆，邊向年幼的兒子解釋他祖父的病：「爺爺生的病讓他成了現在這個樣子，這種病不會傳染，我們不會變得像爺爺一樣。就像腿骨折一樣，爺爺的腦袋裡有些小零件壞掉了，而且他不會變好了。因為爺爺腦袋裡的這個小零件壞掉了，所以他記不得你剛剛才告訴他的事；因為這個小零件壞掉了，所以他忘記要怎麼使用餐具；因為這個小零件壞掉了，所以他很容易生氣。但是，這個部分——也就是他愛我們的這個部分——爺爺仍然保留著。」

一般說來，最好主動讓孩子知道家裡發生的事，甚至讓他們幫忙，**小孩兒往往能跟失智症患者處得不錯，能和他們建立起特殊而親愛的關係**。試著創造一種讓孩子可以公開詢問問題和表達情感的氣氛。記住，孩子也會感到難過和悲傷，但和行為像孩子般的患者相處時，他們或許能樂在其中，不感到絲毫傷感。你對這個疾病的理解愈輕鬆自如，就愈容易向孩子解釋。

當孩子的玩伴揶揄他們有「滑稽」的父母或祖父母時，或許需要有人教孩子該怎麼回應玩伴。當孩子模仿失智症患者的不良行為時，如果你不大驚小怪，而且孩子有得到足夠的愛和照料的話，他們不太可能一直模仿下去；請向孩子明確的解釋（也許要好幾次），父母或祖父母是因為生病了才會忍不住做出那些行為，但孩子和他們的朋友能夠、也應該控制自己的行為。告訴孩子要怎麼跟他們的朋友說明。

一般年輕人也許會被未經解釋的怪異行為嚇著，有時他們擔心自己做過或可能要做的事會使患者變得更糟。和他們談談他們所擔憂的事並安撫他們是很重要的。

一個有十到十六歲孩子的家庭，和我們分享了他們的經驗：

◆不要假設你知道年輕人在想什麼。
◆孩子，甚至是幼兒，也會憐憫、難過和同情。
◆多跟孩子談談家裡發生的事情。
◆這種疾病的影響在送患者去住療養院之後還會存在許久，因此要繼續和孩子們聚在一起討論。
◆儘量讓所有孩子平均承擔照顧患者的工作，有的孩子可能會覺得不喜歡被倚賴，有的則可能會覺得被排擠在外。分擔照顧工作，能培養孩子的責任感。
◆與失智症患者最親近的家長，要察覺孩子的感受，以及他自己的悲傷和痛苦對孩子可能有多大的影響。有時做父母的也許已經忙得焦頭爛額、自顧不暇，而忽略了孩子的需求。

當家裡有孩子時，最大的問題或許是父母的時間和精力要分給失智症患者和孩子，但這從來都不夠分。為了應付這樣的雙重負荷，**你會需要任何一點可得到的協助（其他家人的協助和社區資源），以及用以重整情緒和體力的休息時間**。你或許會發現自己若不是忽略孩子就是忽略「孩子氣的」（或要求苛刻的）患者，因而進退兩難。

當患者的情況惡化，你的困境或許會更兩難。持續退化的患者也許需要愈來愈多的照顧，所造成的擾亂也許會大到讓孩子覺得待在家裡不舒服。你或許在身體和情緒上沒有足夠的精力去滿足孩子（或青少年）和患者的需求，在這種環境中長大的孩子可能會因此受不少苦。

為了讓孩子有更好的家庭環境，你或許會痛苦地做出決定，把失智症患者送去長期照護機構。如果你面臨這個抉擇，你和你的孩子需要討論該做些什麼，談一談其他選擇對每一個家人的影響分別是什麼。「我們看電影的錢變少了，但我們不會每晚都聽到爸爸在家大喊大叫。」「我們必須搬家，而你必須轉學，但你以後就可以請朋友來家裡玩了。」避免讓孩子覺得這樣的安排只是為了考慮他們的需求，要讓他們知道，這是考量了每位家人的需求後所做出的最好選擇。

在這種時候，來自醫生、神職人員或諮商師的支持會很有幫助。家屬們往往在知道自己是有人支持的時候更容易做出決定。

## 留心青少年的反應

十幾歲的孩子也許會因為失智症患者的「奇怪」行為感到尷尬而不願意帶朋友回家、反感患者對你的苛求，或是因為患者不記得他而感到受傷。不過，也有些青少年特別有同情心、支持力、責任感和無私，他們往往有未受俗世汙染的博愛精神和慈善之心。當然，孩子們也會感到五味雜陳——就像你一樣，因而看到所愛之人如此劇烈的改變而悲傷，同時還可能覺得忿恨或難為情。矛盾的感覺導致矛盾的行為，其他家人往往對此感到很難理解。不管家裡有沒有發生問題，青少年時期對年輕人來說本來就可能不太好過，但很多成年人在回首從前時都發現，分擔家裡的問題有助於他們變得成熟。

要確定你家裡的青少年子女了解失智症的本質，以及家裡所發生的事。坦白告知並溫和地解釋家裡的事是有很幫助的，為保護孩子而隱瞞通常沒多大好處。讓青少年參加家庭討論、互助團體和有專業醫護人員參與的會議，使其明白事情的全貌。

趁你尚未精疲力竭、變得愛發脾氣時，暫時放下失智症患者，以維持和青少年子女的良好關係，傾聽孩子的興趣。記得，在這種疾病、這種情況之外，孩子還有自己的生活要過，想辦法為你的孩子及其朋友安排一些不受患者打擾的空間。要記得你可能會因為所承擔的一切而比較容易失去耐性或情緒化，暫時卸下照顧之責休息一下，也許有助於你對孩子更有耐心。

**當孩子的祖父母搬進家裡時，重要的是讓祖父母和孩子都知道這個家是由誰來立規矩、誰管孩子**。當老人家變得健忘，要讓孩子知道你希望他們怎麼做，才能避免類似的衝突：「奶奶說我不能約會」或「爺爺叫我把電視關掉」。事先知道你該做何反應，對你和你的孩子來說會更好過。

如果失智症患者有十幾歲的子女，這些孩子等於是在人生關鍵時期中失去了爸爸或媽媽，同時還必須應付這個疾病及其所帶來的永無止境的問題。如果健康的家長因為太過悲傷或為了全力照顧患者而忽略孩子，孩子可能會覺得連那個健康的爸爸或媽媽也失去了。

在這種情況下，你面臨的是幾乎無法克服的負擔，你必須安排足夠的協助來維持自己的身心健康，以及持續照顧好你的孩子。由於青少年在和父母以外的局外人討論自己的問題時往往比較自在，所以你可以請一位親戚、老師或教練等來擔任這個「特殊朋友」的角色。有些失智症或阿茲海默症協會、分會有專門為年輕人設立的互助團體；還有些關於失智症的書和網站是專為兒童和青少年設計的，但在把這些資源給孩子前，你一定要先瀏覽過。

CHAPTER

12

# 照顧失智症患者對你的影響

有家屬跟我們說，他們在照顧失智症患者時內心經歷了很多感受：難過、沮喪、孤單、憤怒、罪惡、無助，他們也感到疲憊和憂鬱，但也有覺得充滿希望、滿足、和自己所愛的人更親近的時候。在面對慢性疾病的現實時，有情緒上的困擾是正常且可理解的，但有時失智症患者的家屬會發現自己被情緒壓得喘不過氣來。

人類的感情很複雜且因人而異。在這一章裡，我們儘量不過度簡化感受或提供簡化的解決方法，我們的目標在於提醒你，**經歷這許多情緒並不奇怪**。

## 你可能會有的情緒反應

每個人處理情緒的方式都不同，有的人對每一種情緒的感受都很強烈，有的人則否。有時候，有人會認為某些情緒是不被接受的——他們不應該有某些情緒，如果有，他們覺得不可能有人能理解；有時候，他們會覺得只有自己有那樣的情緒。

人的情緒有時是錯綜複雜的，可能同時對某個人又愛又恨，或是既想把患者留在家裡，又想把他送去住宿照護中心或療養院。**這樣矛盾的情緒看似沒有道理，其實卻非常普遍，但人們常常沒意識到自己有如此矛盾的複雜情緒**。

有時候，人們會害怕強烈的情緒，或許是因為那很令人不舒服，或許是他們害怕自己會匆促行事，或許是他們擔心別人會怎麼看他們。這些對各種情緒的反應都很正常，事實上，我們大部分人都曾在某個時候有過類似的反應。

我們不相信有處理情緒的「正確」方法，我們認為，認清自己的感覺和了解為什麼你會有那種感覺是非常重要的，**因為感覺會影響判斷力**。一個人認不清或不承認的情緒，會以當事者不明白或未意識到的方式影響他所做的決定。**你應該（對你自己和他人）承認、認清自己的情緒，但你可以選擇何時、何地和是否要表達你的感受，以及是否要依據那些感受來採取行動。**

人有時會擔心不把感受表達出來可能會引起「與壓力有關的」疾病。假設你知道自己常常因為失智症患者的某個行為而生氣，但你決定不對他大吼——因為那只會讓他的行為更糟，那麼，這會讓你偏頭痛、高血壓或起疹子嗎？人們普遍認為壓抑情緒不表達出來有損健康，但實際上並沒有多少證據支持這件事——偏頭痛、高血壓和焦慮等毛病的成因其實相當複雜。和醫生談談你能靠哪些方法來照顧自己的情緒，例如運動、放鬆、冥想和瑜伽。我們相信，當照顧者認清和承認失智症患者的惱人行為只是疾病的症狀時，照顧者便不會感到那麼挫折和憤怒，也能將患者照顧得比較好。

請記住每個人和每個家庭都不同，你也許不會有我們討論到的這些感受。討論這些感受是為了協助那些感覺到憤怒、失意、疲憊或難過等等的家屬。你不用閱讀所有資料，可以只參考你覺得對自己有幫助的部分。

## 憤怒

感到挫折和憤怒是可以理解的：你氣忿這種事情發生在你身上，你氣忿自己必須照顧患者，你氣忿別人似乎都不幫忙，你氣忿失智症患者的惱人行為，你氣忿自己被困在這個局面裡。有些失智症患者的行為極為惱人，簡直無法與之一同生活，你感到憤怒，甚至偶爾因此大吼大叫或跟人爭執，這些都是可以理解的。

帕倫波太太覺得不該對她先生發脾氣，他們的婚姻美滿，也知道他是因為生病了才無法克制自己的行為。她說：「我們一起到兒子家吃晚餐，其實我在媳婦面前從未自在過，我也不認為她了解喬伊。我們才進門，喬伊看了看四周便說：『我們回家吧。』我試著和他解釋說我們要留下來吃晚餐，但他只是說：『我向來不喜歡這裡，我們回家吧。』」

「我們坐下來用餐，每個人都很緊張。喬伊不和任何人說話，也不願意把帽子摘下，晚餐一結束他就要走。我媳婦走進廚房裡把門關上，把碗盤丟得乒乓響。我兒子把我叫到書房裡，喬伊則是一直吼道：『趁她還沒毒死我們之前，趕緊離開這裡吧。』」

「我兒子說我的人生被他爸爸給毀了，爸爸沒理由那麼做，那不是生病，而是愈老愈惡毒。他說我必須想個辦法。」

「然後我們坐上車回家，一路上喬伊都在嚷嚷我開車有多糟，他一直都這樣。我們一到家，他就問我現在幾點了。我說：『喬，拜託，安靜點，去看電視。』然後他說：『妳為什麼都不跟我說話？』然後我開始對他大吼大叫，一直吼，一直吼。」

類似的情節能把最有耐性的人都逼瘋，而且它們好像總是在我們最疲倦時上演。最惱人的事有時都看似小事——但小事情會日復一日地愈積愈多。

傑克森太太說：「我向來和我媽處不好，自從她搬來和我們一起住，情況變得更糟了。她會在三更半夜起床，然後開始打包行李。我被吵醒後跟她說：『媽，現在是大半夜。』然後我試著向她解釋她現在和我住，但同時我又一直在想，我要是睡不好覺，明天上班就慘了。」

「她說她要回家，我跟她說她住在這裡，我們每天半夜兩點都會吵架。」

有時候，失智症患者可以把某些事做得很好，但似乎不願意去做其他幾乎一模一樣的事；或者，患者會在別人的要求下做某件事，但當你叫他做的時候他便不做了。當你覺得患者可以做得更多或只是為了「故意氣你」才那麼做時，便很容易感到火冒三丈。例如：

葛拉罕太太說：「她在我妹妹家裡可以把盤子疊好和擺餐桌，但在我家時她不是拒絕做，就是做得一團糟。現在我認為那是因為我在上班，而她知道我回家時已經很疲倦了。」

失智症患者的主要照顧者常常覺得其他家人幫的忙不夠、愛挑剔或不願意常來探望。這些感覺會滋生許多的忿恨。醫生或其他專業人員偶爾也會惹毛你，有時你對他們的憤怒是情有可原的，有時你或許知道他們已經盡力了，但你還是感到生氣。

有宗教信仰的人也許會質疑上帝怎麼能讓這種事發生在他們身上。他們或許覺得向上帝發脾氣是一種罪，也或許他們害怕自己會喪失信仰。這種感覺也許會在他們最需要的時候，剝奪了信仰所提供的力量和寬慰。不過，和這類問題纏鬥，是信仰經驗的一部分。

一位牧師說：「我懷疑上帝怎麼能這麼對我。我雖不完美，但我已盡力做到最好，而且我愛我妻子。但我並沒有權利質疑上帝，對我來說，這才是最難的，一定是我太軟弱了，所以才會質疑上帝。」

千萬不要讓別人令你覺得對上帝生氣是罪惡的。在很多深具意義及思考性的文章中，都有討論到這種對上帝感到憤怒的感覺或質疑上帝怎能讓這種事情發生。有很多人都為類似問題感到掙扎，你可以誠實地和你的牧師、神父、伊瑪目或拉比談談，這會讓你感到寬慰許多。

記住，**在面對伴隨失智症而來的負擔和失落時，憤怒是很人性的表現**。

向失智症患者表達你的憤怒往往會令其行為更糟，他的病也許使他無法以理性的方式回應你的憤怒，你或許會發現，當你找到其他方法來處理問題和你的挫折時，患者的行為便改善了。處理憤怒的第一步，就是知道你能合理地期望失智症患者什麼，以及造成他惱人行為的大腦裡到底發生了什麼變化。如果你不確定患者是否能停止那樣做，可以問問醫生或其他健康專業人員。例如：

一位職能治療師發現，葛拉罕太太的妹妹有一臺舊洗碗機是她媽媽生病前操作過的，而葛拉罕太太的洗碗機是新型的，她媽媽學不會如何使用，因為她的腦損傷讓她連學習簡單的新技能都做不到。

從改變環境或日常生活習慣著手，或許能改掉患者惱人的行為，不過，光是知道那些令人不快的行為是疾病所造成、非患者所能控制的，應該就足以令人感到寬慰。

**想想對患者的「行為」生氣和對患者「這個人」生氣二者的差別，通常會有幫助**。他們生病了，往往無法抑制自己的行為，那些行為當然可能很令人火大，但卻非針對你而來的。**引起失智症的疾病可能令患者無法蓄意冒犯，因為他已經喪失理解自己的行為會造成何種衝突的能力**。帕倫波太太的先生並不是故意要羞辱他的家人P307~308，他的行為是疾病的結果。

知道其他家屬和專業照顧者也會遇到相同的問題，往往也會有幫助。

庫爾茲太太說：「我不想送我先生去日照中心，但我還是做了。發現我先生不停地質疑讓專業人員也很火冒三丈給了我很大的幫助——原來不是只有我才會生氣。」

很多家屬發現，和其他家屬一起討論自己的經驗，能讓他們沒那麼挫折和焦慮，這就是參與互助團體的主要好處之一。有時候，為你的挫折找其他發洩的出口會有幫助：找個人談談、清理櫃子或除草——任何你曾經用來應付挫折感的事都可以。做些激烈運動、花久一點的時間散步、打電話給朋友、做有益於身心的休息或花幾分鐘放鬆，都可能對你有幫助。

## 尷尬

有時候，失智症患者的行為症狀令人覺得尷尬，而陌生人往往不明白是怎麼一回事。

一位先生說：「在雜貨店裡，她一邊前進，一邊像個幼兒一樣不停地把東西從貨架上拿下來，大家都在看她。」

・・・

一個女兒說：「每次我們幫媽媽洗澡時，她都會把窗戶打開喊救命。我們要怎麼跟鄰居解釋呢？」

這類經驗很令人尷尬，然而，**當你與其他失智症患者的家屬分享你的經歷時，你的大部分尬尷可能就會消**

**退了**。在互助團體中，家屬們往往發現他們可以笑著談論這些事。向鄰居解釋通常能得到他們的諒解，你的鄰居可能也有熟識的人罹患了造成失智症的疾病。雖然大眾大都知道有阿茲海默症這種疾病，但許多錯誤的觀念仍然存在，你可以趁此機會向鄰居解釋這種疾病和它所引發的行為。

偶爾可能有神經大條的人問些無禮的問題，像是「為什麼他那樣做」或「她哪根筋不對了」，有時簡單地回答「你為什麼這麼問」是最好的。

一位很有勇氣的先生說：「我仍會帶我太太到外頭吃晚餐，我不喜歡煮飯，而她喜歡外出用餐。我不會去理會別人的目光，這是我們一直以來喜歡一起做的事，到現在還是這樣。」

有些家庭寧願「把問題留在家裡」，這對有些人來說也許是最好的，但朋友和鄰居通常知道問題的存在，如果你能告訴他們問題在哪裡，他們或許能給予幫助和支持。我們建議**對於發生的事抱持開放的態度**，造成失智症的疾病是那麼令人難以招架，我們幾乎不可能獨自應付，也**不該讓失智症汙名化**。

## 無助

在面對引起失智症的慢性病時，家人常會覺得無助、軟弱或意志消沉，當你找不到了解這類疾病的醫生或其他專業醫護人員時，這些感受往往會更加嚴重。

我們發現，失智症患者及其家人擁有許多能幫助自己克服無助感的資源，雖然你不能治癒疾病，但也絕非無助，有很多方法可以改善患者及其家人的生活，可以從以下幾方面著手：

◆當你必須同時顧及每一件事時，情況往往會更混亂，不如著眼於你能改變的小事上。
◆主動去了解疾病的相關資訊，閱讀並談談別人處理問題的方法。
◆和有類似問題的家庭談一談。網路上有聊天室和論壇，你可以看看別的家庭所發生的問題，也談談你自己遇到的問題。此外，許多照護機構、社會服務機構和各地的失智症或阿茲海默症協會、分會都有固定聚會的互助團體。
◆參與交換資訊、支持性研究並與他人維持友好關係。
◆暫時放下照顧的責任，休息一下——即使只有幾小時。
◆和醫生、社工、心理治療師或神職人員討論你的感受。

## 罪惡感

**常有家屬覺得有罪惡感**：因為他們過去對失智症患者的所作所為；因為患者奇怪的行為而感到窘困；因為忍不住對患者發了脾氣；因為暗自希望不用負擔照顧的責任；因為有過送患者去療養院的念頭；或是因為許多其他理由，有小有大。例如：

「我媽媽的病毀了我的婚姻，我一直無法原諒她。」

•••

「我忍不住對迪克發脾氣，還打了他一巴掌，但我知道他失智了，他控制不了自己。」

你或許會因為暫時放下失智症患者去和朋友相聚一段時光而有罪惡感，尤其是當患者是你的配偶、而且你們一向做什麼都幾乎在一起時。

你或許隱約有罪惡感，但不明白原因。有時候，人們覺得是失智症患者讓他們有罪惡感，「答應我你絕對不會送我去療養院」或「如果你愛我就不會那麼對我」，失智患者可能會說這些話讓你心懷罪惡感。

當你必須做某件事而奪走患者的獨立性，也可能會讓你有罪惡感。阻止患者開車或獨居，是家人難以採取的行動。照顧失智症患者常令人們感到罪惡，是因為他們往往被迫替以前完全能靠自己做決定的人下決定。

當你覺得是時候送患者去住宿照護中心或療養院時，也可能會產生罪惡感，把你可能繼承到的錢財花在這種用途上，也許會令你更加怨忿。很多家庭都經歷過這種兩難，但心懷罪惡感並不會使情況變好。

當與我們關係密切、但我們一向不喜歡的人罹患失智症時，有時我們也會有罪惡感。

「我向來不喜歡我媽，而現在她得了這種可怕的病。要是我能趁還可以的時候多跟她親近就好了。」

家人有時候會問，是不是他們做了什麼或沒做什麼才導致失智症。當患者的情況惡化時，照顧者可能會覺得是自己的責任。你或許認為要是能多花點時間陪患者或讓患者多活動，他的病情就不會變得那麼糟；你或許覺得這種情況是手術或住院治療「造成」的。

罪惡感的問題在於，當這種感受背後的原因沒被釐清時，會防礙你對未來做出思緒清晰的決定，以及防礙你替患者和其他家人做應該做的事。當你能認清這些感覺，它們便不再出人意料或難以應付。

首先是要承認，罪惡感是一種問題，**當罪惡感會影響你的決定時，它就是個問題**。假如你正受到罪惡感的左右，那麼你必須決定：是要一腳踏入罪惡感的陷阱裡原地打轉？還是告訴自己「過去的事不必再提」，然後繼續往前走？舉例來說，沒有辦法可抹去你過去從沒喜歡過你媽或你對失智症患者大吼過的事實，但罪惡感會讓我們一直試圖彌補從前的事，而非接受它是既成的事實，根據目前的情況做最好的決定和規劃。

丹瑟太太向來不喜歡她媽媽，她一有能力就從家裡搬出去住，只在一些特殊情況下才打電話回家。她媽媽得了失智症後，她把媽媽接來一起住。那位腦袋不清的女士把女兒家搞得天翻地覆，每夜都會吵醒大家，孩子們也焦慮不安，丹瑟太太簡直身心俱疲。然而，當醫生建議送媽媽去療養院時，丹瑟太太只是變得更焦慮，雖然送媽媽去住療養院顯然對大家都好，但她就是做不到。

當一段關係裡的罪惡感未被承認，它可能對你的行動產生破壞性的影響。當你開始照顧一位慢性疾病患者時，這或許是你對自己坦承不喜歡某人的好時機，你仍可選擇是否要照顧或尊重這個人，而不用受到喜不喜歡他的影響。我們無法控制自己喜歡誰或愛誰——而且有些人就是不討人喜歡，但我們的確可以控制自己怎麼對待他們。當丹瑟太太能面對她不喜歡自己母親並因此而有罪惡感時，便能看清自己一直忽略自己的感受而在做自己「覺得正確」的事，這層領悟能讓她接受她本意良善的努力已然失敗，著手為媽媽安排一間好的療養院，才是對所有人最好的決定。

當患者說類似「答應我你不會送我去療養院」的話時，要記住有時患者沒有能力為決定負責，當這種情況發生時，**你應該根據你的責任（而非罪惡感）儘可能做出最好的決定**。

並非所有的罪惡感都是重大議題所引起的，有時你也許會對小事情懷有罪惡感——你在疲憊時對失智症患者發脾氣或凶他。說「我很抱歉」往往能一掃怨懟，讓你們倆都感覺好些。由於記憶受損的關係，患者往往會比你更快忘記不愉快的事。

如果你擔心是自己造成患者生病或使病情惡化，比較有幫助的做法是盡力去了解疾病，並和醫生討論患者的病情。一般說來，阿茲海默症是一種漸進式疾病，你或醫生都不能阻止它的進展——事實上，引起失智症的大部分疾病都不可能被阻止或逆轉。讓患者多活動並不能阻止這種疾病的惡化，但能幫助患者多運用他們仍保有的能力。患者的情況也許在一次生病或住院之後開始變得明顯，但經過精密的檢查後往往會發現，疾病早在幾個月或幾年之前便開始了。

如果你覺得自己做的事是不對的，請記住，**為了失智症患者的安康，除了照顧患者之外，讓你的人生有意義且充實圓滿也很重要**。休息和朋友的陪伴，能幫助你繼續前進。

**當罪惡感阻撓你做出思緒清晰的決定時，把事情全盤向了解狀況的諮商師、神職人員、密友、其他家人或其他失智症患者的家屬傾訴**，可能有助於繼續往前走。知道大部分的人也在做和你類似的事，能幫助你理性看待那些令你不得安寧的罪惡感。假如在盡了一切所能之後，你仍然覺得被罪惡感擊垮，那或許是憂鬱症的徵兆，本章稍後會討論到照顧者的憂鬱，以及該如何應付P319～320。

## 歡笑、愛與喜悅

造成失智症的疾病不會突然終結患者感受愛、喜悅或歡笑的能力。儘管生活看似充滿疲憊、挫折或悲傷，但讓你變得更開心的能力並沒有消失。在麻煩的面前，快樂似乎無處容身，但事實上，快樂總是在意想不到時冒出來，這一點反映在「醫療使命修女」米莉安・特瑞絲・溫特（Miriam Therese Winter）所寫的歌裡：

我看見窗前的雨滴，
喜悅就像雨一樣。
歡笑觸碰我的痛苦，
悄然溜走卻又再次到來，
喜悅就像雨一樣。

歡笑也許稱得上是份禮物，幫助我們面對困難時保持明智。對失智症患者所犯的錯誤感到好笑並沒有什麼不對，他甚至能分享你的歡笑——即便他不確定什麼事這麼好笑。幸運的是，**愛不需仰賴心智能力**，你只要把注意力放你和其他人仍可與患者分享情感的方式上。履行責任的感覺也可以成為喜悅的來源；研究顯示，許多人報告說，能經由照顧有障礙的患者來表達並實踐心裡的愛和承諾，令他們感到開心。

憤怒、挫折和疲憊的感覺，往往會與愛和滿足等正向的感覺交織在一起，這點並不令人意外，因為像失智症這樣的疾病有許多在痛苦與絕望期間仍存在愛和喜悅的例子。

## 悲傷

當患者的疾病惡化且行為改變時，你或許覺得失去了重要的夥伴和一段關係，你或許會悲傷地想念他們「以前的樣子」，也或許發現自己覺得難過或喪氣。有時，一點點小事就會令你悲傷或想哭，你或許感覺到淚水和悲傷已在你內心潰堤。這種感覺往往來來去去，所以你時而難過，時而懷抱希望。難過的感覺常常摻雜著沮喪或疲憊，這些感覺都是悲傷的正常部分。

我們常把悲傷想成親人死後的一種情緒經驗，但悲傷是對**失落**的一種自然情緒反應，所以在自己所愛的人罹患慢性病時，有這種感受很正常。

由死亡所引起的悲傷也許在剛開始時會令人難以承受，而之後會慢慢淡化；**至於因慢性疾病而引發的悲傷，雖然患者還活著，這樣的情緒卻似乎只會一直延續下去**。你的感覺也許會在期望患者好轉和為不可逆轉的病情憤怒及難過之間不斷變換，正當你認為自己已經適應時，患者也許又發生改變，而你得再次經歷悲傷的痛楚。無論是所愛之人離世的哀痛，還是照顧失智症患者的悲傷，這都和失去了那個你在乎的人的特質有關。

常有家屬說，由於他們必須看著患者因病情惡化而受苦，這樣的失去令他們的悲傷更沉痛。

嘉西亞太太說：「有時候我會希望他死，一了百了，他看起來就像每天都在一點一點地死去。當新的狀況發生時，我覺得我受不了了，等我逐漸適應後，又有新狀況發生，而我只能一直期待——期待新的醫生、新的療法，期待也許會有奇蹟。我感覺我正在情緒跑步機上不斷循環，慢慢耗盡我所有氣力。」

伴隨漸進性失智症而來的某些變化似乎格外令人難以忍受，某些對我們來說象徵所愛之人的特質——像是「她一直是做決定的那個人」或「他就是這麼友善的人」——發生變化時，就可能讓我們難過，這是未接觸實際狀況的人很難了解的感覺。舉例來說，當失智症患者無法說話或無法理解別人對他說的話時，家人或許沉痛地感到失去了他的相伴。

患者的配偶感覺失去了自己原本的伴侶，但實際上卻非真的單身，這會造成一些特殊的問題，我們稍後會在「身為一個孤單的配偶」[P329~332]中討論到。

另一個難題是，伴隨死亡而來的悲傷能被社會理解和接受，但伴隨慢性疾病配偶而來的悲傷卻往往被朋友和鄰居誤解——尤其是失智症患者有時從外表看起來一切無恙時。別人也許會對你說：「你先生還在就要感恩了！」「要勇敢面對啊！」

悲傷沒有特效藥。或許你會覺得**向其他同樣生活在失智症悲劇的人傾訴或多或少能緩解悲傷**，或者你可能會覺得應該把難過和悲傷留給自己，不要徒增他人的負擔。然而，向朋友、教友、互助團體的參與者和其他失智者的家屬分享這些感受會令人感到寬慰，也能讓你得到你用來繼續照顧退化中的患者所需要的力量。

## 憂鬱

憂鬱是一種難過和洩氣的感覺，有時我們很難區分憂鬱和悲傷、憂鬱和憤怒、憂鬱和擔憂。慢性病患者的家人常常日復一日地生活在難過、憂鬱、洩氣或情緒低落之中，偶爾甚至會對事情感到麻木或變得無精打采。憂鬱的人或許也會感到焦慮、緊張和煩躁，有時會沒有胃口，並出現睡眠障礙。憂鬱的經驗會讓人很痛苦——我們會覺得沉痛至極，希望能從難過的感受中解脫。

引起失智症的漸進式疾病會對家屬的情緒產生負面的影響，這就會讓人情緒低落。諮商有時有助於減輕憂鬱，但無法改變令你憂鬱的情境——它只能幫你應付憂鬱。許多家屬發現，和互助團體中的其他家屬分享經驗和情緒會有幫助，也有人發現，最好能暫時放下失智症患者，花點時間享受興趣或做些喜歡做的事。當你得不到足夠的休息，疲憊也許會令你的沮喪感更深。找些援助讓自己能獲得休息，這或許能讓你開心些，但洩氣和憂鬱的感覺如果仍跟著你，也是可以理解的。

有些人憂鬱的程度遠遠超出了由長期照顧所導致的、可理解的沮喪或失落。如果你或你的家人發生了三三八至三四一頁裡所列出的任何狀況，一定要找一位能幫助你或能將你轉介給諮商師的醫生。這些專業人士能給予你極大的幫助。

照顧者有時會用酒精、鎮靜劑或安眠藥來支持自己撐下去，酒精或藥物可能會增加你的疲勞和憂鬱，也可能耗盡你僅剩的一點能量。如果你發現自己有這種情況，你並不孤單，許多照顧者都會這樣做，**重要的是你現在就要尋求協助**（見十三章）。

## 孤立無援與感到孤單

有時候家屬會覺得自己獨自面對照顧的壓力。當我們說：「寫下你對獨自面對這種事情的感覺。」一位太太的回答是：「絕望。」當能和你分享事情的人不再能與你產生共鳴時，你也許會感到非常孤單。

這是一種很淒涼的感覺。我們都是獨立的個體，沒有其他人能真正理解另一個人正在經歷些什麼。當人們面對失智症時，孤獨感並不罕見。要和別人（家人、朋友和其他失智症患者的親友）保持互動，這能讓你覺得沒那麼孤單，和他們分享經驗有助你於了解別人也有類似的孤單感受。當然，你也許會覺得那永遠無法取代你和失智症患者曾有過的關係，但你會慢慢發現，朋友和家人也能給你愛和支持。

## 擔心

誰不會擔心？若要列出我們會擔心的事，可能每個人都能寫上好幾頁，而且其中有些也許很嚴重。擔心是需要應付失智症的家庭的日常生活寫照，而且擔心往往還會結合憂鬱和疲憊，然後在相互影響下變得更糟。每個人都有自己應付擔心的方法：有些人面對再嚴重的問題都不以為意，有些人連瑣碎的小事都煩惱不已；我們大部分的人是處於這兩者之間。我們也都知道，晚上擔心到睡不著覺是無濟於事的，只會讓我們更疲倦。擔心是難免的，但假如你的擔心太過火，就需要想想其他辦法來解決你的問題。

一位女士在生活中遇到一些真實且很可能發生的可怕事情，她是用這種方式來看待事情的：「我問自己最糟的狀況可能會怎麼樣，我們可能因為沒錢而失去我們的房子，但我知道人們不會讓我們挨餓或無家可歸。一旦我想過最最糟的狀況，我好像就不那麼擔心了。」

## 懷抱希望與面對現實

當你在和患者的疾病奮鬥時，你也許發現自己在追逐每一個可能治療的希望，有時又覺得洩氣和被擊垮。你也許發現自己無法接受醫生帶來的壞消息，於是花了對你和失智症患者來說很大的代價去尋求第二、第三、甚或更多醫療意見。你也許發現自己拒絕相信有任何事情不對勁，甚至發現自己在沒有什麼事情好笑時咯咯亂笑或表現得像個蠢蛋。這些都是正常的，通常是大腦在努力解釋某件我們不願意發生的事時的部分過程。

當然，忽略問題有時可能會置失智症患者於危險當中，例如，當他已不能安全駕駛或獨居時仍放任他這麼做。尋求許多醫療意見也許會徒勞無功、令人身心俱疲且代價昂貴，但有時尋求第二意見卻是明智的。許多患者的家屬都有希望與氣餒交雜在一起的經驗，當專業人士給予的意見出現矛盾時，這個問題就更複雜了。

多數的家屬都在希望和現實之間找到他們可以接受的合理妥協。你要怎麼知道該怎麼做？

我們知道的是，或許離研究上的重大突破還有很長一段路要走，但我們或許已經很接近了。這個世界上確實有奇蹟，但不常發生。

問問你自己是否看了一個又一個醫生，只希望能聽到好消息？如果你的反應只是令情況更困難，甚至為失智症患者帶來風險，你就必須重新思考你做的事。你是否無視患者的大腦損傷？患者會因為繼續開車、煮飯或獨居而陷自己於險境嗎？

把失智症患者托付給你信任的醫生或記憶診所醫治，確定對方很了解失智症，也跟得上目前的研究。別相信「偏方」，要知道那些消息也許被誇大或缺乏詳細的說明。請讓自己了解合法研究的進展，許多老年研究、失智症或阿茲海默症的研究單位或協會都是取得優質資訊的資源。

## 當你失控且不當對待患者時

「有時候我真的受不了，我太太讓我很不好過，她一直跟我講某件事，同樣的事講了一遍又一遍。我只好把她綁在椅子上，然後自己出門去散個步。我覺得這樣做很糟，但我實在受不了了。」

•••

「我媽會一直抓身體的某個部位直到流血，醫生說必須阻止她這種行為，我什麼方法都試了，直到有一天，我想我是突然間崩潰了：我抓住她一直搖，對她大喊大叫。她只是看著我，然後哭了起來。」

•••

「我從沒打過我太太，但我真的會被她氣到瘋掉，我好怨恨她。我跟她說，如果她再不規矩點，我會送她去療養院，她聽到後哭了。我知道她無法控制自己的行為，但我也不知道自己為什麼會那麼說。」

照顧人很困難，承受著十分龐大的壓力，因此感到挫折是可以理解的。也許你發現自己打了你所照顧的人或對他吼叫，也許你對自己說過這種事絕不會再發生，但不知怎麼地它還是發生了。

忍不住發脾氣本身並不可怕，但它是**你需要協助以減輕負擔**的警訊。照顧者發脾氣很常見，對患者大吼大叫也很普遍，但你應該把它當做警訊，它顯示你的挫折正在累積。**打、推撞、搖晃患者或把患者綁起來，都是你失去控制的跡象，這表示你需要協助**，即使這種事只發生過一次，那也是個危險的訊號。

你也許需要定期給自己放個假，你也許需要找個人聊聊你的挫折感，你也許需要把全職的照顧之責交給別人，像是輔助生活住宅或療養院。如果你忍不住發脾氣，做了你但願自己從沒有做過的事，請你**一定要**去尋求協助。繼續默不作聲地孤立自己，對患者並不好，甚至對他來說是種虐待。

請聯繫最近的失智症援助機構，接聽電話的人或領導互助團體的人大都聽過很多類似的問題，或是他們親身經歷過這一切。多數人都能了解，也會幫助你尋找看護或其他的外在協助（參見第十章）。

不是每個人都有能力做全職的照顧者，如果需要照顧的患者是你不喜歡或曾經虐待過你的人，你也許會對照顧他有很複雜的感受。**有時候你所能做到最負責任的事，便是認清應該由別人來提供患者的日常照料**。

## 你可能會有的身體反應

### 疲憊

照顧失智患者的人往往會很疲勞，因為他們一整天下來沒有得到足夠的休息，而疲勞可能加重憂鬱的感覺，同時，憂鬱也會令人感覺更疲勞。

一直感到疲勞是許多照顧失智症患者的人的共同問題，儘量用些小方法來幫助自己不要太累。

李文太太說：「他會在半夜起來，戴上帽子，坐在沙發上。我以前會為了讓他回到床上睡覺而把自己累壞，現在我就讓他坐在那裡。如果他想穿著睡衣戴帽子，那無妨，我用不著擔心那種事。以前我也會認為我必須一年擦兩次窗戶、每週要清潔一次廚房的地板，現在我不再那麼做了，我必須把精力放在其他的事情上。」

讓失智症患者在晚上睡覺，或是雖然醒著但至少是安全的，這對你的健康來說很重要P202~206。**如果夜裡常常需要起來，白天還要照顧患者一整天，你的身體會吃不消，這樣你絕對無法做好每天的例行工作**。我們知道你不可能每次都能得到充分的休息，但你應該要清楚自己的極限，我們在這本書裡一直建議你要想辦法避免讓自己徹底的筋疲力竭。

## 生病

生病往往隨著憂鬱和疲憊而來，失意和疲倦的人似乎比其他人更常生病，而身體不舒服的人也更容易疲倦和失意。當有人仰賴你照顧時，一旦你生病，就可能會變成嚴重的問題。當你感冒的時候，誰要來照顧失智症患者？也許還是你。你或許覺得別無選擇，只能拖著疲憊的身軀勉強做下去，並祈禱自己不會累垮。

**我們的身體和心靈不是分離的，它們對彼此都有極大的影響**。這兩個部分結合起來才構成一個完整的人，而完整的人在同時得到身心的照顧下比較不容易生病——但仍舊不是刀槍不入的。

你要儘量減少疲勞並得到充分的休息，飲食要均衡，還要做適量的運動。為自己安排一個假期或找個時間暫時卸下照顧者的角色。不要用酒精、藥物或暴飲暴食來虐待自己。請專家（一個好的醫生）定期檢查你是否有潛在的毛病，像是高血壓、貧血和癌症。一個人即使沒有其他嚴重的毛病，也很少能盡自己全力來維持良好的健康，當你長期照顧一個慢性病患者時，往往更沒有時間、精力或金錢做些什麼，你最常犧牲的就是自己。但是，為了你自己，也為了失智症患者，你必須儘可能維持健康。

## 性生活怎麼辦？

在有這麼多迫切擔心的事（慢性疾病、財務煩惱等等）時還想到你自己的性需求，似乎有點神經太大條，不過，人終其一生都有被愛與被撫觸的需要，而性是人的天性之一，它值得被考慮。有時候，性的確可能變成失智症的一個問題，但有時它仍是夫妻能共享的樂事之一。本節是為在這方面有問題的夫妻而寫，請不要誤以為它是一定會發生的問題。

### 如果你的配偶失智了

即便到了如今，大部分的人（包括醫生在內）談到性時都還是會不自在，尤其是當它牽涉到老年人或失能者。這種尷尬，再加上對人類性行為的錯誤觀念，可能讓失智症患者的配偶或伴侶有苦難言。很多談性的文章一點用也沒有，這個話題往往也無法跟朋友討論，就算有人鼓起勇氣請教醫生或護理師，他們也可能會迅速轉移話題。

其實，**性的問題就跟許多其他問題一樣，在得到正視和向了解的人談過之後，往往會更容易面對。**

患者的配偶也許會發現，當兩人關係中的許多方面都急劇改變時，根本不可能享受性愛。對許多人而言，性只有在兩個人各方面的關係都良好的情況下才可能美好，例如，你也許無法跟一個不再能跟你談話的人歡好，畢竟跟一個改變那麼多的人做愛似乎「有哪裡不太對」。

當你被照顧失智症患者的工作壓得喘不過氣來，而感到疲倦和沮喪時，你也許對性完全失去興致。失智症患者有時會沮喪、悶悶不樂，也對「性」沒興趣，假如這種情形發生在確診失智之前，它可能會被誤解為兩人的關係出了問題。

你也許會覺得要跟你必須提供生理照料的人做愛並不自在。

腦機能障礙者的性行為有時會變得令伴侶難以接受或應付。當患者無法記住事情超過一分鐘以上時，他們也許仍能做愛或想做愛，卻會在性事結束後幾乎立刻忘了它，這會令他們的另一半感到心碎和孤單。如果你有幾次這樣的經驗，可能會永遠都不想碰這方面的事。

你日復一日全天候照料的患者有時會說：「你是誰？你在我床上做什麼？」這話可能很傷人。記憶喪失有時也可能造成過去溫和又體貼的人忘記性愛的美好前戲，這也可能讓另一半感到洩氣。

腦損傷或腦部方面的疾病，偶爾會使患者變得一直想著性愛，或在性愛方面的需求變多，這種情況最常見於額顳葉失智症P414~415。當一個在其他方面需要這麼多照顧的人頻繁地求歡時，配偶可能會難以招架和接受。雖然這個問題很罕見，但一旦真的發生了，這通常很難治療，藥物很少有幫助，都常只能用來使患者鎮靜一些而已。

如果問題一直持續下去，你應該考慮把患者安置到家以外的地方。當失智症患者的性行為改變時，很可能與腦損傷或腦創傷有關，所以那不是患者所能控制的，他不是有意犯冒你們倆的關係。

人們最懷念的往往不是性行為本身，而是兩人之間的撫摸、擁抱和情感交流。有時候，健康的配偶會為了務實的理由而選擇分房睡；有時候，原本深情的伴侶在罹患失智症後便不再接受感情。

畢沙先生說：「以前我們睡覺時總是會觸碰對方，現在如果我如果伸手抱她，她會躲開。」

關於性的問題能怎麼辦呢？

就像其他許多問題一樣，沒有簡單的回答。

重要的是，你需要從你配偶的醫生那裡了解到腦損傷的特質，以及它如何影響到性和其他方面的行為。假如你需要為此尋求協助，請確定你所找的是合格的諮商師。性是很敏感的話題，所以有些諮商師不太喜歡討論它，或是可能給予不適當的建議，你要找的諮商師應該要有處理失能者的性問題的經驗，而且很清楚失智症的特質，他們應該很明白自己對於老年人或失能者的性生活的主觀感受。有些很優異的諮商師曾跟許多家屬討論過性的問題，不會對你所說的話感到震驚或意外，但也有些人擺出性事諮商師的姿態，卻讓人感到很彆扭，而你不會想遇到那種人。

## 假如你和失智的父親或母親同住

到目前為止，我們討論的是失智症患者的配偶的問題，但如果你失智的父親或母親搬來跟你住，而你有自己的配偶，那麼你的性生活也可能會受到極大的干擾，進而影響到你們其他方面的關係。你也許累到無法和另一半歡好，或是晚上不再一起出門，於是失去了做愛前的浪漫氛圍。你爸爸或媽媽也許會大半夜地在屋子裡到處遊蕩、把東西弄得砰砰響、敲你的門或大喊大叫；而即使一點點聲響，就可能吵醒你花了許多精神才哄睡的爸爸或媽媽。當你累到無法在乎任何事時，做愛可能變成匆促的交歡，甚至完全停擺。

人與人之間的關係因豐富而美好：一起聊天、一起做事、一起面對困難、一起做愛，一段堅強的關係或許能接受暫時擱置這些事情一陣子，但無法長此以往。重要的是，你得找出時間和精力去維繫這份良好的關係，你要想辦法在你們兩個都沒那麼累時，創造你們需要的浪漫和清靜。

## 規劃未來

規劃未來很重要。失智症患者的病況會隨時間而改變，如果你有所準備，就能減少這些改變帶來的痛苦。有些夫妻會趁兩人都還健康時就討論未來，如果你們能做到這點，日後當你必須為配偶做決定時，就會感覺到比較踏實。協助患者談談未來及想如何分配資產，這會使他覺得他仍能掌握自己的人生，仍能掌控自己生命中的最後幾年，但**若他不想考慮這些事，那就不應該給他壓力**。

家人或許也想討論未來會怎麼樣，但一次討論一點比較好。有時候，思考未來對於有些家人來說太痛苦，那麼你或許必須獨自規劃。以下的事情是你可以考慮的：

◆ 當患者的疾病愈來愈嚴重，連身體也逐漸變得失能時，他會是什麼樣子？
◆ 他會需要哪種照護？
◆ 你能繼續為患者花多少錢？
◆ 在什麼時候你的情緒資源會用盡？

◆你有什麼其他必須考慮的責任？
◆你也有配偶、孩子或工作等會花掉你的時間和精力的人或事嗎？
◆這會為你的婚姻、成長中的孩子或職業生涯帶來什麼樣的影響？
◆你能向誰求助？
◆其他家人能給你多少協助？
◆有哪些照護患者的財務資源可以取得？
◆在支付完照護的花費之後，會剩下多少生活費？為未來做財務規劃是很重要的——尤其是假如你和失智症患者的收入有限時。照顧重症患者的費用可能很高（見第十五章）。
◆照顧患者有什麼樣的法律規定？
◆在照顧失能患者的實體環境上有困難嗎？（你的住處有樓梯，患者到最後會無法應付嗎？你住在不容易進出的公寓大樓裡嗎？你住在離商店很遠的地方嗎？你住的地區有犯罪問題嗎？）

隨著時間的推移，身為照顧者的你也許會改變。你也許不再是這場疾病降臨之前的你，你也許因此放棄了自己的朋友和嗜好，你也許在學習接受這個慢性病的過程中改變了自己的信念或想法。你的未來會怎麼樣？你應該做哪些準備？

## 身為一個孤單的配偶

我們知道夫妻會思考未來及該如何應付關係中的變化，但這並沒有一個「正確」的答案，每一個人都是獨特的，適用於這個人的，不見得適用於另一個人，只有你自己能做決定。不過，在你思考這些事情時，有些因素是你要考慮的。你的婚姻狀態會改變；有時候配偶會覺得他們既不是已婚（因為他們不再像以前一樣能和另一半一起做許多事、一起聊天或彼此依靠），也不是單身。

有些夫妻會發現朋友漸漸疏遠他們，這會讓健康的配偶感到特別煎熬。「成對」的朋友之所以漸行漸遠，往往只因為這份友誼是基於四個人的情誼，但這已經改變了。當你不能再把你的配偶算在內，而且你有照顧對方的責任時，交新朋友可能很難，你或許也不想單獨去交朋友。

你也許要面對一個沒有另一半在身邊的未來。統計數據指出，造成失智症的疾病會減少患者的壽命，你生病的配偶很可能先你而走，或是病情嚴重到需要住進療養院。重要的是，**當只剩你一個人生活時，你必須保有自己的朋友和興趣**。

一位先生依要求寫下和失智症患者一起生活的樣子。他說：「我意識到我是在寫我自己『退化』的故事，我放棄工作好照顧她，我不再花時間在自己的嗜好上，然後漸漸地，我們也不再和朋友聚會了。」

隨著病情的進展，患者需要愈來愈多的照顧，你可能會發現自己放棄愈來愈多的生活來照顧他，和朋友變得疏遠，無暇顧及嗜好，然後你可能發現自己孤獨地守著一個重度腦損傷的人過日子。

在患者嚴重到必須安置到療養院或在他過世之後，你怎麼辦？你「退化」了嗎——變得退縮、沒有興趣、孤單、被消耗殆盡了？在患者漫長的失智過程中，你需要朋友和嗜好來給予你支持，並在照護的生活中轉換一下步調。而且，當只剩下你一人時，你會比以往更需要這些。

即使把患者安置到住宿照護機構或療養院意味著由別人來提供日常照顧，而你多出了更多時間，你也許發現你的煩惱或痛苦仍和以前一樣，並沒有減輕多少。你需要把你花在照護機構的時間限制在合理的範圍內，並有心理準備會有一段調適期，還要妥善規劃重拾興趣以及與朋友往來 P387～392。

非單身卻孤單的問題是真實存在的，配偶之間的關係會隨著失智症的進展而改變。對許多照顧者來說，這段關係仍舊意義重大；對有些人來說，這段關係雖然改變了，但他們仍願意堅守承諾；但對其他有些人來說，它代表可以與另一個人建立起新關係。

一位先生說：「我會一直照顧她，但我已開始約會了，她不再是我娶的那個人了。」

●●●

一位太太說：「這是十分困難的決定。對我而言，罪惡感是最難的部分。」

●●●

另一位先生說：「對我來說，照顧她、信守愛護她的承諾是最重要的事。她的確是不一樣了，但這也是我們婚姻的一部分，我試著把它當成一種挑戰。」

有的人在照顧生病配偶的同時和別人戀愛了，假如這發生在你身上，你可能會面臨自己信念和價值觀上的艱難抉擇。

也許「適合」你的決定就是「正確」的決定，也許你可以和親近的人談談這個問題；而家屬往往發現，他們的孩子和孩子的配偶都非常支持。

並非所有的婚姻都是幸福快樂的。當婚姻不愉快且其中一人已經在考慮離婚，而他的另一半卻罹患失智症時，會讓人難以做決定，這時你需要一位優秀的諮商師幫助你釐清你錯綜複雜的感受。無論如何，萬一你面臨新關係、離婚或再婚的問題，你都不是孤身一人，許多人都面臨過、也解決過相同的困境。

## 當你照顧的對象過世了

當照顧的對象過世了，照顧者的情緒往往很複雜，你也許會有些高興——因為患者的痛苦和你的責任都已結束了，但同時又感到難過。對於失智親人過世，沒有所謂「正確」的感覺，有些人早在很久以前大哭宣洩完了，現在只感到解脫，但也有些人仍然悲傷難當。

找個你信任的人談談或許會有幫助，有時候，把事情說出來能幫你釐清自己的感覺和想法。如果你發現你的感覺會隨著時間而改變，記住，這也是正常的。

當你把大部分的時間和精神都用於照顧患者時（這種情況通常會持續好幾年），在你照顧的人過世後，你也許會發現自己無所事事而有些不知所措，你或許已和朋友失去聯繫，也放棄了你的工作或嗜好，卸下你背負已久的責任，也許會同時令你感到解脫和悲哀。

一位太太淚眼婆娑地說：「出門時，我不用再跟任何人說該怎麼聯絡到我了。」

CHAPTER

# 13

# 照顧你自己

失智症患者的健康直接仰賴於照顧者——也就是你——的健康，因此，想辦法照顧自己是很重要的，不能把自己累到身心俱疲。

當你照顧失智症患者時，或許會感到難過、沮喪、挫折或陷入困境，你或許感到疲憊或不堪負荷。感到疲勞的原因有很多，但最常見的是沒有得到充分的休息，你也許為了照顧失智症患者，而把自己對休息、朋友和獨處時間的需求擱在一旁。如果你負有多重責任（家庭、工作、孩子），那麼你自己的需求也許就被會被你大幅犧牲。

即使你不是全職照顧者，可能也很少有自己的時間。你可能在一週有幾天在下班後或週末都需要到輔助生活住宅或療養院陪患者，好讓全職照顧者能休息一下。無論你的照顧責任是什麼，你都可能感到焦慮、難過和挫折。我們在書中提供許多應付考驗和惱人行為的方法和建議，儘管改善患者的行為有幫助，但由於不太可能消除所有行為症狀，所以它們可能會持續令你感到煩躁。為了要能妥善應付，你需要有充分的休息，並且有時間暫時放下患者離開一下。

我們強調過，行為症狀是由腦損傷和環境的交互影響而造成的，你的情緒便是環境議題中的一環。**當你匆促、緊張或煩躁時，失智症患者或許能感受到你的情緒，而可能變得更焦慮或更煩躁、動作更慢，或是開始出現惱人的行為**。當你得到休息、感覺也較好時，失智症患者的表現和感覺或許也會跟著變好。

身為照顧者，你需要照顧你自己，你需要充分的休息、需要有暫時放下患者的時間，好讓自己放鬆。你或許會發現，你需要額外的協助才能應付自己沮喪的感覺或解決家人之間的歧見。

你或許會下決心去參加某個互助團體來交換經驗、交新朋友並為失智症患者爭取更好的資源等等，好對你自己有所幫助。

## 騰出時間給自己

莫瑞太太說：「但願我能擺脫阿茲海默症，但願我能到一個不用再思考阿茲海默症的地方，就算只有一下下也好。」

能定期放下全天候照顧失智症患者的責任，對你和患者雙方來說都十分重要。**你一定要有時間休息和做些只為你自己做的事**，也許是坐下來不受打擾的看電視，或是一覺到天亮，也許是一週外出一次，抑或度個假。持續照顧失智症患者很令人心力交瘁，一旦不堪負荷就很可能崩潰。

找別人幫你、談一談和分擔你的問題是很重要的。我們知道，想辦法照顧你自己可能有困難，你或許沒有能理解你的朋友，你的家人或許不願意幫忙，暫時放下失智症患者似乎也不可能——患者也許拒絕和別人待在一起，或是你負擔不起協助的費用。想辦法滿足你自己的需求往往要許多努力與心思，但是，這麼重要的事你一定要做到。

如果你很難找到能讓自己休息的資源，也許你可以為自己安排個一個短期的喘息計畫。例如：

庫克先生只負擔得起讓他太太一週去兩次日照中心的費用——即使這已經是優惠價了。他住在另一個州的兒子答應支付第三天的費用。他的鄰居，也是他太太一輩子的好友，答應在要去日照中心的早晨過來幫忙他太太換衣服。

你也許必須妥協，接受一個你覺得不是很理想的計畫，別人對患者的照顧也許和你的不一樣，患者可能會因為改變而不安。你請家人幫忙時，他們也許會抱怨，而付費請人幫忙也許意味著要犧牲財務。但是，你要不斷地尋求協助，積極地把各種方法湊起來，以達成一個折衷方案。

找時間暫時放下失智症患者，讓自己放鬆，是你為了能繼續照顧他們所做的最重要的事情之一。

莫瑞太太說：「我們花了很長的時間規劃，要在他退休後去法國玩，當我知道他永遠無法去時，我自己去了。我把他留給兒子照顧。我很怕單獨旅行，所以選擇了跟團。他會希望我去的，而當我回來後，我精力充沛，已經準備好面對任何迎面而來的挑戰。」

## 送份禮物給自己

你能偶爾「獎勵」自己一下嗎？偶爾寵愛自己一下是幫你應付事情的另一種方法。有人會買「禮物」送給自己——雜誌或新衣服；聽場交響樂或球賽（用耳機）；站在戶外看夕陽；在你最喜歡的餐廳訂餐外帶。

## 朋友

朋友往往能帶給你奇妙的安慰、支持和幫助的力量，好朋友的支持能大力幫助你度過最艱難的時刻，因此請記住，和朋友保持聯繫對你來說非常重要。不管是獨自維持友誼或建立新友誼，你都不用有罪惡感。

許多失智症患者仍保留了在失去表達能力或精確理解力前學會的口語社交技能，但就算他能把話講得頭頭是道，隱藏心智退化的跡象，也可能記不住人名或跟不上對話，你會需要向朋友解釋：健忘並不是態度差，而是患者無法避免的病變。

告訴老朋友發生了什麼事可能很痛苦，尤其是那些沒住在附近、也沒看見失智症逐漸變化的朋友，有些家屬解決這個問題的方式是寫封節日或年終問候信，用愉快、坦白的口吻將這個狀況告知遠方的朋友。

## 避免孤立無援

當你發現自己變得孤立無援時該怎麼辦呢？當你覺得疲憊和失意時，交新朋友又很花力氣和精神，但這件事情太重要了，所以你就算花費心力也必須做。你可以先從尋找小資源著手，有些小事物能給予你尋找其他資源的指引和精力。打電話給最近的失智症援助組織分部、參加家庭互助團體，或是你自己創辦一個互助團體；繼續或重新開始參與信仰活動，神職人員能給予你安慰和支持，教友或同修會樂意和你發展友誼，而且許多教會、道場都可能為你提供切合實際的協助和資源。

當你空出時間暫時放下患者，請把那些時間花在其他事和其他人身上：培養你的嗜好或參加討論小組。**當你投入於和別人有共同點的活動時，最容易交到新朋友**。你或許能和同樣身為失智症患者照顧者（或曾經是照顧者）的人成為朋友。你也許會發現，喪偶者才能了解你所經歷過的一切，你們之間有一種特殊的聯繫。

我們知道，你很難找出時間或精力去做照顧失智症患者以外的事情。因為你有照顧患者的負擔，所以有些活動可以暫時擱置一旁，但一**定不能完全停止**，這一點很重要。若有一天，你不再背負日常照顧患者的責任，你會需要朋友和活動。

「我喜歡去共濟會旅舍，我現在仍然每個月去一次。等到艾莉絲必須去住療養院時，我或許會更投入些——自願在聖誕活動中負責駕駛或做其他事情。我在那裡仍然有自己的朋友。」

• • •

「我拉小提琴，雖然再也不能在四重奏樂團裡演奏，但我和他們保持聯繫，而且仍偶爾練習。當我有更多時間時，社區的交響樂團裡會有我的位置。」

你也可以加入新活動，像是參加地方性的失智症或阿茲海默症組織，或是在某個機構裡擔任志工，去做你認為有價值的工作。花力氣尋找新興趣往往很困難，但卻是值得的。

「我太太差不多是在我退休時罹患阿茲海默症的，我所能做的就是照顧她。我想我應該做些運動，所以就參加了長青運動團體。我把太太送去日照中心的日子，就是我鍛鍊身體的日子。」

## 如果有需要，就去尋求額外的協助

疲勞、氣餒、憤怒、悲傷、絕望、罪惡感和矛盾，都是照顧慢性病患者會有的正常感受，這些感受也許令人難以承受，而且幾乎是一直持續下去的。你背負的重擔可能相當巨大，有時一個人或許應付不來，事情一不小心就會失控。如果出現這個情形，你可能需要尋求專業人士的協助。

### 辨別警訊

史考特太太說：「我擔心自己酒喝得太多了。從前約翰晚上回家時我們會喝點雞尾酒，現在他當然不喝酒了，但我發現我會把那些雞尾酒喝掉，過一會兒或上床前又再喝一、兩杯。」

每個人都不一樣，並且都有自己回應問題的方式，對一個人來說是健康的方法，對另一個人來說也許並不健康。用以下的問題問你自己：

◆ 我對自己不能像平常一樣做事而感到難過或沮喪嗎？我常常因為擔心而晚上睡不著覺嗎？我因為壓力而體重減輕嗎？我大部分時間都感到負擔過重嗎？我覺得自己是孤立無援地在面對問題嗎？雖然沮喪和氣餒是慢性疾病患者家屬常有的感受，但如果你對這些問題的答案有任何一個「是」，你真的需要一些協助，才能繼續管理你的情緒。

◆ 我飲酒過量了嗎？對一個人來說過多，對另一個人來說也許不會，問問你自己飲酒對你的生活有什麼影響：喝酒是否干擾到我與家人或朋友的相處、我的工作或我生活中的其他方面？是否已對健康造成不良影響？我曾因為喝得太多而無法妥善照顧患者嗎？其他人（譬如說同事）必須幫我「掩護」嗎？如果這些問題的答案裡有任何一個「是」，就是飲酒過量。詢問醫生或護理師能否推薦一個人來幫你做評估。「戒酒無名會」是一個優質的自助組織，他們往往能幫助你解決交通和尋找看護等問題，讓你能參加小組聚會；打電話給他們，說明你的特殊情況，請他們協助你。

◆ 我得吃藥來讓我熬過一天嗎？鎮靜劑、止痛劑和安眠藥都應該只在醫師的仔細監督下才服用，而且不能長期服用。此外，絕對避免用興奮劑來提振精神、增強能量。如果你已經固定在使用這些藥物，找醫生幫你戒掉，或是轉介你去參與治療計畫。這些藥物中有的會讓人產生依賴性，**突然停用可能會有生命危險，所以一定要在醫生的監督下進行戒除**。

如果你正靠著酒精、大麻、止痛藥物或其他藥物來度過壓力的煎熬，請明白有成千上萬的人也跟你一樣。你或許是在照顧失智症患者的壓力之下才開始出現這個問題，**這並不是什麼丟人的事**，但你有理由**現在就尋求協助**。

◆我是否每天喝過多咖啡、茶或含咖啡因飲料？雖然不像濫用安非他命或興奮劑那麼嚴重，但過多的咖啡因可能會成癮，並且降低你應付壓力的能力。

◆我太常大吼大叫或放聲大哭嗎？我常常忍不住對失智症患者發脾氣嗎？我會打他嗎？我發現自己在和朋友或家人談過這些問題後變得更生氣或挫折嗎？我發現自己不只對生活中的一、兩個人（朋友、家人、醫生、同事）變得更煩躁嗎？此外，怎樣才算太常大吼大叫或放聲大哭？有人覺得只要哭一次就算太多，但也有人覺得哭是宣洩的好方法。你或許已經知道自己的情緒是否已超出正常狀態了。憤怒和挫折是照顧行為障礙者常有的正常反應，但假如你開始會遷怒到別的事情上或遷怒於失智症患者，那就得想辦法應付你的挫折，以免身邊的人漸漸疏遠你，或是使患者的行為更糟糕。

◆我想過自殺嗎？

卡麥隆先生說：「有時候我會想找一把槍殺了我太太，然後再殺了我自己。」

當人感到難以承受、無助和孤單時，可能會有自殺的念頭。當人覺得自己無法逃離某種絕境，或是覺得自己失去值得活下去的東西且無法挽回時，也可能會考慮自殺。當人覺得所面對的情況毫無希望，或是覺得任何人（包括自己）都已無能為力時，自殺似乎是唯一的選擇——在這樣的人眼裡，現實無法掌控且毫無希望，未來又是那麼嚴峻、黑暗、空虛、沒有意義。

一位曾試圖自殺的家屬說：「回顧過去，我不知道自己為什麼會那樣想。雖然日子很艱難，但我很高興自己沒死。我那時的思緒一定很混亂。」

**我們常常把事情看得比真實情況更淒苦**，如果你感到無望，想辦法找位朋友或專業人士（諮商師、心理治療師或精神科醫師）談一談，他對事情或許有不同的看法。

◆我覺得情況嚴重失控或感到束手無策嗎？我的身體在說我承受太多壓力了嗎？我常常感到驚慌、緊張或害怕嗎？把整個情況跟某個能了解的人說了就會比較好嗎？如果這些問題的答案有任何一個「是」，你也許是承受了太多的負擔，卻得不到足夠的協助，你應該盡快尋求專業人員的協助。

## 諮商

你所需要的也許是給自己更多時間暫時放下看似要求苛刻、難相處的患者，或是在照顧他們方面取得更多協助，但你也有可能沒有辦法找到更多協助或給自己更多時間，也許你覺得自己被困住了。我們認為，跟受過專業訓練的人談談這些問題，是個減輕你壓力的好方法，你可以和諮商師一次解決一點你所面臨的問題。他不像你那樣深陷問題當中，也許能看出你未曾想過的可行替代方案。同時，你也會發現，這個人握有你所需要的救生索，當你感到絕望時，可以轉而向他尋求協助。家人或朋友也可以幫忙，但如果他們身在其中，或許會無法客觀地看事情。

你應該尋求諮商嗎？你需要「協助」嗎？利用諮商的人多半是健康的，沒有生病、發瘋或精神不正常，只是偶爾會在應付現實中的問題時感到困難。他們也許覺得難以承受或沮喪，或是發現自己找不到問題的答案。

像這樣的人也許會發現，找人把自己的感覺和問題談開來，有助於釐清情況。我們相信，大多數人在大部分時候都不需要諮商，但我們知道，諮商有時候對受失智症患者困擾的家屬來說大有助益。這種協助可能來自於討論小組、客觀的朋友、社工、護理師、神職人員、心理治療師或醫生。

踏出向外尋求協助的第一步往往是最難的，一個人的思考有時會一直在原地打轉。

「我不能出門，因為我找不到看護。除了我以外，他對任何到家裡來的人都很不友善。我負擔不起諮商費，因為我無法出門工作，反正諮商師也幫不了我。」

這種循環論證，部分是基於你的情況，部分是基於你陷入沮喪時看問題的方法。一個好的諮商師能幫你客觀地把問題分解成幾個容易應付的小部分，有諮商師的協助與支持，大部分的人都能開始一點一點地做出他們需要的改變。

有些人會覺得尋求諮商師協助是軟弱或能力不足的象徵，然而，你應付失智症所承受的負擔很重，你應該利用任何你所能取得的協助，這並不表示你沒骨氣。

有些人規避諮商是因為他們認為治療師會挖童年舊事來「分析」他們。許多治療師會就事論事，直截了當地幫你應付「此時此刻」的問題，有些則會幫你控制情緒和挫折，也有些會協助你學習解決問題所需的技巧，你可以事先查明你選擇的治療師偏好的方法。如果你決定尋求諮商，你選擇哪一位諮商師，也許會受諮商師的時間、你的付費能力、諮商師對失智症是否充分了解所影響。

精神科醫師是內科醫師，可以開處方藥，他們對於伴隨心理問題而來的生理問題有充分的判斷力。在心理健康方面接受過特殊訓練的高級執業護理師、心理治療師、社工、精神科護理師和一些其他專業人員，可能具有優異的治療或諮商技巧，這些人也許是你尋求諮商的優質選擇，請選擇一個了解失智症、你負擔得起費用又能讓你感到很自在的諮商師。

你有責任和所有的專業人員（包括諮商師）討論你和他們關係上的任何擔憂，如果你擔心費用、如果你不喜歡他們的方法、如果你懷疑他們會把你所說的告訴你家人，請開門見山地討論。

尋找諮商師的方法有好幾種。你可以問問當地失智症協會的工作人員或參與者；如果你有認識的神職人員或令你覺得自在的醫生，可以問他們能否為你提供諮商或幫你介紹一個好諮商師；如果你有朋友尋求過諮商，問問他們覺得那個諮商師怎麼樣；如果你是家庭互助團體的成員，可以問問其他成員是否有過諮商的經驗。

如果透過這些推薦仍舊找不到適合的人，社區的心理健康診所或附屬於某宗教的服務中心，例如猶太教家庭服務中心、天主教慈善會或基督教教牧諮商（這些機構通常為信徒服務）都有提供諮商服務。（編註：各地的醫師公會或許也能提供你精神科醫師的名單。）

並不是所有的諮商師都一樣優秀，也並非每一位都對失智症有充分的了解，請像選擇任何其他服務那樣，審慎地選擇諮商師，也要向治療師確認他是否持有證書。如果諮商一段時間之後，你覺得該名諮商師對你幫助不大，你可以和他討論，並且考慮試試別的治療師。

## 結合其他家庭：失智症協會及類似組織

美國阿茲海默症協會是由家庭成員成立的，地方性的分會目前遍布全美各地，有些支持團體不隸屬於阿茲海默症協會，也許是由照顧機構、醫院、地方政府的老人服務或家服機構所支持。

（編註：在臺灣，則有臺灣失智症協會、中華民國失智照顧協會、天主教失智老人基金會等，各地亦有設立失智共同照護中心，數目已經破百。此外，中華民國家庭照顧者關懷總會、各地家庭照顧者關懷協會也為有家庭照顧需求者提供支持、資訊、轉介等服務。）

## 互助團體

「我原本沒有很想參加互助團體，但我媽媽的行為快把我逼瘋了，所以最後我還是去了。那天的演講者討論的是跟授權書有關的議題——直到那時我才意識到，要打理我媽媽的資產會需要一份授權書。之後的交流時間中，我和三位女士聊天，其中一位說她媽媽老把餐具藏到衣櫥裡，快把她逼瘋了，有一天她突然想通了，餐具放哪裡並不重要。在那之前，我一直以為只有自己在面對這種事。我把我媽媽的情況說給她們聽，她們都能理解。」

•••

「互助團體裡通常女性多於男性，我又不想參加婆婆媽媽的派對，不過那裡有位先生，他岳母和他們一家同住，他真的很了解我的處境。參加那個互助團體挽救了我的婚姻。」

**互助團體裡的成員總是能彼此理解，因為他們都有相似的經驗**。許多互助團體一個月聚會一次，但每個團體的情況都不一樣。他們或許會請人來演講或播放影片，之後是喝咖啡和互相交流的時間。聚會可以由專業人士或家屬來領導。

互助團體裡的人形形色色：有男人和女人、成年的孩子、配偶、遠距照顧者、退休人士。有的互助團體為失智症患者的年輕子女提供協助，有的互助團體是為失智症患者成立的——尤其是初期階段的患者。引起失智症的疾病不分族群和種族地打擊了患者及其家屬，參加互助團體的人們會同病相憐地分享他們的悲傷、身心疲憊、問題症狀，以及有限的資源，他們都竭盡所能地照顧自己的親人——他們所對抗的問題是全球性的。

失智症協會或地方性的老人機構會有協助你開啟互助團體的資源。不過，你必須引導他們成立一個符合你個人需求的互助團體——要在什麼時候和哪裡聚會、組織架構怎麼安排、領導人的角色等等。

## 逃避的藉口

當我們無法承受重擔和疲倦時，我們常會找藉口不去參加互助團體，我們沒有精力或覺得自己無法面對滿屋子的陌生人。以下是家屬常用的藉口和我們的回答。

- **我不是適合小組活動的那種人。**我們認識的家屬說：「不管怎樣，都先去看看。」即便這是你唯一參加過的小組。失智症很可怕又持續得很久，以至於我們能想到的應付方法根本不夠用，不過，我們能參考別人針對如何應付問題的建議，甚至光是聽聽別人是怎麼應付類似狀況，就能重建你的能量；別擔心，沒有人會「被迫」發言。
- **我無法離開失智症患者。**疲勞可能導致惰性，待在家裡會比找看護或忍受患者的抗拒更容易些。問問經營互助團體的機構能否幫你找看護、安排一個能讓患者在這段時間內參加的課程活動，或是否有朋友或親戚能來陪患者幾個小時。假如患者抗議，就請看護趁你在家的時候先造訪幾次P225~226／P259~262／P265~268；但有時候，你或許就是得忽視患者的抗議。

◆**我無法和陌生人聊天**。互助團體裡的人都面對過類似的問題，但彼此陌生的狀況不會維持太久的。如果你會害羞，頭幾次只要用聽的就行了。

◆**我不能在晚上開車**。問問有沒有白天的活動，如果沒有，問問領導人是否有人可以來載你。雖然這類問題真的很傷腦筋，但任由它們阻礙你去獲取你所需要的協助，卻正好能證明了你有多沮喪和疲憊；只要你夠果斷，總會有辦法繞過這些問題的。你或許可以問問有沒有線上互助團體或聊天室。

有時，一些特別的互助團體可能不適合你，例如，假如所有成員的患病親人都住在家裡，而你的親人住療養院，你或許會覺得和他們格格不入。許多地區都有好幾個互助團體，你可以看看別的團體，或是問問地方性的失智症協會打聽有沒有跟你情況類似的互助團體。

互助團體不見得適合每個人。有些人不需要這些團體提供的額外支持，有些人則發現單獨跟這方面見多識廣的人個別談話會比較自在。**在你決定自己不需要參加互助團體之前，我們建議你先嘗試參加幾次看看**。

## 擁護權益

阿茲海默症與其相關的失智症已廣為人知，其療法和預防方法的研究也持續進行著，但還有很多事有待努力。儘管公部門所提供的研究和照顧的經費愈來愈多，但仍然是有限的，那些經費只足夠支持大約二十%的優質研究計畫，診斷和隨後的照顧並不是每個地方都有辦法做到的。

在美國，由政府資助的喘息計畫少之又少（大部分的家屬仍無法取得日間照護或居家照護的資金協助），而且在許多地方，失智症援助組織、熱線和互助團體的人手不足，大部分的工作是由少數不辭辛勞的志工來做的。很多長期照護機構和計畫根本不符合失智症患者的需求，雖然法律規定這些機構的員工必須受訓，但大多數訓練並非專為失智症患者的日常照護需求而設計。我們會在第十五章詳細討論這些議題。

常有家屬告訴我們，**參與擁護權益的努力是反擊這個可怕疾病的方法之一，你或許可以成為其中一員**。以下是你能貢獻的幾種方式：

- 參與研究計畫（見第十八章）。
- 在當地的失智症援助方案裡接聽電話或協助辦公室工作。
- 自願奉獻你的個人專長。你能為一個由志工經營的小型日照方案計算帳目嗎？你能為生活艱辛的照顧者修理水管嗎？
- 領導一個互助團體。最好的團體領導者，往往本身曾經是照顧者。
- 找出其他需要援助的照顧者並給予協助。如果你跟少數族群有關係，你可以聯繫他們，讓他們知道他們並不孤單。
- 參與募款活動，即便是小錢也能造成大大的不同。募款需要許多技巧，市面上有很多教人們如何募款的書。
- 教導當地的民選官員或機構領導者關於失智症的知識，寫信給議員或報社。
- 在你的地區帶頭成立日間照護或居家照護方案。許多為失智症患者設計的喘息方案，是由有需要的家屬自己創立的。

- 為支持長期照護服務的當地政黨候選人工作。
- 在你的團體裡倡導特殊需求，例如協助獨居的失智症患者，或協助農村家庭。

可以做的事情很多，你可以找到志工性質的職務，或是適合你的專才和時間的工作。失智症支持社團裡有許多令人振奮的事在進行——和別人同心協力，並了解其他社團在嘗試什麼，這樣你們就能避開無謂地重複。許多人的生活都受到失智症的影響，唯有讓照顧者得到充分的資訊，才能為生活帶來根本的改變。

CHAPTER

14

# 你和患者的財務與法律議題

本書的目的並不在於討論與照顧失智症患者有關的財務與法律議題的細節，但我們舉出一些你可以考慮的關鍵因素。**你也許需要尋找專業的財務和法律建議，有些專精於老人法的律師很擅長保護資產和處理失智症患者的各種事務。**

## 你的財務估評

照顧慢性患者的花費可能十分龐大，年長者也許只靠固定收入過活，而通貨膨脹可能貶損掉部分的收入，因此，評估經濟資源及潛在的照顧成本，以及為患者未來的財務做規劃是很重要的。有些患者在失智症初期階段可以參與規劃，如果你是患者的配偶，你現在所做的決定和規劃，可能深深影響到你自己未來的財務狀況。評估未來的財務時有許多因素必須考慮，包括疾病的特質，以及你個人的發展。（編註：如果你們是未婚的同居伴侶關係，要儘早找律師諮商，了解伴侶關係的權利義務中，有哪些受到保障、哪些不受保障，以及哪些做決定的權利會受到影響等。可能的話，要趁患者在法律上仍然有能力時事先做好規劃和準備，例如醫療決策、剩餘財產分配、遺產分配等等。）

第十五章會討論到住宿照護或專業照護機構的費用。萬一你的家人需要這類服務，一定要閱讀那一部分和事先規劃，規劃能為你省下金錢和苦惱。無論收入微薄或豐厚，事先為患者未來的財務做規劃是最重要的事。

## 列出可能的花費

### ◆失去收入

・患者必須放棄工作嗎？

・有人得放棄工作，待在家裡照顧患者嗎？
・患者會失去退休或失能的福利嗎？
・固定收入者的購買力會隨著通貨膨脹而下降嗎？

◆ **住宅費用**
・你或你和失智症患者必須搬到沒有樓梯、生活機能完善或容易維持的房子嗎？
・你的爸爸或媽媽會搬來和你住嗎？這或許會牽涉到為他們另外裝潢出一個房間的費用。
・患者會住進終身照護中心、托顧中心、輔助生活住宅或專業護理機構嗎？
・你家裡需要做裝修嗎（新的鎖、扶把、安全裝置、輪椅坡道）？

◆ **醫療費用**
・你是否需要：家訪護理師？醫生？醫療保險？評估？職能治療師？物理治療師？藥物治療？醫療設備和用具（醫療病床、專用座椅和輪椅）？拋棄式用品（成人紙尿布、防水墊、蛋架型海綿墊、凡士林、衛生紙、棉花棒等等）？

◆ **協助或喘息照護的費用**
・你是否需要：請人打掃？有人陪伴患者？有人幫忙照顧患者？日間照護？

◆ **伙食費**
・會有料理食物、外出用餐、叫外賣的費用嗎？

◆ **交通費**
・如果你不能開車，你會需要有人開車嗎？

・會不會產生計程車、共乘或請司機的費用？

◆**繳稅**

◆**訴訟費**

◆**雜費**

・會不會有便於穿脫的服裝、身分識別手環、應付遊蕩的住宅改造、為了安全或便利的各種裝置的費用？

◆**專業照顧機構費用**

・除了基本的花費之外，或許還有成人紙尿褲、衣物送洗、醫藥、拋棄式用品、治療和頭髮護理的費用。

◆**住宿照護機構的費用**

・機構式照護（包括專業照顧機構在內）的花費通常會成為家裡的負擔，有些人也許必須賣掉房子或花光其他資產來支付這類照護費用，否則負擔會落到他們孩子的身上（編註：長期照護機構費用的支付，在臺灣是可以尋求政府補助，補助規範和金額可能各地會有差異，請事先詢問清楚）。

## 找出潛在資源

### 失智症患者的資源

確定失智症患者的資產和財務資源。弄清楚他的補助金、勞工退休金、社會保障收入、存款、共同基金、股票、不動產、車輛、長期照護保險，以及其他潛在的收入或資本。

有些人絕口不提他們的財務狀況，稍後P355～358我們會列出一個人可能擁有的資產，以及到哪裡尋找相關的文件。

## 患者的配偶、孩子及其他親戚的資源

與家人在財務上的權利和義務相關的法律十分複雜，尤其是在申請入住療養院時，並非所有的社工、稅務會計師或律師都有所了解。

失智症協會也許可以把你轉介給這個領域裡的專業人員。不過，家人彼此之間可能會有一種義務感，因而產生一些困境和兩難：

「爸爸供我讀大學，現在是我報答他的時候。」

•••

「我想幫助我媽媽，但是我也有一個要唸大學的兒子，怎麼辦？」

•••

「我知道我媽如果能有一付假牙，她會過得更好。但是我先生的工作仰賴他的卡車，而現在車子的引擎要大修。我不知道該怎麼辦。」

這些都是難題，而家人往往對於該怎麼花錢無法達成協議。

假使沒有公部門方案來協助這些家庭，造成失智症的疾病可能重創他們的財務狀況，尤其是配偶中健康的那一方。

### 壽險

找出患者有哪些壽險保單，以及如果現在需要資金的話，這些壽險保單能否成為一項資源。有些保單在被保險人變得失能的時候，不會強制要求繳費，這樣就可以省下一大筆費用。

### 長期照護保險

假如失智症患者有長期照護保險，或許有助於支付居家照護、成人日間照護、安寧照護和住宿照護。每種保單不一樣，這些保單對許多人來說可能是有用的資源，但是並非每一個人都能蒙受其利（編註：要搞清楚到底包含哪些長照服務的給付、給付是否包含失智症等等）。長期照護保險通常是在生病前的許多年就得開始投保（視保單條件而定），等到出現長照需求時——例如需要居家照護、使用照護機構等等，長照保險就能補償你照顧的費用。

保險公司賺取利潤的方式，就是收取的保險費要多於支付出去的補償費，有鑒於此，他們自有動機去限制支付補償費。你應該留心監督，他們有沒有適當地補償你每個月所需要的服務費用。

### 年長者或照顧失智症患者的稅額減免

年長者和失能者本身符合許多種稅額減免，而照顧失智症患者的稅額減免，對一個家庭來說很可能關係重大。

（編註：在臺灣的稅法中列有身心障礙特別扣除、長期照顧特別扣除，相關資訊可以上國稅局查詢。至於其他老人、長照津貼的發放，各縣市的規定可能不同，可多加留意，不要放棄你的權利。）

## 政府與民間資源

政府與民間資金所形成的資源，包含的項目有日照中心、「送餐到家」、食物券、福利院、心智健康診所、社工服務、育樂中心和記憶門診中心。資金來源通常決定了接受特定服務項目的族群（例如，只限於六十五歲以上或收入在某個金額以下的人）。

前導計畫的設立是用以測試一個計畫的效果，所以實施的期間比較短暫。你照顧的患者也許符合參與這類計畫的資格，你可以找出你所在地的前導計畫；當地的老人服務中心應該知道你的居住地有沒有這類計畫。

研究計畫是以特定方式研究參與者的計畫，這類計畫有時候會提供優沃的費用或低收費的服務，不過它們通常對參與資格有特定的標準。

大部分的研究計畫必須十分符合所訂的標準，才能確保研究不會傷害到受試者。他們會要求你簽署一份同意書，其中明確說明了研究內容、相關風險（如果有的話）和可能的益處。這類計畫必須允許你能在任何時候選擇退出研究。

# 到哪裡尋找患者的財力資源？

失智症患者有時候會忘記他們有哪些錢或資產，或是有哪些債務；他們也許在生病前會跟密友分享財務狀況，但在生病初期做了更動或把資產藏匿起來；有些人對自己的資產守口如瓶，或是沒有妥善地保存記錄；有時候失智症會帶來猜疑的症狀，使患者把錢和其他有價資產藏匿起來，家人因而可能不知道患者有哪些資產可以用來支付他的照護費用。

找出患者本身有哪些資源可能很困難——尤其是在文件凌亂或被藏匿起來的時候。

債務通常會自己出現，許多公司可以理解失智症患者的債務或帳單沒能按時償付的原因。當你發現帳單，就打電話給那個公司解釋清楚，安排付款方式和期程，並且記得請他們以後把帳單直接寄給你。

找出資產可能就比較困難了。

檢查最近的信件，眼睛看得到的地方都找找看，像是桌面、書桌抽屜、辦公室及其他保管文件的地方，還可以看看床底下、鞋盒、衣服口袋、舊錢包、水壺或其他廚房用具、地毯下和珠寶盒裡。曾有一位太太邀請孫子加入她的「藏寶」遊戲，結果孩子們想到許多偏僻的角落。

你要尋找的有：銀行對帳單、已兌現的支票、存摺、支票簿、保險箱鑰匙、通訊錄、商業或法律書信，以及過去四、五年來的報稅記錄等等。如果患者有電腦，問他把密碼記在哪裡，然後尋找財務程式、來自金融機構的郵件和線上購物（申請夫妻所得稅合併申報表的配偶，或是持有財務授權書或財產監護權的人，可以向國稅局取得複本）。以上各種線索都可以用來拼湊出患者的財力資源。

資產的類型有很多種：

◆ **銀行帳戶**。尋找存摺、銀行對帳單、支票簿、利息發放通知，以及與其他人共同持有的聯合帳戶。如果你能登入患者的網路帳戶，你就能直接取得需要的資訊。大部分的銀行都不會把帳戶、貸款或投資的資訊透露給非帳戶所有人，但如果你請醫生或律師寫信給銀行，說明患者失能的問題，以及你需要那些資訊的理由，他們或許可以透露有限的資訊（例如，在某人的名下是否有帳戶）。銀行只會向法院指定的監護人或其他合適的被授權人透露帳戶裡有多少金額，或目前的交易狀況，不過，你通常可以從你發現的文件和筆記中拼湊出你需要知道的事情。

◆ **股權證書、債券、定存單、儲蓄債券和共同基金。**找出計息債券、股票經理人或共同基金公司每個月寄來的對帳單、可以將息票剪下來的舊債券、繳費通知單、股息發放通知、稅額申報表上的收入、由某個銀行帳戶定期支出和存入的金額。共同基金是患者名下的一種帳戶；找出已兌現的支票、信件或經理人寄來的收據。找出買進或賣出的記錄。

◆ **保險契約（壽險、失能險和醫療險），這些都是最容易被忽略的資產。**壽險保單和醫療險保單也許是一次性給付或以其他方式給付，找出可以查到保險公司名稱的保費繳款通知書、保單或已兌現支票。聯繫保險公司，向他們詢問保單的完整資訊。有些保險公司在收到醫生或律師寄來的信函後，會立即透露這項資訊，但有的會需要你取得這項資訊的合法權利證明。找出長期照護的收據或帳單，以及患者所得稅申報表上所列的扣除額。

◆ **保險箱，找出鑰匙、帳單或收據。**你會需要一定的法定程序才能打開銀行的保管箱。

◆ **軍人福利。**找出退伍令、身分識別牌和舊制服，聯繫軍事部門來判定患者可以得到哪些福利。退伍軍人的受扶養人或許有資格接受相關福利。

◆ **不動產（房子、土地、事業和非自用不動產，包括其共同所有權或部分所有權）。**找出來自某個支票帳戶的定期支出或收入、所得稅申報表中所申報的損益、鑰匙和火災保險費（房子、車庫、公司或拖車的），保險業務員也許能幫助你。找出資產繳稅估價單。不動產是一種公開的記錄，如果你有一些線索的話，稅務部門或許能幫你找出患者名下的不動產。稅務審核處或縣、市辦事處能告訴你，資產和房子是否有被拿去做擔保或抵押。

◆ **退休或失能福利。**這些項目也常被忽略；假如患者符合身心障礙、低收入戶補助、榮民福利等資格的話，便可以提出申請。配偶和已離婚的配偶，也許符合請領福利的資格。公保、勞保、農保和軍人保險等職業保險或許有特別的福利，請向過去所有的服務單位查核可能的退休金或失能福利。找出患者的舊履歷，上面會列出以前的工作。找出福利通知單。

◆ **蒐集品如黃金、珠寶、現金、裸寶石、車子、古董、藝術品、船、照相設備、傢俱及其他可轉讓的資產**。除了這些東西之外，也要找出資產保單上所列出的有價項目，這些項目裡有的小到很容易藏起來，有的就擺在眼前，也可能因為太熟悉而被忽略。

稅務審核處或縣、市辦事處也許對船或豪華的車子估一大筆稅。如果你想找出患者是否擁有這些東西，這一點會有幫助。

◆ **遺囑**。如果患者有立遺囑或建立信託，裡頭應該會列出他們的資產。假如遺囑沒有被藏起來的話，通常會放在保險箱裡、在法院留下記錄或由律師保管。

◆ **信託帳戶**。找出利息發放通知書。

◆ **個人信貸**。找出取款、付款、信件以及贍養費支出記錄等等（有些離婚協議會載明，當配偶失能時應向其支付贍養費）。

◆ **外國銀行帳戶**。找出利息發放通知書和銀行對帳單。

◆ **繼承權**。找出失智症患者是否是某人的繼承人。

◆ **墓地**。找出購買證明。

如果患者屬於某個慈善組織，該組織也許能協助你找出資源。患者或許也透過這個組織投保。

## 法律事務

失智症患者無法繼續承擔自己財務責任的一天終會到來，這也許表示他再也不能管理自己的財務，或者他已經忘了自己擁有哪些資產或債務；這也可能表示他們不再能負責地決定如何處置資產和同意自己所需要的醫療照護。

這些能力通常是逐漸喪失的，而不是一下子就消失了。沒有能力管理自己金錢的患者，也許仍能立遺囑或同意接受醫療照護。不過，隨著腦損傷的增加，他最終很可能會到達無法為自己做任何重大決定的時候，到那時，就得要有人來替他承擔法律責任。

**在人們變得無法自己做決定之前，一定要及早做好法律上的安排**。所有的成年人都是具有行為能力的——也就是有能力為自己做決定——除非法官發現他們不具備這種能力。具有寫遺囑的能力，叫做遺囑能力，代表那個人在當下知道（且不需要提示）遺囑的目的、人們通常如何分配資產、自身資產的性質和規模，以及他們有能力主張希望自己的資產要怎麼分配。律師或許可以評估一個人的行為能力，但是如果有任何疑慮，律師應該要求有專業的能力評估人士一起參與。

為了最終失能（任何人都可能發生）做準備的最有效方式，**就是趁我們還有能力時先把一切規劃好**，這種規劃通常包括立遺囑和簽署持久授權書。但是，有時候家人會發現，當患者的行為能力仍很健全時，他很難去面對這些議題，而且有些患者很抗拒這種做法。遺憾的是，等到患者無法參與做決定了，之後也許要多花費數千或數萬美元，或是最終達成的決定並不是任何人想要的。

我們認為，失智症患者應該和律師討論他想做的規劃。假如有人喪失了做決定的能力，可以請擅長不動產規劃的律師建議他，如何才能最妥善地確保自己的願望會如實執行，然而，相關的法律（尤其是管理家庭財務責任的那種）很複雜，不擅長於這個領域的律師或許沒有最適切的資訊。你可以請當地的失智症援助方案或老年法律中心指點迷津。每個律師所擅長的領域各不相同（刑法、公司法、離婚、民法），你有權利知道律師能為你做些什麼，以及費用如何。**討論可以避免誤會**，所以你需要和他們討論如何收費，以及那個費用能讓你得到哪些服務；查清楚他們是否處理過這種類型的法律，以及是否熟知這種法律。

除了立遺囑之外，仍能處理個人事務的人（定義如前文）可以簽署持久授權書，讓配偶、達法定成年年齡的孩子或特定人士來管理他們的財產。（編註：臺灣似乎並無「持久授權書」，多是在患者還有行為能力時就由患者簽訂「授權書」、或由患者及其子女或親友共同簽訂「照顧承諾書」，來清楚授權負責照顧自己的子女或親友。）

美國大部分的州現在都接受維持生命治療醫囑，來決定在特定議題上，想要或不想要的照護方式。（編註：在臺灣，為尊重病人的醫療意願，則可簽署「預立安寧緩和醫療暨維生醫療抉擇意願書」，預先決定當你罹患嚴重傷病，經醫師診斷認為不可治癒，且有醫學上之證據，近期內病程進行至死亡已屬不可避免時，有從以下三種醫療處置方式選擇期望的選項：安寧緩和醫療、不施行心肺復甦術、不施行維生醫療。）

現在有的金融機構會在用戶有行為能力時，要求他們填寫由該機構設計的表格，那麼當用戶喪失行為能力後才有人能代理他們處理帳戶；你應該趁患者有行為能力時，向他所有的存款銀行問清楚，是否需要在用戶喪失行為能力之前填寫不同的表格。

由於授權書允許被授權者代表授權人，因此授權人必須確定他所選擇的人會維護他的最佳利益。持有授權書的人在法律上要維護授權人的最佳利益，但偶爾會有人濫用這種權力。一個人如果想為自己的最終失能事先做好規劃，就必須謹地考慮這項決定。

一個人若確認自己的記憶力有退化的情況，請趁自己還有能力時立好遺囑和授予授權書，這樣才能夠確保，萬一情況變得更糟，生活會依照想要的方式繼續進行，財產也會依照自己的意願來分配，而不是由法院或依照州法來強制執行。

準備好授權書的人可以繼續處理自己的事務或部分事務，直到被指定的人必須接手為止。被指定的人在得到處理失智症患者事務的合法權力之前，通常不需要採取進一步的行動。

當你準備簽署一份醫療方面的相關授權書時，你就是在指定你的代理人來幫你做重大的醫療決定。你可以在文件中表明具體的希望和事項，或者你也可以指定某個人全權做決定，而不用在文件敘明具體事項，不管是哪一種，**選擇一個你信賴的人才是最重要的**，這個人會參與所有的醫療決定，包括在生命的最後是否採取孤注一擲的手段來延緩死亡。

有些人不願意簽署授權書，或沒有值得信任的人來囑託他們的願望，或是腦損傷程度已經嚴重到無法這麼做；也有些人選擇不要指定任何人——即使他們確實知道有這項選擇可行。如果是這樣的話，你也許需要透過律師的協助來採取一些手段。

**假如患者目前因為失能的關係已無法有效地管理他們的財產和事務，或許會需要財產監護程序**，在這項程序裡，律師必須向法院提出申請，經過一次聽審之後，法官會判定患者在法律上是否不再有管理自己財產或財務的行為能力。當法官發現患者缺乏做財務決定的能力時，他會指定一個合法的監護人僅在財務方面代表患者處理相關事宜；這種監護必須定期向法院提交財務報告。（編註：在臺灣，若患者已無法有效管理自己的財產，可向法院申請輔助宣告或監護宣告，由法院指定輔助人或監護人來管理和保護患者的財產，並確保其財產的合法和妥善使用。）

如果房子是夫妻共同擁有的，而其中一方有腦損傷，那麼健康的那個配偶會需要一份授權書或財產監護權，才能出售房子。

有時候，失智症患者到後來會無法照料自己的日常需求，必須有人來幫他們為所需要的醫療照護或療養院照護做決定。若之前未事先授權由誰來做醫療決定，法律明文規定由某個近親來做醫療決定（編註：依順序為配偶、成年子女或孫子女、父母、兄弟姊妹、祖父母等），而不需要上法院或得到失能的合法判決。這通常需要兩個醫療或心理方面的專業從業人員來證實，患者已經喪失同意醫療程序的能力，如果找不到合適的人，或如果這兩方無法達成共識，就必須向法院提出申請，請求授予患者的監護權，然後法官也許會為患者指定一位監護人，或是安排他所需要的照料，或是把他送進醫院。

CHAPTER

# 15

# 長照機構及其他居住安排

即便有喘息服務，有時家屬仍舊無法在家裡照顧失智症患者。你可以考慮幾種生活起居安排，這些安排包括一些監護的住所，有的可以讓患者在一段時間內做最起碼的自理，有的能讓夫妻更容易一起應付問題，有的則會讓患者接受完整的照護。

送患者住進療養院或其他照護機構並沒有所謂正確的時間，每個家庭選擇讓患者去住機構的理由也不一定相同。對某些人來說，當照顧者感到身心耗竭時，那個時刻就到了；對某些人來說，也許是因為孩子、配偶、工作或其他需求等因素，而沒有任何人有辦法擔任全職照顧者；把患者送到別處安置的另一個常見理由，就是患者所需的照護已經超出這個家庭的能力；家人也許沒有辦法負擔居家照護的相關費用；較年長的子女和配偶可能也有自己的健康問題，因而無法為失智症患者繼續提供足夠的照護；此外，無論在單薪或雙薪家庭，家裡若必須有一個人待在家裡照顧失智症患者，收入的減少可能就導致撐不起一家的生計。

照顧者往往會拖了太久才送失智症患者去住照護機構，但如果你能和患者事先討論和規劃安置事宜，這一切會比在你精疲力盡後再做安排來得容易許多，而且患者也還比較有能力去適應新環境，再者，**若患者在照護機構裡適應良好，你將會有更多時間和精力以親人（而非照顧者）的身分和他相處**。

把親人安置到療養院或其他住宿照護機構是個很困難的抉擇，要做這個決定往往需要時間。家屬通常會先嘗試其他辦法，但是，**在照顧失智症患者的過程中，可能會走到一個時間點，屆時，讓患者住進照護機構可能會是你所能做出最負責的決定**。

看著自己的配偶、父母或兄弟姊妹無可避免地退化，又必須接受這個事實，可能令人感到無比悲傷，因而往往會對把患者安置到輔助生活住宅或療養院產生許多複雜的情緒。他們也許覺得鬆一口氣，終於做出決定把一部分照顧的責任轉移給別人，但同時又會對自己想讓別人接手這些負擔而有罪惡感；此外，他們也可能會因為自己別無選擇而感到憤怒。尤其是當送患者住進照護機構的理由之一是照顧者無法應付某個行為問題時，照顧者和其他家人也許會有相當程度的罪惡感。

許多人認為他們應該在家照顧親人，雖然並不是所有家庭都能全心全意在家照護他們的長輩，但統計清楚地證實，大多數家庭並沒有把長輩「扔」到療養院，大部分的家庭都竭盡所能地拖延或避免機構安置，而且即便他們送長輩去住機構，他們也沒有棄而不顧，相反的，他們會定期去探視安置到新住所裡的親人。

我們很容易想到人們在家裡照顧長輩的「舊日好時光」，事實上，從前沒有那麼多人活到高齡，所以家人比較少有照顧失智症患者的負擔。過去人類大約在五、六十歲開始變老、生病，而照顧他們的子女相對年輕許多，並不像現在的你和許多人，可能自己都已經六、七十歲了，還要照顧體弱多病的七、八十歲父母。

家庭成員之間對於機構安置的規劃意見不一致是很常有的事，有的家人可能希望患者留在家裡，而另一些家人覺得送患者住療養院或住宿照護機構的時候到了。如果所有相關的家人都能一起討論這個問題，會比較有幫助，因為若不是大家都了解全部的情況，就很容易產生誤會和歧見。

所有相關的家人都應該參與四個議題的討論：(1)為什麼讓患者住進機構對他最好；(2)長期照護的費用，以及錢從哪兒來[P375~377]；(3)你所選擇的機構的相關資訊[P377~385]；(4)安置患者住進機構對每個人的生活可能造成什麼樣的影響。

## 生活居住安排的類型

在美國許多地方，失智症患者在被送去療養院之前，通常會得到全日的居家援助，或是住到住宿照護中心或輔助生活住宅，或者直到最後都沒有被送去住專業照護機構。這種安排有利也有弊：繼續居家照護需要有長期維持的資源，但優點是患者可以繼續待在熟悉的環境裡；相對於療養院，住宿照護機構會讓失智症患者感覺起來比較像「家」，能比較自在地到處走走和參與適當的活動。

有些輔助生活住宅設有特別的失智症單位，或是叫做「失憶照護」的專設單位。不過，美國政府通常沒有資金補助失智症患者住進長期照護機構，除非有特定的豁免方案，或是患者符合聯邦醫療補助的規範。如果失智症患者失能到無法照顧自己的地步，療養院照護會讓患者得到他們需要的醫療服務。如果你的家人有在接受藥物治療，或是健康狀況不穩定，在選擇照護機構時，要確定該機構能提供患者所需要的照護。

如果你考慮把失智症患者送到新環境，也需要仔細評估他們是否有這樣的能力，並且觀察任何退化的現象，因為那會限制患者繼續在照護機構生活的能力。

除此之外，也要持續監督照護機構——尤其是員工或管理方式改變的時候，我們的經驗是，除非失智症患者身邊有人可以提供大量的協助和寬慰，否則他會很難應付這些改變。

美國的幾種住宿照護選項，包括退休社區和銀髮族公寓、成人托顧、膳宿之家（也叫做老人院或個人護理之家）、生活輔助、失憶照護、持續照護退休社區、療養院、專業護理機構和安寧照護。

（編註：由於美國的住宿照護與臺灣不同，以下介紹幾種臺灣的住宿照護機構：

◆ **老人公寓**：由各縣市的社會局所設立，屬於公辦民營的機構，主要是為生活自理無虞、沒有精神疾病的退休者所設計，因此，輕度認知障礙者或許勉強適合，但或許並沒有那麼適合失智症患者，因為可能得不到足夠的看護和生活照顧。部分縣市的老人公寓有提供中低收入戶、獨居長者和無自用住宅的長者優先入住。要住老人公寓需要負擔房租。

◆ **共生宅**：共生宅比較像是社區型的銀髮社區住宅，能自立自主，又能互相支援的樂齡生活環境，其性質類似於一個養老共生的大家庭社區，適合身心健康、喜歡社交活動且不排斥與年輕人相處的長者，因此，共生宅也可能沒有那麼適合失智症患者。

◆ **榮民之家**：原本只提供榮民入住的榮民之家，現在除了榮民以外，已經開放六十五歲以上，而且需要安養、養護或失智照護的三類一般民眾申請入住接受照顧，這三類型民眾的入住條件都有更細節的規範，若有需求，請提早了解相關資訊。

◆ **老人安養中心**：即養老院，主要為自理無虞且沒有罹患重大疾病的年長者提供服務，養老院無法提供醫療服務，但仍提供基本保健服務、運動休閒空間以及醫護通報系統。請事先詢問安養中心是否有提供失智症患者的照顧服務，若有，目前臺灣長照機構的失智照護分三大類型：混合型（失智加失能）、專區型（失智症專區）、專責型（專門針對失智症提供照護服務的機構）三種，可從患者的需求、家人的經濟狀況等各方面加以考量，以做出最好的選擇。）

**我們敦促你及早為長期照護做規劃，無論是居家照護、住宿照護機構、療養院——即便你希望那是不必要的**。你需要研究你的財務情況，和選擇一間或一間以上你喜歡的機構。你或許永遠不需要住宿機構照護，但是要找到一家優質的機構真的太難了，所以事先規劃會讓結果有很大的不同，許多家庭最後不是把錢花光了，就是選錯了照護機構，因為他們之前沒預想到會有這樣的需求。

適合失智症患者的照護機構較為短缺，如果你找到一家你覺得能提供優質照護的機構，就先登記到候補名單上。如果你一直拖到必須趕快安置家人的時候（例如，出院之後），你或許只能接受當下找得到的選項（至少在短期內）——即使它不能提供你所想要的照護品質。如果你想要的話，你可以隨時終止申請程序。

住宿機構的照護多半花費較高，容易使得中產階級的家人在短期內耗盡自己的資源，因此，**不管患者有沒有自己的資產，儘早為長期照護的費用做規劃都是非常重要的** P375~377。

## 隨失智症患者搬遷

如果你選擇和失智症患者一起搬到住宿照護機構，既能和患者一起居住，也能讓他得到一些幫助，那麼有一些事情是你要考慮的。我們在第四章「搬到新的住所」P102~106裡討論過協助失智症患者接受搬家的方法，除此之外，你要用以下的問題問你自己：

- 搬家要花多少成本，像是新居的費用、搬遷費、過戶結算費，以及你把房子賣掉時的房屋增值稅？
- 搬家是否能讓你減少清潔或維護房子的需求？是否會有人幫忙，例如準備三餐或打掃房屋？
- 搬家會讓你離診所、醫院、購物中心或休閒場所更近嗎？
- 你會需要哪種交通工具？如果你使用該機構的交通服務，你能在車上應付失智症患者嗎？
- 搬家會讓你距離能幫助你的朋友和家人更近或更遠？

◆搬家會影響你得到特殊計畫或財務補助的資格嗎（你也許不符合某些方案的資格，除非你在某段期間內住在某個州）？如果你把房子賣了，你可能需要先把賣房子大部分的錢支付給照護機構，才可能有補助的資格。

◆搬家能提供失智症患者一個安全的環境嗎（像是呼叫鈴、設置於一樓的浴室、監護管理、不用上下樓梯、低犯罪率等等）？

◆萬一你的財務或健康狀況改變了怎麼辦？

## 專業照護機構

**專業照護機構如療養院**通常給人一種負面的印象，但其實照護機構能為失智症患者提供優質的照護和最好的替代性選擇。專業照護機構接受一般病人和需要特殊醫療服務的病人，像是餵食管或全套的餵食協助，但也接受失能情況較輕微的人。

一定要確認照護機構提供什麼等級的照護、接受哪些補助或給付方式。如果患者的住院或給付原本是在某個等級，萬一經費來源或照護等級改變之後，他還能繼續待在該機構裡嗎？

（編註：臺灣提供醫療需求的長照機構主要有兩大類：

◆**長照中心：**長照中心由社會局所主管，根據醫療需求的不同，又分為長期照顧型和養護型二種。前者主要照護生活無法自理和罹患慢性病的患者，以提供所需的長期專業醫療服務，有些長期照顧型的長照中心有提供鼻胃管、導尿管和氣切管等三種管路醫療服務；後者主要收容生活無法自理但意識正常的長者，但養護型長照中心只能收容使用兩種管路醫療服務的病患，如果家中長輩需要三管醫療服務，那就不適合選這種類型的長照中心。長照中心若有提供失智症患者的照顧，一樣有分混合型、專區型、專責型三種，請事先評估。

◆**護理之家：**護理之家由衛福部主管，能夠提供三種管路醫療服務，護理之家專門照護罹患慢性病、需要長期護理的患者，以及在急病出院後仍需要醫療服務的病患。護理之家有兩種類型：醫院附設的護理之家以及獨立經營的護理之家。護理之家若有提供失智症患者的照顧，一樣有分混合型、專區型、專責型三種，請事先評估。）

假如該機構有接受政府的補助，就需要定期接受評鑑，但**這並非品質的保證**，有些照顧機構可能不符合政府所訂定的標準，你在參觀時，可以要求看最近的評鑑結果。

要特別注意**人力配置率**的問題，人力配置率代表了住客所需的照護等級的不同，舉例來說，某間照護機構的住客有比較重度的需求，那麼相較於有相同住客數但住客需求沒那麼高的機構，它就應該要配置更多的護理人員。

一間照顧機構裡大約九十％的照護是由持有證照的護理助理提供的，高員工／住客比，代表每個住客可以得到更多的個別照護。

品質評分能夠評估各方面的住客安全，像是褥瘡或住客流動性的變化，這些評量並不對失智症照護知識、友善或適當的活動類型進行評估。你應該問照護機構，他們有沒有可以支援住客個別照護的員工？他們有沒有足夠的員工，以免沒有人定期提醒患者上廁所？他們會怎麼處理患者的焦慮和憂鬱？他們會怎麼監看和管理患者的疼痛問題？

照護機構的所有權、管理和員工往往變動得很快，因此，照護品質也可能改變得很快，**確保你的家人繼續得到優質照護的最佳方法，就是經常探望並與員工保持密切聯繫**。

## 照護機構裡的失憶照護部門

愈來愈多照護機構提供失智症特別照護——例如設立失智症專區，這樣的部門常見於專業照護機構或老年安養中心，也往往會成為該機構的特色。失智症照護專區可能有的有名無實，有的卻能為失智症患者提供優質照護以滿足其特殊需求，以下是你可以思考的一些關鍵要點：

◆ 那個機構提供的照護有什麼真正特殊之處（而不只是「好」而已）？

◆ 那個方案提供的照護對你的家人有幫助嗎？不要因為它有特殊照護等字眼，就以為你的家人會得到比較好的照顧。有些患者並不需要特殊照護，而有些「特殊照護」所提供的照護也不符合失智症患者的需求。

◆ 他們定期舉辦的各種活動，能不能讓各種程度的失智症患者都喜歡參與？

◆ 這種照護的費用比較昂貴嗎？若是這樣的話，這樣的價差是否值回票價呢？**較高的費用不一定等於更好的照護**。該機構是否不接受補助金或保險金，而要求你自費？你能負擔嗎？如果幾年後你必須將患者的身分轉成中低收入戶，他還能繼續住嗎？

◆ 該機構的地理位置夠近，方便你和親友前去探望嗎？對患者來說，經常看到你們也許比機構所提供的特殊照護更好。

◆ 如果患者的情況退化了，他需要搬離原本的地方嗎？若是這樣，你對這個安排滿意嗎？你喜歡患者要被轉過去的專區或部門嗎？被轉移的患者會待在同一間機構裡嗎？

試著了解該機構到底提供了哪些服務。近來成立的失智症特殊方案裡，許多都提供更具社交性的方法和更優質的環境來照護失智症患者。問問機構員工，他們觀察到住客有哪些正向的改變？優質的失智症照護所能創造的正向改變的量與類型，是有爭議的議題，並沒有大型研究指出有特別的效益，但是美國和其他國家的許多照護方案都報告，即使疾病仍在持續發展，接受良好照護的失智症患者在社交功能和行為上的確有出現正向的改變。

有些發生在大部分住客但並非全部住客身上的事情指出，優質照護是：儘量不使用行為控制的藥物、提升活動的樂趣、減少煩躁和遊蕩、有日常消遣的樂趣、失禁得到更好的控制（透過員工的協助）、失智症患者覺得自己適合這裡、不靠藥物而在夜間睡得更好，也沒有驚慌的喊叫。優質的方案能妥善照顧有失智症行為症狀的患者而不使用身體約束；這些方案的住客更容易展現歡笑，看起來比較清醒而有反應，與人的眼神接觸也更頻繁且更久。

如果你能把家人安置在一個優質的照護機構裡，你或許能觀察到他們的表現比在家裡還好，有時候家人對此會有複雜的感覺——雖然他們樂於見到家人表現得更好，但同時也難過未能在家裡把患者照顧得一樣好。其實，照護機構裡的員工比較容易創造治療性的計畫或方法，而且他們可以在一天的工作後離開患者，此外，他們並不是獨自一人照顧患者的。當患者在照護機構的環境裡表現穩定、而你也不用繞著他的需求團團轉時，你會有更多的時間和精力去給患者獨一無二的愛和親情，那是別人無法給的。

有些失智症患者會憂鬱或焦慮，需要**心理健康治療**（見第八章），但他們在照護機構裡往往得不到憂鬱、焦慮或其他心理健康方面的妥善照料。你可以請當地的失智症協會或地方上的視察員來協助你爭取精神治療。為了讓患者接受心理健康治療，你或許必須自己送患者去看精神科醫生、社工或心理治療師，或是自己支付機構裡這方面的費用。

心理健康需求不應該成為失智症患者無法住進照護機構的理由，但當一個人同時患有失智症和心理疾病時（例如憂鬱症），你也許需要專家來協助患者住進療養院。

患有失智症的退伍軍人，或許可以優先申請住到榮民醫院的護理之家。（編註：各榮民醫院政策不一，有些符合特定資格者可得到「國軍退除役官輔導委員會」的一些補助，此外需要自費。）

聯邦醫療保險所涵蓋的安寧照護對象，是預期生命不到六個月的人（編註：在臺灣，健保有給付一些安寧照護的費用，但必須符合相關資格條件，也有一些需要自費，例如伙食、特殊藥物、安寧團隊車馬費等等）。安寧照護的地點通常是家裡或醫院（編註：在臺灣，在醫院的又分二種：安寧病房是在醫院的安寧病房，安寧共照可能會在醫院的一般病房），但現在也有愈來愈多的安寧機構可供選擇。**安寧照護的目的在於使患者感到舒適，並儘量提高其生活品質，它不會激烈地治療疾病——除非疾病造成病人不適。**

緩和療護（編註：和安寧照護有一些差別）也著重於病人的舒適，如果符合條件，健保有給付。

## 如何選擇長照機構？

尋找照護機構的過程，取決於你有沒有事先規劃，以及失智症患者是從家裡或從醫院轉移到照護機構。如果患者正要出院，醫院的社工可能可以協助你迅速地找到一個安置的場所，不過他們可能夾在給你最好的專業協助和醫院的要求（希望患者能儘速出院）之間左右為難。醫院的社工知道在患者出院當天，有哪些照護機構有空床，如果你想花點時間評估一下，最好別耽擱一天以上的時間，畢竟在你猶豫的過程中可能就會失去了那個床位。

我們建議你不要只聽醫院社工說某個機構的品質好不好或可不可靠，因為他們也許從來沒有親自去那個地方看過。如果可以，你最好親自拜訪他們介紹給你的機構，但你或許沒什麼選擇；如果你有事先規劃，你就可以先接受任何立即有床位、但仍在你候補名單上的照護機構，等到你中意的照護機構有空床時再決定要不要讓患者搬過去。

如果你有時間規劃，可以問問當地的失智症相關協會是否有受歡迎的照護機構的名單，或是如果你正在考慮某間照護機構，他們能不能把使用過該機構的會員介紹給你。協會是最可能有最新優質資訊的單位，知道可能哪些機構有口碑，但你的資訊通常可能是個人觀察到的結果。

雖然各縣市政府有照護機構名單，你可以知道評鑑不合格的有哪些，但這項資訊也許無法反映出一個機構的最新現狀。你最好親自多參觀幾次，在參訪時，你自己的眼睛、耳朵和鼻子會是你最佳的指引，本書也有選擇照護機構的指引 P377~385。

有些地方性的失智症援助組織或當地的老人服務中心，有員工能在申請照護機構的流程上給你一些建議，並且提供你住家區域內的機構名單。家庭服務中心裡有社工，而且在大城市裡你可以從網路上找到老年照護經理或私家社工的名字。服務中心的社工或許依規定只能建議你有限的照護機構，也或許他們並未實際參訪過所有的照護機構，因此，他們的建議通常**不等於**他們對於機構品質的判斷，相較之下，為你服務的「老年照護經理」能親自到機構裡參訪，並且幫你做評估。

優質的照護機構也許連你社區裡的其他家屬或你的醫師都知道，一定要多方打聽。如果你有朋友或熟人把親人安置到長照機構，你可以問問他們的經驗——**請有直接經驗的人推薦，往往是找出優質照護提供者的最佳方法**。

等你有了一份候選機構清單，就打電話和每個照護機構的管理者或主任約談，儘量多看幾間。在你親自拜訪之前，有一些基本的問題可以先透過電話了解：首先，是否有空缺（如果你立刻就需要）或候補名單；其次，是否接受你打算使用的支付方式。

當你參訪照護機構時，要多觀察和多提問。請一位朋友或家人陪你去，旁觀者比較不會感情用事，能把你的決定徹底想清楚。如果有時間，建議你多參觀幾次，第二次拜訪時，你會注意到第一次錯過的地方。也有很多家屬跟我們說，你頭一次進入某機構時注意到的事情，隨著時間過去可能就變得不是那麼要緊。在參訪時留足夠的時間給自己，跟員工和頭腦清楚的住客聊聊，並試著想像你的親人是否能適應。

當亞特第一次參觀三荷文輔助生活住宅時，那個地方給他的印象非常好，寬敞的大廳和乾淨的長廊令他印象深刻，房門上都貼著住客的名字。他發現員工都穿著整潔的制服，他很喜歡那些充滿陽光的房間和設備齊全的浴室。

他到三荷文探望過爸爸幾次之後，他注意到沒有住客在使用大廳。他覺得最重要的是，那些助手對他的爸爸並不友善，當爸爸在廁所需要協助時有沒有人前來幫忙。他爸爸喜歡享受用餐時光，但是平淡無味的飯菜令他胃口盡失，他真希望照護機構能把錢花在食物上，而不是大廳上。他爸爸是夜貓子，所以早上很晚才起床，但機構要求每一個人都要在晚上八點半就寢，早上七點起床。

## 付費

長照機構的照護費用可能很高，雖然其他地方的安置護理有時沒那麼貴，但仍可能超出了某些人的經濟能力。支付照護費用的來源包括以下幾種：

- 患者自己的收入（例如社會保險或退休金）。
- 患者的資產（例如存款、不動產或投資）。
- 家人的財務支援。
- 患者的長照保險。
- 聯邦醫療保險（編註：在臺灣則有健保，但健保並不給付長照中心或相關住宿照護機構的費用）。
- 聯邦醫療補助（編註：在臺灣有長照補助、中低收入戶的醫療補助）。
- 退伍軍人相關補助P373。

患者自己的收入幾乎都會完全花在他的照護上，但其實大部分個案的個人收入根本不夠支付全部的照護費用。因此，除了收入之外，通常還會動用到患者的資產。假如患者有任何資產，最好要向稅務會計師或患者的經紀人諮詢，看他們建議要先花哪些資產，並請他們幫你規劃如何將資產轉成流動資金。

有些家屬也許有能力也願意協助負擔患者的照護費用，我們建議家屬公開討論此事。

有些人在生病前已經事先購買了長照保險，你可查一下患者是否有長照保單，若有的話，要仔細閱讀保單。有些保單會給付部分的居家照護費用，如果你想讓失智症患者在家接受照護的話，或許就可以辦得到。有些保單僅支付特定類型長照機構的費用，而且或許有某些項目除外。大部分保單只支付長期照護中一部分的日常費用，所以雖然保險幫得上忙，但你或許還需要其他的經濟資源。

中低收入戶醫療補助是為了協助經濟弱勢族群，法律規定只有缺乏其他付費資源的人才能使用（編註：在臺灣，中低收入戶醫療補助，主要補助因疾病、傷害事故就醫所產生之健保部分負擔醫療費用或健保給付未涵蓋之醫療費用，但要注意不是全部自費項目都能申請，補助對象為低收、中低收身分，或其他非前兩者但符合財稅上的限制〔如身障〕等經濟弱勢的福利身分資格者，其他更多規範或條件限制依各縣市規定為準，有需求者務必事先查詢清楚或致電至各地公所詢問，以了解是否符合資格及相關應備文件〕。

## 選擇長照機構的指南

我們提供一份問題清單，好讓你在參觀長照機構時可以使用，這些問題能幫你評估機構所提供的照護品質。當在和機構的主管談話時，你應該要能很自在地問到認證和費用的問題，以及該機構是否符合政府所規定的照護品質標準；**不要把一切視為理所當然而毫不質疑，如果你有不了解的事情，別猶豫，問就對了**。所有的財務協定都應該有書面資料，而且你一定要保留一份最終協議書。如果該機構的人員不願意回答你的問題，這或許暗示了患者在被安置後會得到什麼樣的待遇。

當你參訪照護機構時，把這份清單帶在身上。有三個關鍵性的問題是要先問的：

(1) 該機構是否持有由政府核發的證照，且仍在有效期間？
(2) 管理者是否持有由政府核發的證照，且仍在有效期間？
(3) 該機構是否符合或優於政府的消防規範？因為火災時很難撤離年邁的失智長者，所以灑水系統和防火門非常重要。

前三個問題的答案有任何一個為「否」，就不要選這家。

(4)在紙本合約中，會敘明雙方協議好的入住日期和要提供的照護內容嗎？

(5)在什麼情況下住客會被要求離開（健康退化、行為症狀、走路困難、失禁）？事前多久就會通知你？如果患者的情況有變化（無論是改善或退化），機構會要他們搬遷嗎？如果是的話，是搬到同一間機構裡的另一個部門嗎？

仔細審視合約上的小字，如果你不明白的話，要請教律師。

## 探望的便利性

機構的位置夠近，方便你常常探望患者嗎？有沒有足夠的停車位或大眾交通工具是否方便到達？該機構的探視時間夠長也夠方便嗎（假如照護機構限制探視時間，會讓人懷疑當家屬不在時患者會發生什麼事）？孩童可以前去探望嗎？在患者剛住進去的時候，你能額外抽出時間來幫他適應嗎？P385~391你去探望患者時覺得自在嗎？

有些照護機構強烈建議或要求家屬不要在患者搬進去的頭幾天或幾週去探望，關於這點，我們不相信有任何一種政策是適用於所有失智症患者的，有些患者會對訪客感到焦慮不安，所以最好在一、兩週內儘量減少接觸，但大部分患者從一開始就能適應頻繁的探視。

## 符合規範

如果你所考慮的照護機構被公布為不符政府標準（許多都這樣），你可以問是哪裡不符合標準，以及他們做了哪些改善。有些違反規則的地方能很快得到補救，有些很小的違反行為跟照護品質無關，但其他的違反行為就可能是嚴重的問題。如果員工對你的問題閃爍其詞，你或許應該排除那個機構。

## 花費

你很清楚基本費用裡包含了哪些項目嗎？向機構索取一份額外收費的清單，例如衣服送洗、電視機、收音機、藥物、理髮、紙尿片、特殊護理費和行為管理費等等。問問住客的個人資金要怎麼處理。如果住客要離開照護機構，訂金會退還嗎？假如想委託機構管理現金和資產，機構會怎麼做？機構會把收據給你或住客嗎？當患者停止服藥時，會提供具簽名的通知單嗎（這樣你才能追蹤他的用藥情況）？假如患者需要住院或回家住幾天，會有哪些相關費用？他還能回到原來的機構嗎？

## 清潔與安全

該照護機構乾淨嗎？你要記得檢查他們的浴室和廚房。

照護機構應該可以同時維持乾淨又保有溫暖、舒適的氣氛。**打蠟的地板和光亮的物體表面會反光，可能使失智症患者困惑，也許並非清潔與否的最佳指標**。浴室及其他地區有沒有裝設扶把、扶手、防滑地板和其他安全設施來保護住客的安全？不同區域間的高度差有沒有減到最小以預防跌倒的風險？

對於會遊蕩或容易焦躁的患者，有沒有什麼防備措施？當住客焦躁不安時，員工會花時間個別陪伴嗎？門有沒有關好（無論是偽裝、鎖起來，或是裝設警示系統好讓員工知道有人跑出去了）？身體脆弱的住客會受到保護，不被比較有活動力和強壯的失智症患者衝撞到嗎？機構裡是否光線充足、傢俱牢固且溫度宜人？

在維持失智症患者的的獨立、讓他們儘量發揮自己的能力及運用一些輔助確保他們的安全之間，要取得平衡並不容易，問問照護機構會怎麼處理這個議題。他們的政策在你看來是合理的嗎？例如，員工會怎麼應付站不穩但仍想要走路的患者？

## 員工

問問當患者嘗試以自己的力量慢慢地做某些事時，有沒有足夠的員工來個別協助或在旁邊照看著。員工人數愈多，照護的費用愈高，但是有些個別的照護還是必需的。一位照護助理平均要照顧多少人？考量到住客腦損傷的嚴重性，這個比例合理嗎？機構在晚上和週末的人力怎麼配置？督導護理師有經過良好的訓練嗎？請觀察他們是怎麼應付住客的：住客請求幫忙但得不到回應嗎？照護助理看起來是否匆匆忙忙的？

員工看起來愉快、友善嗎？員工愉快，代表機構經營良善，而且心滿意足的員工比較不會把個人的挫折發洩在接受照顧者身上。問問機構的員工他們的員工流動率和當地其他機構比起來如何？優質照護機構的員工指出，這是評斷員工滿意度的絕佳線索。

問問照護員工（包括照顧助理）接受過什麼樣的訓練。護理師、照護助理、社工和活動主任接受過照顧失智症患者的訓練嗎？員工需要知道如何應付災難性反應、猜疑、遊蕩和煩躁。他們是否樂意接受你如何應付患者的資訊？

問問社工和活動主任接受過什麼程度的專業訓練，這兩種人對住客的照護品質有重大的影響，你可以要求和他們見面，問他們花在失智症患者身上的時間有多少，要求看一些照護計畫，看是否寫得很刻板、制式化，還是能具體描寫出該機構為住民的個別需求做了些什麼？

該機構有顧問嗎（萬一有嚴重的行為問題他們才能諮詢）？他們具備儘量提升住客生活品質和減少抗精神病藥物所需的技巧嗎？

## 照護與其他服務

在美國，療養院（編註：即臺灣的護理之家、長照中心）對每個住客都必須有**個別的照護計畫**。你可以要**求看看照護計畫有考量到哪些事**。他們歡迎你**參與照護計畫的訂定**嗎？活動主任和社工有參與其中嗎？

該機構想從你那兒知道關於患者的哪些事情？除了病歷、財務資源等方面的許多問題，他們還會想知道患者喜歡和不喜歡什麼、習慣、你如何應付行為症狀，以及患者仍然保有哪些能力嗎？這些都是優質照護必須要有的資訊。

該機構讓失智症患者參與活動的時間有多少？**長時間不活動意味著照護不周**。他們提供的活動是有尊嚴且適合成人的嗎？你覺得你的親人會對那些活動感興趣嗎？活動的種類或等級是否夠多，讓即使大幅退化的患者依然能繼續參與活動？你可以要求旁觀活動情況。機構裡的住客看起來愉快、投入，還是在打瞌睡或漫不經心，現有的活動方案能在住客的能力範圍內吸引他們的注意力和投入嗎？

該機構有提供在監護下的日常運動嗎？**即使是被束縛在輪椅上或床上的人也需要運動**，能走路的人就更需要了。運動可以降低失智症患者的浮躁不安。

該機構有提供有效用、有創意的社交活動嗎？只提供一個看電視的空間是不夠的。**失智症患者需要有規劃的活動**，像是音樂欣賞、團康活動、探視或照顧寵物、郊遊，趁他們還做得到，讓他們儘量參與活動，促進人際交流。

住客能取得他們所需要的物理治療、語言治療、職能治療和休閒治療嗎？

神職人員會定期拜訪嗎？住客是否能參加宗教儀式？

把自己的衣物帶來穿的住客，有上鎖的個人儲物空間可以使用嗎？他們個人信件和電話的隱私會受到尊重嗎？他們能與訪客獨處嗎？如果配偶或其他家人來訪，會提供私人空間給他們嗎？

你可以要求看該機構對束帶使用的明文規定，然後四處看看，是否有人穿戴束縛背心、腰帶或坐在他們無法離開的傢俱上？除非用來控制患者的方法都已經試過且無效，否則不應該使用束帶，而且使用束帶的必要性在於保護患者，避免傷害。有經驗的員工幾乎都能應付所有遊蕩和煩躁的情況，不需用到束帶。老人護理椅偶爾可以用來使患者更舒適，也可以用於約束患者，但只應該用於其他方式都不安全的時候。如果你看到有住客坐這種椅子，觀察是否有常被鬆開、調整位置、起來走動和被帶去上廁所。

要求護理機構讓你看看他們在管理困難行為方面使用精神藥物的明文規定，並且問問有多少住客在服用這類藥物。住客服用精神藥物的高比例（二十%以上），可能代表員工以其他方法應付行為症狀的能力偏低。在訴諸藥物之前，員工有為患者的行為症狀或精神症狀做過什麼嗎？什麼樣的行為會讓他們選擇用藥物來控制（見第七章「利用藥物管理行為症狀」P226）。

如果你的家人需要藥物來控制行為、情緒或睡眠，**在開始用藥前，機構會先徵詢你的意見嗎？**醫生多久來看一次患者，檢查他們的狀態、儘量降低藥量和停止用藥？**問問該機構會用什麼策略來減少用藥和束帶**。如果你的家人感到憂鬱，問問該機構會怎麼處理憂鬱，會不會有心理健康專業人員來參與照護；如果你的家人產生嚴重的行為症狀或變得憂鬱時，該機構有沒有諮詢護理師、精神病醫師或心理治療師來看看他？該機構會怎麼處理這些問題？

是誰負責幫患者開藥？患者的醫療問題如何處理？是住客原來的醫生來看診，還是所有的住客都統一由機構的醫生看診？這位醫生多久來看住客一次？當你有疑慮時，可以會見這位醫生嗎？你可以預先和這位醫師見面聊聊嗎？醫生接受過老年醫學的訓練嗎？失智症患者需要密切、專業的醫療監護，他們的醫療也需要專門的技術。假如該機構缺乏這種醫生，他們會僱用接受過這方面訓練的護理師或醫生助理嗎？如果該機構不是有設置專任或特約醫生的療養院（護理之家或長照中心），誰會帶患者去看醫生？他們怎麼處理緊急醫療事件？該機構能為急性患者者安排緊急送醫嗎？緊急送醫的醫院是家屬滿意的嗎？

假如患者臥床或有嚴重的健康問題，員工有接受過這方面的特殊訓練嗎？

失禁問題如何處理？對於非臥床的失智症患者，護理管理（例如定時上廁所或使用紙尿片）應優於導尿管的使用。看看四周，你看到從輪椅或床上垂著尿袋的人多嗎？

問問員工或視察員褥瘡（壓瘡）發生的頻率，若頻率比偶爾還多，或許意味著照護不周。

**失智症患者對於自己所受到的待遇是很敏感的，你可以觀察員工如何對待住客**。他們把住客當成大人或孩子？他們會停下來關注向他們靠近的住客嗎？他們在提供照護前會向住客打招呼嗎？他們會解釋接下來要做什麼嗎？他們能察覺到住客對於隱私和尊嚴的需求嗎？

## 物質環境

照護機構看起來宜人又明亮嗎？傢俱舒適嗎？住客的個人物品可以放在房間裡看得到的地方嗎？外觀看起來像醫院的照顧機構，不見得住起來很愉快，宜人的環境和親切、有耐心的員工對失智症患者來說很重要，還有，當你去探望患者時也要能覺得舒適自在。

你認為你的親人會感到自在嗎？有些「樸實無華」的照護機構雖然傢俱較老舊，但對有些人來說更有家的感覺，另一些人則喜歡比較新的環境。那個地方對患者來說太吵、容易引起困惑或太安靜和無聊嗎？是否能讓想要有私人時間的人安安靜靜的獨處，而為較愛交際的人提供社交活動呢？

**刺眼的強光、吵雜和昏暗的光線都會增加失智症患者的困難**，如果連你都對這些問題感覺到困擾，它們很可能也會為失智症患者帶來不必要的壓力。

**臨終照護策略**

該機構對維續生命的措施有什麼樣的策略？除了放在患者病歷裡的生前遺囑、預立醫療決定書和安寧緩和醫療暨維生醫療抉擇意願書，你可以要求持有一份記錄患者優先選擇的聲明。雖然在患者入住時思考這個議題可能很痛苦，但這個步驟能進一步確定及尊重患者想要的臨終照護與急救方式。

**三餐**

你可以趁用餐時間去參觀並要求在那裡吃頓飯。食物看起來讓人有食欲嗎？分量充足嗎？是否提供個別需要的特殊飲食？有提供點心嗎？

食物衛生健康、誘人和適合長者嗎？失智症患者會在安靜的小區域裡用餐，還是在喧鬧的大餐廳裡用餐？你有看到照護助理幫忙餵食不能自己用餐的患者嗎？如果有，他們餵食的速度令患者舒服嗎？

吞嚥困難的住客有得到密切的監護嗎？**優質的照護管理會鼓勵住客自己進食，餵食管不應該長期取代自主進食**。

### 住客權益

有沒有能夠向管理者反映問題和抱怨的住客協調會？你有任何疑慮時該向誰反映？有沒有家屬協調會？

理想上，所有的照護機構對這些問題都應該給予正面的答覆，但實際上，人們很難找到真正的優質照護。假如失智症患者難以管理，或是假如你必須仰賴醫療補助的經費，那麼你或許找不到一間理想中的照護機構。請把這些問題當成一份指南，幫你決定哪些事情對你來說最重要，以及哪些是你願意妥協的。

## 把患者搬遷到住宿照護機構

一旦找到照護機構、財務事宜也安排好了，下一步就是搬遷。只要是失智症患者改變居住的地方，搬遷就牽涉到許多重要的事情（見第四章的「搬到新的住所」P102～106）。

如果你覺得患者有可能會了解的話，就告訴他們將要去哪兒。如果他們因此變得焦慮不安卻無法和你討論原因的話，那很可能表示他們缺乏了解這個複雜議題的能力，此時最好不要再討論下去，等到接近搬遷的日子再說。

帶上患者喜歡的熟悉物品（照片、紀念物、毯子、收音機），貼上標籤，可能的話，讓他幫忙挑選要帶去的東西。就算是腦損傷嚴重或對搬遷感到不滿意的患者，仍需要感覺到這是他的人生，而且他仍然很重要。

假如患者為了搬家的事情責備你，你或許必須對其控訴充耳不聞。假如一提到照護機構或搬家他就不安、不快，就不需要一直提。你或許應該就事論事地去安排，不要夾雜個人情感，不用謊稱「我們要去兜風」或「你要去做客」，以免讓患者後續在照護機構的適應更困難。

假如一個人喪失了為自己做醫療決定的能力，在法律層面有一定的宣告程序，來讓家屬代替失去能力的患者做必要的決定。多數醫院和照顧機構都有經驗，知道該如何應付這種需小心處理的議題。如果有任何問題，你應該請教律師。

如果家人在頭幾週常去探望，患者會比較容易適應照護機構的環境，但每個人的狀況不同，有些住客在開始參與機構活動之前會需要一點時間。你應該以患者的行為反應為指標，如果在你探視的期間或每次你要離開時患者變得情緒低落，那麼最好一開始先減少探望的頻率。**幾乎每一個失智症患者都能漸入佳境，所以過幾週之後，定期探視患者總是最好的**。假如患者在照護機構裡一直感到不適，問問自己，是否你的緊張和焦慮令他在新環境中難以放鬆。不要選擇那些建議你在患者適應環境前別去探望的照護機構，因為這可能會增加他的失落感。此時的你可能已經心力交瘁，而患者也許一見面就會指責你或乞求你帶他回家，記住，這或許是他們能拿來表達自己的焦慮和鬱悶的唯一詞句，給他們保證與關心，不要演變成爭執。經過了前面的幾週之後，你可以逐漸減少探望的時數，找出一個適合患者也能讓你重整生活資源的時間表。

我們鼓勵大家把關於患者的資訊寫下來提供給照護機構的工作人員。他喜歡在早上或晚上洗澡？他習慣早點或晚點就寢？他可能要求見自己生命中的哪些人？他某種話或行為代表的是什麼意思？你對他常做的事是怎麼回應的？什麼能讓他寬心？什麼會讓他突然發脾氣？

你也許找不到一間你真正喜歡的照護機構，或者你也許覺得機構的員工沒有給予患者應有的照護，然而，你或許別無選擇，只能把患者安置在某間機構。一名優質照護機構的主任建議，先經過仔細的考慮再決定是否提出你的抱怨和批評，並且盡你所能地和員工建立友好關係，這或許表示你得妥協，但卻很可能可以激勵對方與你合作。請儘量提供失智的相關資訊給他們。

如果你需要直接把患者從醫院轉入到照護機構，或許只有很少、甚至沒時間尋找適合的機構和規劃有序的移轉，你或許會被必須在幾小時或幾天內完成所有事的緊迫感弄得精疲力盡，若是如此，請至少要試著跟患者一起去照護機構，並事先放些熟悉的東西在那裡迎接他。

## 適應新生活

搬到照護機構住對許多人來說都需大幅度的調適，機構員工和家人都需要時間和精力來做這樣的調適，失智症患者也是，而且可能是個痛苦的過程。記住，**搬去照護機構、住進一個更符合失智症患者需求的環境裡，並不代表家庭關係的結束**，事實上，許多人發現他們和患者的關係改善了，患者也依然是家裡的一分子。

以下是一些實用的建議，讓你了解你能做哪些事來讓適應變得更容易些，不過，我們知道最難調適的部分或許是你和你親人對這件事的感覺。

## 探望患者

你的探望對患者來說很重要，即使他認不得你或不希望看到你，但你的定期探望在某種程度上有助於維持他體認到自己是家裡重要的一分子；**家人常來探望，也能提醒員工給予更好的照護**。患者有時會乞求你帶他回家，或是你一走他就哭，家屬很容易因而減少探望以避免這種場面，但**探望為每個人帶來的益處遠超出離別時的不安難過**；患者想表達住在照護機構的悲傷和憤怒是可以理解的。

照護機構裡的氣氛或你在那裡看到的其他住客可能會令你感到鬱悶，看到自己的親人能力受損得這麼嚴重是很痛苦的，由於失智症會妨礙溝通和理解，家屬前去探望患者時可能想不出能做什麼事，你可以做以下幾件事情讓探視的氣氛更輕鬆。

你可以協助患者適應新居，你去探望時，可以再次解釋他住那裡的原因（例如「你病得太重，不能住家裡了」）。檢視照護機構每日的作息、例行事務，如果患者還認得字，就幫他做一張行程表。幫他找出廁所、飯廳、電視機和電話的位置，幫他找出他放在櫃子裡的東西。想辦法讓他光從房門就能辨識出自己的房間，用他自己的東西來擺設房間。

明確地告訴患者你下次探訪的時間，並把它寫下來，好讓他用來提醒自己。有些家屬會寫信給患者，最重要的就是**提到最近一次探視發生的事和下次探視的日期與時間**，在下次探視的時間到來之前，員工可以把信唸給住客聽，讓他知道你確實常來探望，使他安心。

試著讓他參與家人間的外出活動，如果他的情況允許，可以帶他去兜風、購物、回家吃頓飯或過一夜，或是參與宗教活動。即使他們抗拒回照護機構，他最後或許會慢慢接受這種生活模式，並且知曉自己仍是家裡的一分子，幫他選擇不會讓他有壓力或疲勞的活動。偶爾，如果患者外出後不願意回照護機構的情況持續發生，那麼去機構探望他會比帶他外出來得更好。

**協助患者繼續參與特殊的家庭活動，像是生日和節慶**。即使令人難過的消息會使患者沮喪或困惑，通常還是應該告訴他。

兩次探訪的間隔期間，儘量藉由電話與患者保持聯繫，並提醒他大家都惦記著他；別指望患者會記得打電話給你。由於室內電話已成為過去式，患者的房間裡不見得會有，但機構的辦公室裡應該會有電話機，員工也應該願意幫患者打電話或接電話——如果患者還有能力順暢的聊天、講電話的話。

帶舊相簿、舊衣服或其他能勾起記憶的東西給他，鼓勵患者談談他所記得的往事。**如果他老是告訴你同樣的故事，接受它，你的傾聽和陪伴就能讓他知道你仍然關心他。**

談談家人、鄰居、小道消息和當地的體育隊，即便患者不完全明白，他依然能享受傾聽與聊天的樂趣，**你們能聚在一起比究竟聊了些什麼更加重要**。患者也許對某些話題不感興趣，例如時事；如果他看似有些煩躁，不必堅持讓他知道最新消息。

對患者的抱怨要有同理心，**傾聽他的抱怨就是在告訴他你在乎他**。他也許會一再抱怨相同的事，因為他忘記自己曾經跟你說過，**聽就是了——你的同理心才是最重要的**。

不過，在你決心是向員工投訴、採取行動或選擇不追究之前，要先慎重調查過，記住，患者對事情的認知也許並不準確——即便抱怨裡有一絲真相。

唱唱熟悉的老歌，如果其他的住客晃過來聽或跟著唱，不用驚訝，音樂是分享情感的妙方，沒有人會在意你唱得好不好。也可以帶上家人或孩子的錄音或錄影去。

做一本記錄患者個人生命的故事剪貼簿——他在哪裡長大、什麼時候結婚、他的孩子、工作、嗜好等等，字寫得大一點、粗一點。用照片、裁剪物、一點布料、獎章等裝飾它。製作這樣的人生剪貼簿能花掉好幾次探視的時間，而翻閱剪貼簿或許能喚醒患者從前的記憶，即使他記不得剪貼簿上的故事，但讓患者知道自己也**有過去**或許也能給他一些寬慰。

準備一個記錄個人生命的時光寶盒，放入能勾起回憶的安全物品：珍藏的紀念品、陳舊的廚房用品，針對擅於手工的人可放些五金配件，做過裁縫師的人可放些裁縫用的線軸。找些顏色、重量、質地和大小是比較有趣的東西，患者或許喜歡在盒子裡找東西和把玩那些物品。你和員工可以利用這個盒子來喚起他們的記憶，裡面附上一張記載物品資訊的卡片：「這是舊式的去蘋果核機，媽媽從前為她的五個孩子做蘋果醬時都用它」，或是「爸爸一直到七十歲都還穿這雙舞鞋跳舞」。

要是照護機構沒有地方存放剪貼簿或時光寶盒，就趁探視患者時再帶過去，如此一來，你們就有可以一起做、一起分享的事。

避免太過興奮。你的到來、你帶來的消息和你們之間的對話也許會令患者過度興奮而誘發災難性反應。

做些事讓患者覺得你對他的新居感興趣。你可以和他一起繞個圈走走、把布告欄上的消息唸給他聽、和他室友或其他住客及員工聊天。**當你們到戶外散步時，提醒他聞聞花香、看看鳥兒**。

**協助患者照顧自己**。你可以和患者一起吃頓飯、幫他梳頭髮、揉揉背、握握手，協助他做點運動。帶點你可以在照護機構和他一起吃的東西，但避免帶必須請員工存放起來的食物。如果患者自己進食有困難，你也可以在用餐時間去探望他並幫忙餵食。

如果其他心智混亂或煩躁的住客打擾到你的探視，你可以溫和但明確的告訴他們，現在不要和你說話；若有必要的話，問問哪裡有比較隱密的地方給你和患者相處。在從事簡單的活動時邀請一、兩位住客一同參與，有時能讓探視過程更順利。

如果患者喜歡你去探望，而且不會引發災難性反應，你可以帶孩子（一次一位）或寵物（事先問過員工）同行。到照護機構看看患者，對孩子來說通常有幫助，你可以事先為孩子做心理準備，和他談談或許會看到的事物，例如導管或靜脈注射管，並且說明這些東西能幫助患者維持身體機能的運作。

有時患者病得太嚴重，甚至無法走路、認得你或回應你，讓你無從得知該跟這樣的人說些什麼，那就試著握住患者的手、揉揉他們的背、輕撫他們的臉或唱歌。

一位牧師的探視經驗是這樣的：「我從這些探視經驗中成長，我過去太習慣一味地做，所以花了好久的時間才接受我不能為失智症患者做什麼。我學著讓自己只是坐在那裡、只是分享彼此的存在，而不覺得我必須做什麼、說什麼或逗他們開心。」

和住在照護機構裡的晚期失智症患者分享家庭生活並不容易，但你或許能從中找到你自己的意義，就跟這位神職人員一樣。

重複同樣的對話或活動也許很無聊，但請記住，失智症患者的記憶受損太嚴重，所以根本記不住五或十分鐘之前做過的事。重複有趣的活動也許能帶給他們快樂——雖然你可能覺得很煩心。

## 你自己的調適

當你的家人搬去照護機構後，你自己的生活也會改變，如果患者原本和你一起住，尤其假如他是你的配偶的話，你也許會更難調適。為了安置患者所做的一切努力也許已令你身心俱疲，但疲憊之外，**讓患者搬去住照護機構也許會加深你的悲傷和失落感**，同時，你也許希望你能把患者留在家裡親自照顧，並因為沒做到這一點而懷有罪惡感。你的感受也許很錯綜複雜：鬆一口氣、悲傷、罪惡感和憤怒等。不必再背負照顧的重擔讓你鬆一口氣——終於能不受打擾的睡覺或閱讀了，但你也許希望事情不是這樣，而你可以繼續親自照顧患者。

常有家屬跟我們說，頭幾天他們會感到失落，不再做平日照顧病人的種種事務，一時間不曉得自己能做什麼。剛開始你也許無法一覺到天亮，或是連看個電視也無法放鬆。

從家裡去照護機構的路途也許很累人，尤其是如果這段路有點距離時。有時候失智症患者在適應新環境前會暫時變得更糟些，而這可能令你焦慮不安；同時，其他家人的情況有時也令人感到沮喪。

照護機構的員工要照顧許多住客，你或許覺得你的親人沒有得到和你親自照顧時一樣的照料，機構和員工等其他方面的事或許也令你感到擔憂。家屬有時候會生機構員工的氣，這種事很常有，如果你對機構或員工不太滿意，你有權利和他們討論你所擔憂的事並要求得到答覆，如此才不會損及患者在機構裡的狀態或所得到的照顧。

基本上，照護機構不應該因為你質疑患者所受到的照護而把住客趕走。如果照護機構裡有社工，他們可以幫你逐步解決你所擔憂的事，如果機構裡沒有社工，那就得冷靜、就事論事地和機構的行政人員或照護主任討論你的擔憂。

送失智症患者去住照護機構後，事情通常會好轉——尤其是患者在家一直很難相處的話。由其他人來做日常照護的工作，你和患者都可以放鬆並享受與彼此的相處，因為你不會總是疲勞不堪，而且可以不用管患者惱人的行為，所以你們或許能更放鬆地享受好久不曾體會過的親情。

如果其他家屬不去探望患者，或許是因為他們覺得很難面對自己的親人必須住在照護機構的事實，或是不知道該和患者聊些什麼。如果你的家人會這樣的話，請試著去了解，這也許是他們表達悲傷的方式，而你可能無法改變他們。**告訴不想探望患者的家人，你走過的情緒變化和你從探視中學到的事——陪伴患者、與之分享彼此的存在，比你跟他說什麼或做什麼來得更加重要**。

有些家屬會花許多時間在照護機構裡協助患者，但只有你自己能決定該花多少時間探視。問問你自己：你在那裡的部分原因是否與你的孤單和悲傷有關？要是你少花點時間在那裡，能否讓患者更適應新環境？

時間會流逝，適應的急性反應期也會慢慢過去。一段時間過後，你會習慣某種規律的探視，患者的改變那麼大，你慢慢地在他之外建立新的生活也是很自然的事。

## 當照護機構發生問題時

有時候，照護機構在照顧患者方面的確會發生嚴重的問題。

羅森先生說：「我爸爸有阿茲海默症，我們不得不送他去住療養院。有一回，他病得很重，還被送到醫院去，醫院的人說他是因為脫水才使病況變得更嚴重。很顯然，那裡的員工並沒有給他足夠的水分，我覺得自己因為沒有確認到這一點而有罪惡感，我無法送他回會忽略他的療養院。」

如你所知，失智症患者需要花很多心力去照顧，尤其是在疾病的晚期階段。如果羅森先生向療養院的員工抱怨，也許只會激怒他們；如果他想把爸爸轉到別家照護機構，或許會發現其他機構不會更好，或是沒有機構願意接受阿茲海默症患者或接受中低收入戶醫療補助的人。

你、羅森先生和許多其他家屬所面臨的困境，不全是個別照護機構的責任，其實是福利政策、評估系統、國家預算等等的問題。這些問題如今正透過政府、失智或阿茲海默症相關協會、基金會等許多倡導組織的努力，而漸漸改善中。

我們希望你不會遇到類似的問題，但如果你有，先花點時間思索你可以合理期望哪種照顧。你應該期望的是患者在照顧下能儘量保持健康、得到充足的餵食和水分、受保護遠離明顯的風險、保持乾淨與舒適。你應該期望的還有：員工能知道患者想要的、患者能得到儘量合理的照顧和膳宿。患者應該參與符合能力的活動，不應該被忽略。如果住客同時患上其他疾病，照護機構應該要能看得出來，也應該注意住客的用藥反應。

然而，失智症照護仍存在著許多挑戰，有時機構可能「做也錯，不做也錯」，要解決每個問題或完全治好每一種毛病，通常是不可能的。舉例來說，讓患者靠自己的能力散步也許有益於心臟、健康和自信，但卻有跌倒的風險。問問員工，他們所提供的照護有什麼風險和益處，以及他們如何平衡當中的矛盾，這能幫助你決定你願意承擔什麼樣的風險。

人力問題是照護不周的常見原因。一個機構所提供的照護，或許不能做到像你在家裡給患者的個別照護那般周全，然而，如果機構沒有足夠的人力來維持住客的清潔、舒適、餵食，以及監護他們的醫療需求，那就不對了。（編註：政府相關單位有相關資訊，能幫助你了解照護機構應有的品質標準，幫助你判斷能期望照護機構做到哪些事。）

誠懇且冷靜地和機構的主管人員、照護主任或社工談談你擔心的事，並且把你手上的失智症照顧資訊提供給他們。他們的反應如何？是感謝你的反映並允諾會處理問題，還是找藉口或打發你？如果有醫生或其他專業人士知道這些問題，請他們支持你矯正問題。

羅森先生說：「醫院的醫生給我們好大的幫助。她打電話給療養院，說明失智症患者可能很容易脫水，所以我爸爸攝取水分這件事需要特別監護——即使他不斷保證說他有喝水。」

如果向照護機構裡的人反映之後仍舊不能解決問題，就聯繫當地的療養院視察員（編註：在臺灣，可能得向消費者保護團體投訴，看看他們是否有較好的建議，甚至可以向照護機構的主管單位申訴），不過，和照護機構的管理人員和員工共同合作，通常就能順利解決問題。

問題或許在於，照護機構裡的員工需要更多關於失智症患者的照護資訊。

失智症和阿茲海默症相關協會有訓練資源的資訊，你可以鼓勵所有等級的員工，從護理師、行政人員到護理助理，都去接受訓練。

## 照護機構裡的性議題

失智症患者有時會在公共場合裡脫衣服、自慰或挑逗員工或其他住客。照護機構住客的性需求和性行為是頗具爭議性的議題。照護機構裡的性行為與在家裡的是極不相同的，它不再是私人的事，總是會影響到其他住客、員工和住客的家屬，它也引發道德上的問題：腦損傷患者是否能、或是否應該保留為自己的性生活做決定的權利？

雖然我們的文化似乎不缺乏關於性的討論，但許多人對於思考老年人、缺乏魅力者、失能者或失智症患者的性問題會感到不舒服，照護機構的員工在談論性議題時也常感到不自在。

如果員工向你報告患者有不合宜的舉止，記住**這些乍看之下和性有關的行為，其實大多是心智混亂和疑惑的表現**。你可以和員工一起協助患者認清他的所在之處、何時使用浴室、可以在哪裡脫衣服。其實往往只要說「還不到睡覺時間，我們晚一點再換睡衣」或轉移注意力（例如給他一杯柳橙汁），就會有所幫助。

患者也許會和其他住客成為密友，但通常不會有性關係。友誼是人類共同的需求，即使是一個人失智了也不例外。偶爾有人聽到照護機構裡有住客會睡在一起，如果我們能考慮到許多人多年以來都和另一個人共享一張床，並且享受這種分享帶來的親密感時，就不難理解這種情況。患者也許並未意識到他在哪裡或和誰在一起，可能也沒意識到他並不在自己的床上，或以為他是和自己的配偶在一起。生活在照護機構裡可能很孤單，那裡沒什麼機會能被擁抱和被愛。你對這種事情的反應取決於你的態度和價值觀，也取決於照護機構的反應。

有些住客會自慰，如果這發生在住客自己的房間裡，員工通常會選擇忽視，但如果這是發生在公共場合，那就要不動聲色地將住客送回他的房間。

調情是男女間常見且被接受的社交行為。在長照環境裡，患者也許會利用調情來強化衰退的社交角色，這讓他感覺自己年輕、有吸引力。令人難過的是，失智症可能使患者表現得很拙劣，說出冒犯的話或做出不當的舉止，與性相關的不當言行比較常見於額顳葉失智症患者，因為抑制力減低是腦額葉損傷的常見結果。

假如有受過訓練的員工平淡且和善地提醒患者說這種行為是不可以的，通常它就慢慢消失了。如果該行為仍然持續，也許要把患者安置到能讓員工觀察到他和別人接觸的地方。或許也可以考慮為住客提供其他機會，讓他們重新經驗他們的社交角色。

發生在住客間的性行為牽涉到法律問題，因為這需要雙方都有同意的能力且同意參與性交活動。當員工或家屬對可能的性行為產生疑慮時，最好請專業人士來判定雙方是否都保有這樣的能力，雖然這看起來好像是在干涉，但失智症極可能令患者喪失含有認知的同意能力。不過，就算發現患者有這樣的能力，家屬或許仍感到不安，假如是這樣的話，我們建議由照護機構召集患者、患者的家屬、適合的專家和適當的機構員工，大家一起來討論這個議題。

已婚配偶在照護機構的性行為又是另一個議題。假如沒有人反對，那麼似乎沒理由擔心，然而，如果失智症患者顯得苦惱，照護機構就應該採取前面所討論的方法。在牽涉到繼子女時，這項議題比較容易引起爭論。成人從事性行為被認為是受到憲法保護的個人權利，但當至少其中一方有認知損傷時，保護弱者是一種義務。理想上，這些議題可以和所有相關人員討論，才可能達成所有相關人員都接受的解決方案。這些情況很少需要透過法院來判決。

CHAPTER

# 16

# 預防和延緩認知衰退

最近一些研究報告指出，**失智症的發生率正在逐漸下降**，這個發現固然值得高興，但其原因尚不清楚。最可能的解釋是，**人們用來降低罹患阿茲海默症和血管型失智症風險的方法奏效了**。

研究預防方法的一大考驗是，需要區別與老化有關、看似正常的思維變化和失智症的最初期症狀。

## 與老化有關的常見變化

此處我們要再次強調本書一再出現的主張：損害處理日常事務的能力的認知衰退**並非是無可避免的**。很多人活到快一百歲仍保有完好的心智功能，事實上，智慧和知識會隨著我們年齡增長而增加。

> 珍很煩惱，因為她發現自己甚至會忘記她為什麼要走進廚房裡。

這種類型的精神恍惚有時候稱為「高齡的一刻」（短暫失憶），並非罹患失智症的前兆。

## 回想說過的話和心智運作的速度

有兩種思維上的變化是老化過程中常見和「正常」的現象，這些變化最早開始於人類四十幾歲時，但往往得到六、七十歲才變得明顯。

首先是心智運作速度減緩，在我們老化的過程中，大腦仍必須不斷地處理資訊，它要評估資訊的意義和根據它所處理的內容來決定行動路線，但它的速度變緩慢了，這就是人在晚年需要花更多的時間去記住別人的話和事情的原因。因此，年長者在嘗試回憶起某件事或做決定時，最好慢慢來，不要匆匆忙忙的。

與正常老化有關的另一種變化，是想不起別人的名字和說過的話，珍所經歷的「高齡的一刻」就是一個例子。記憶裡會湧現出時間、名字、想法或誰說過的話，但是也許需要幾秒鐘，甚至幾分鐘。研究再三指出，「暗示」、「線索」和提出選項（「你到廚房裡是要拿點心或食譜？」）能改善回想事情的困難，這種藉著線索的改善告訴我們，某人說過的話或名字仍在我們的記憶裡，只是比較難找到或擷取出來。相較之下，阿茲海默症的記憶喪失是永久的，患者的記憶「消失」了，**就算有暗示或線索也不會有明顯的改善**。

# 失智症的風險因子

預防或延緩阿茲海默症和其他失智症發生的一個方法，是找出造成這些情況的風險因子。我們在此會討論到已經被確認過的幾種風險因子，以及處理這些因子能降低失智症風險的證據。

## 心血管因子

中年高血壓、血脂異常（例如高膽固醇）和肥胖是罹患阿茲海默症與血管型失智症的風險因子。最近的研究證實，**血壓降到理想的範圍能減少失智症的風險**，研究也證實了，解決高血脂或肥胖能降低罹患阿茲海默症的風險，更能明顯降低心臟病或中風的風險。

## 運動

許多研究都指出，失智症患者近五到十年的身體活動比未罹患失智症的人來得少。這項結果間接支持了一個觀點——運動能預防或延緩認知衰退的發生。不過，這個觀點目前尚未經過證實；也有可能，運動率偏低是早發於失智症的大腦變化所導致的結果。阿茲海默症大腦變化的基因預設動物研究指出，運動能減少斑塊的發生——斑塊為阿茲海默症典型的病理特徵，這項發現支持了以運動預防阿茲海默症的重要性。人類研究則指出，運動能減少伴隨老化而來的認知衰退，但沒有一個研究證實運動可以預防失智症。

以運動預防心臟病和中風的益處是公認的，如果運動也能降低阿茲海默症的風險，那麼規律地運動就會有三重益處：**降低中風、心臟病和阿茲海默症的風險**。基於這個理由，美國疾病管制暨預防中心建議，**凡是有能力的人都應該每週運動五天，每次三十分鐘**。

在經醫生檢查後確認運動對你來說是安全的，你的運動頻率就能逐漸增加到疾管中心的建議。即使每天只散步短短的時間，也有益於你的健康。

此外，運動也是減重計畫的一部分，由於體重過重是阿茲海默症的另一項風險因子，所以規律地運動或許能透過多重機制來預防阿茲海默症。

## 社交與智力活動

比較失智症患者與非失智症患者的研究指出，在社交方面比較活躍的人，比較不容易罹患失智症。就跟運動的例子一樣，這些研究也無法讓我們判定，是極初期的認知衰退造成社交活動力降低，還是社交活動減少而導致失智症，但很可能，極初期的失智症會減少人們的社交和智力活動。

部分實驗室以先天體質易形成阿茲海默症斑塊病變的大鼠及小鼠為研究對象，這類研究發現，將牠們飼養在具刺激性的環境裡能減少大腦中斑塊病變的數量，進而減少大腦萎縮（以磁振造影檢查）和減少記憶損傷。

和過去長久以來的想法相反的是，我們現在知道，人類大腦到老都會不斷製造新的細胞，這些細胞在海馬迴裡形成，而海馬迴是大腦的新記憶形成中重要的一部分。這項令人興奮的發現激勵了許多記憶刺激方案的發展，尤其是跟電腦有關的活動。長期的研究指出，智力活動能改善特定認知測驗的表現，但沒有證據顯示，認知或社交刺激療程能降低失智症的風險。

智力和社交刺激研究遇到的難題之一是，導致阿茲海默症的大腦變化在症狀變得明顯之前的十五到二十年就開始了，這表示預防措施從人類的四、五十歲開始會最有效。很多人終其一生在身體、智力和社交活動上都很活躍，但最後仍罹患失智症，所以這些活動並不能完全擊敗造成失智症的其他遺傳與環境因子。對於宣稱電腦程式能預防失智症的公司，美國食品藥物管理局會處以罰款，但如果你覺得給予智力和社交刺激的遊戲很有趣，你也負擔得起，那就試試無妨。

還有許多方法可以保持心智活躍，這些活動即便不能預防失智症，但或許能改善生活品質。閱讀、旅遊和從事長久以來你一直很喜歡的嗜好，都是對心智的刺激，即使後來因為某種健康問題而限制了你的參與，你還是能對活動做適當的調整，然後繼續參與，舉例來說，畫家亨利．馬蒂斯（Henri Matisse）的健康在上了年紀後出現衰退，導致他不再能畫畫時，他於是改用剪裁大片的彩色紙來繼續從事藝術創作，那些大膽的圖樣都是他最出色的作品。

## 飲食

**一些研究發現，遵循地中海飲食能延緩失智症的發生**。這種飲食法強調攝取水果、蔬菜和健康的油脂（例如橄欖油或芥花油），吃很少的紅肉，以及一週吃兩次魚或貝類。它也鼓勵用香草和辛香料來減少使用鹽、吃堅果和喝適量的紅酒。這種飲食法也能降低心臟病和中風的風險。

很多網站和烹飪書都能教你如何規劃地中海飲食。如果你想開始一種新的飲食計畫，要問問自己是否負擔得起、能否持續執下去？開始飲食幾天或幾週就停止，是無法對你的健康產生長期效益的。

坊間盛傳，維生素$B_{12}$、葉酸、鈣、維生素D和魚油等能降低失智症的風險，但是，並沒有證據指出它們能夠有效預防阿茲海默症。維生素$B_{12}$能夠改善、而且有時候能完全逆轉由惡性貧血（起因是無法吸收維生素或攝取的維生素太少）所引起的失智症，但今日惡性貧血造成失智症的案例已不多見（不過，新發生的失智症仍然應該透過評估來確認）。維生素則$B_1$能夠預防失憶症，又稱做「高沙可夫症候群」P412，它是記憶損傷的罕見原因。

抗氧化劑也被盛傳為失智症的可能預防藥。沒有研究證實抗氧化劑具有預防效果，但是動物和細胞培養的研究指出抗氧化劑能預防腦損傷。具高抗氧化力的水果（例如藍莓），也是地中海飲食的一部分。

銀杏、薑黃和人蔘被盛傳為能強化認知力和預防失智症。銀杏一直被廣泛的研究，但尚未證實能預防失智症；人蔘和薑黃的研究沒那麼多，不過也沒有證據指出它們具有那些效益。近幾年坊間盛傳椰子油和水母螢光蛋白能預防和治療失智症，但並沒有精密的研究支持這個主張。

## 教育

有許多研究顯示，早年得到較多教育的人罹患失智症的風險似乎比較低，這種研究結果有時被引用來支持「腦力刺激或許是一種預防法」的主張。

然而，至今尚無法判定的是，到底是早年教育的益處是這項發現的原因，還是這項發現要歸因於在受到良好教育的人身上較難看出初期失智症的徵兆。

## 糖尿病

糖尿病是公認造成阿茲海默症和血管型失智症的風險因子，目前仍在深入研究其發生的機制，我們尚不知道控制血糖是否能預防失智症。

## 憂鬱

年輕和中年憂鬱是罹患失智症和阿茲海默症的一項風險因子，其機制尚不清楚，也不知道及早治療憂鬱症是否能降低風險。**人到晚年首次發生憂鬱的情況，有時是漸進性失智症最初的症狀**。

## 毒素

鉛在兒童身上可能造成永久的智力損傷，以及在成人身上造成失智症。許多其他重金屬，包括錳、汞、鉈、砷，也對大腦具有毒性，可能造成永久性的損害。

有機溶劑可能造成神經系統的永久損傷，包括失智症。儘可能不要接觸那些毒素，在工作場所使用時要遵照安全預防措施，這樣才能降低它們造成的風險。

某些研究曾在一些阿茲海默症患者的大腦中發現過量的鋁，但現在看起來那很可能是失智症的結果（不管是什麼引起的），而不是失智症的原因。

人們有時候會猜想，他們是不是該停止服用制酸劑、不再用鋁鍋做菜，或是不再使用止汗劑（這些都是鋁的來源），但沒有令人信服的證據指出這些產品會造成失智症。提倡消除體內的鋁和重金屬的療法，並不能使阿茲海默症患者受惠，而且這些療法中有的還會產生嚴重的副作用。

## 頭部創傷

我們已知**腦震盪會提高失智症的風險**，它的證據最早出現於一九二〇年代針對「拳擊手腦病變」患者所做的研究。研究指出他們大腦裡普遍都有大範圍的纏結——這是阿茲海默症的兩種典型特徵之一。

我們現在很明確地知道，任何原因造成的腦震盪都會提高失智症的風險。在大體解剖中很常發現，歷經腦震盪而罹患失智症者的大腦有慢性創傷性腦病變 P413。

這個現象已從在接觸性運動中（例如美式足球、曲棍球和足球等）遭受腦震盪的運動員身上做過廣泛的研究，暴露在高強度爆炸環境中的士兵也有慢性創傷性腦病變的風險，雖然不清楚頭盔或其他頭部護具能不能降低運動員或士兵身上的風險，但仍然建議使用。

## 老化

上年紀是阿茲海默症最強大的風險因子，其原因尚不清楚。

至於控制先前所述的風險因子是否能降低與老化有關的風險，還是有其他尚未發現、跟老化有關的原因容易導致認知衰退，目前也尚無法得知。

## 遺傳

遺傳對阿茲海默症和額顳葉失智症佔了三十五%到六十五%的貢獻，而對路易體失智症 P416~417 以及由帕金森氏症引起的失智症 P417 的影響則比較少。我們會在十八章的「遺傳與失智症」P437~439 裡討論到阿茲海默症遺傳學。

在過去，遺傳風險是很令人喪氣的，因為人們似乎「無計可施」，但我們現在知道，假如能及早治療，有些基因異常的負面結果是可以被修正的。舉例來說，因苯酮尿症造成的認知損傷（所有新生兒都要篩檢的項目）是可以預防的，方法是讓帶有兩個異常基因的孩子吃預防性的特殊飲食。

## 藥物治療

商品名為「阿杜荷姆」（Aduhelm）的藥物，其學名是阿杜卡奴單抗（aducanumab），它是第一個由美國食品藥物管理局核准、用來治療輕度認知障礙P408和初期阿茲海默症的藥物。

阿杜卡奴單抗的作用機制是減少大腦中的$\beta$類澱粉蛋白沉積物P413；P430～432。由於$\beta$類澱粉蛋白沉積物是出現於所有阿茲海默症患者大腦中的異常蛋白，因此許多科學家認為它和阿茲海默症的形成有極大的關係。

阿杜卡奴單抗的使用方式是靜脈注射，每個月施打一次，這需要患者親自到有提供這種藥物的診所。美國食品藥物管理局核准這個藥物帶來兩種爭議：

(1) 幾乎沒有證據顯示這個藥物能改善記憶、思考或從事日常活動的能力。

(2) 這個藥物可能引起腦水腫和小範圍的腦出血，這兩者都是潛在的危險副作用。

即便美國食品藥物管理局已經核准了阿杜卡奴單抗，但製造商仍需做更多的研究來判定它是否能漸漸地改善記憶和處理日常事務的功能。

之前被核准用來治療阿茲海默症的藥物——膽鹼酶抑制劑（例如Exelon、Razadyne和Aricept）和NMDA受體抗拮劑memantine（Namenda）——並不能預防或減緩該疾病的生物進程。

## 總結

預防失智症和延緩失智症的發生，是科學的重點研究。治療高血壓是目前唯一得到科學證據支持的方法，不過身心活動的益處也得到了間接證據的支持。由於阿茲海默症很可能有多重原因，所以未來極可能會找到許多不同的預防療法。

CHAPTER

17

# 腦機能障礙和失智症的原因

有時候，大腦並未發揮它原本應有的效能，這種問題可能叫做智能障礙、讀寫障礙、失智症或思覺失調等等，可能是由先天或後天的腦損傷、基因異常、環境中損害大腦的化學物質、無法對大腦正常供氧等許多原因所引起的。

醫生和科學家是根據症狀的表現、如何發生和如何隨著時間改變來將各種大腦問題加以分類。就像發燒、咳嗽、嘔吐和頭暈是許多不同疾病的症狀一樣，記憶喪失、困惑、個性改變和言語困難，也是好幾種疾病的症狀。在這一章裡，我們會說明失智症與其他大腦問題有什麼不同、失智症最常見的一些原因，以及可能對思考能力造成損害的其他疾病。**未經醫生評估之前，千萬不要對一個人是否有失智症妄下定論**，本章最重要的學習是：你應該帶失智症患者去給能判定切確病因的專家檢查。

## 輕度認知障礙

輕度認知障礙的判定，需要患者報告有思考困難、有明顯但輕度的思考障礙，但日常活動中的工作或表現並沒有退化的現象。有輕度認知障礙的人並不符合為失智症所設的標準，其標準如下：雖然形成新記憶的能力是顯而易見的最常見障礙，但其他方面的思考問題（例如推理、判斷和語言）也非常普遍。

輕度認知障礙增加了一個人將來罹患失智症的可能性。在確診為輕度認知障礙之後，每一年都有五%到十二%的人會罹患失智症，大約是同齡者的十倍，但是確診為輕度認知障礙的人在五年之後，仍有四十%到五十%的人不是維持輕度認知障礙的症狀，就是恢復了正常的認知能力。

輕度認知障礙患者有機會在確診後又恢復正常，由此可推測造成他們思考困難的原因是可以逆轉的，例如短期疾病、藥物副作用或憂鬱。

## 失智症

失智症是一群症狀的醫學名詞，這些症狀具有以下三種特徵：⑴兩種或兩種以上的智能受損，且達到妨礙處理日常事務的程度；⑵症狀開始於成人時期；⑶患者意識清醒、具察覺力，沒有昏昏欲睡、中毒或無法專注的現象。

智力功能衰退可能影響到任何思維歷程，包括算術能力、字彙、抽象思考、判斷、語言、記憶，以及執行包含好幾個步驟的行動。「覺得不像以前那樣靈光」並不表示有失智症，失智症患者的能力必定是從正常退化到足以妨礙處理日常事務的地步。

失智症不同於所謂的「智能遲緩」——現在叫做智能障礙，智能障礙者的損傷是從嬰兒時期開始的，而失智症患者的基本思考能力衰退開始於成人時期。

六十五歲以上的人罹患失智症的比率在十％到十二％之間，其盛行率隨著年齡而增高：六十五歲的比率大約只有一％，七十五歲的比例大約是十％，八十歲大約是二十％到三十％，九十歲的比率是四十％到五十％。六十歲以前就發生失智的情況比較少。

失智症的症狀可能由許多疾病引起——也許多達一百多種；這些疾病當中，有些是可以治療的，但許多都不能。由某些疾病所引起的失智症是可能停止繼續發展的，但其餘的則無法改變。這些疾病中有的很罕見，有的比較常見，但造成失智症的機會很低——不要假設失智症是這些疾病無可避免的結果，然而，也**有些疾病一定會造成失智，例如阿茲海默症**。

大部分的研究指出，阿茲海默症引起的失智症案例是大約五十％到六十％，心血管疾病引起的（血管型失智症）佔十％，結合阿茲海默症與心血管疾病引起的佔十％，路易體失智症佔五％到十五％，額顳葉失智症佔五%，其他情況造成的失智症案例大約佔十%。本章會討論到引起失智症的最常見疾病，最後則會討論到損害思考能力但不會造成失智症的其他腦病變。如果你已經得到診斷結果，你可以只閱讀跟你或你所照顧的失智症患者所罹患的疾病有關的段落。

## 與酒精濫用有關的失智症

有酗酒問題的人有較高的失智症風險，但我們尚不清楚確切原因，可能結合了各種營養缺乏症、跌倒和打鬥造成的反復頭部創傷，以及酒精本身。

酗酒造成的失智症，其症狀與阿茲海默症的有所不同，患者仍能清楚的表達（語言很少受到影響），但記憶受損、個性改變、煩躁，而且常常易怒。這些狀況會讓家屬很難熬又挫折，因此，讓照顧者能分辨這些差異並嘗試一些針對這種失智症的照顧方法，是很重要的事。

第一步是確定患者有得到治療，並且無法再接觸到酒。若想知道患者失能的程度，或是其行為是否為故意或有計畫的，神經心理學測驗能幫上忙。假如家屬因患者濫用酒精而產生痛苦的記憶，可以尋求家庭諮商。當牽扯到失智症出現時，家屬過去用來應付患者酗酒問題的對策也許不再適用。假如患者吃均衡的飲食、服用硫胺素（維生素$B_1$）補充劑和避免頭部創傷，因酒精濫用而引起的失智症是有可能逆轉的。

## 阿茲海默症

阿茲海默症由德國精神病學家艾洛斯．阿茲海默（Alois Alzheimer）於一九〇六年首次提出，該疾病正是以他的姓氏命名的。

這種疾病最初是在一位五十多歲的婦人身上發現的，剛開始被稱做「早發性失智症」，因為她相對來說太年輕。醫生現在相信，發生在老年人身上的失智症和早發性失智症一模一樣或極為相似，但較年輕的發病者很可能有遺傳上的特殊原因，而不管患者的年齡為何，這種疾病通常叫做阿茲海默症。

阿茲海默症通常發展得非常緩慢，甚至讓人無法察覺，所以往往在事後回想時才意識到疾病的初期症狀。

阿茲海默症發展到最後，大部分的智能都會受損，但在疾病初期，**形成新記憶的障礙是最常被患者、家人和醫生注意到的問題**，患者也許會忘記幾小時前的對話或幾天前的約會，他們也許無法做需要抽象推理的事——例如做財務決定；他們也許難以應付工作上的問題，或是不像從前那樣喜歡閱讀；他們的個性也許會改變，或是變得憂鬱。由熟知這方面的醫生所做的檢查，能揭露患者是否有記憶力退化以外的腦損傷，但這些損傷或許還不會干擾到他們處理日常事務的能力。

在阿茲海默症的第二階段，有三個領域的損傷是顯而易見的：**語言（說話）能力**、**處理日常事務**，**以及知覺或視覺處理**；這些症狀往往在患者患病兩到三年後才被察覺。語言損傷通常始於找不到適當詞彙、用了不正確的詞或愈來愈無法理解別人的意思。患者也會愈來愈難處理曾經可以「自動」做好的事情，像是刷牙、使用餐具、穿衣服和寫字。

疾病通常是在六、七年後進入晚期，患者在身體和認知方面都嚴重受損，失禁、喪失走路能力或跌倒都很常見。患者能說的話也許不超過一、兩個字，而且可能誰也不認得，或是只認得一、兩個人。他們已無法可靠地規劃事情，往往需要家人、朋友或專業人員的照顧。

阿茲海默症通常在十到十一年之後導致死亡，但其進程也許更快（三到四年）或更慢（二十年以上）。這種疾病偶爾會緩慢地發展幾年，然後再迅速發展，不過，它典型的進程是持續且緩慢的。

在顯微鏡下，可以看到阿茲海默症患者大腦中的兩種變化：被稱做「神經炎斑塊」和「神經纖維纏結」的大量異常結構，這些結構代表著腦細胞及其連結受到了直接損害。斑塊是由一種叫做「β類澱粉蛋白」的異常蛋白所組成，纏結是由 tau 蛋白所組成。

直到近年，在患者死後透過解剖鑑定這些異常物質，一直是確診阿茲海默症的唯一方法。現在，終於有正子斷層掃描能偵測到大腦中異常的類澱粉蛋白和 tau 蛋白（見第二章和第十八章）。然而，許多七十歲以上認知正常的人大腦中也有類澱粉蛋白，因此，類澱粉蛋白正子斷層掃描本身不能被當做七十歲以上長者的診斷結果。不過，若是在六十六歲以前，類澱粉蛋白正子斷層掃描陽性能準確地判定為阿茲海默症；而在六十五歲以後，在正子斷層掃描中同時出現β類澱粉蛋白和 tau 蛋白的認知損傷患者，會被判定有阿茲海默症。

有些血液檢驗和脊髓液檢驗能測量出這些異常蛋白的存在，但在今日，那些方法還不如正子斷層掃描來得準確。診斷技術的發展日新月異，幾年之後很可能就有新的血液和脊髓液蛋白檢驗法。

就目前而言，對六十五歲以上的活人所做的阿茲海默症診斷依據是：患者的症狀類型、症狀隨著時間的變化、症狀沒有其他原因可解釋，以及正常的大腦斷層掃描或大腦磁振造影結果。在未來幾年裡，精進的正子斷層掃描和蛋白測量技術很可能為阿茲海默症的診斷帶來重大的變革。

## 失憶症（高沙可夫症候群）

失憶症（從前叫做高沙可夫症候群，係以第一個提出此疾病的俄國精神病學家命名）造成的損傷僅限於記憶，不影響到思考的其他方面。

由於失憶症只影響到智力功能裡的一種領域，所以它不是真的失智症。

## 大腦類澱粉血管病變

發現於阿茲海默症裡的$\beta$類澱粉蛋白，也可能沉積在血管壁上，這會使血管壁變得脆弱，造成大腦反復出血（出血性中風），然後導致血管型失智症。這種疾病具家族遺傳性，通常開始於六十歲之前（見「年輕型或早發性失智症」P420）。

## 慢性創傷性腦病變

經歷過腦震盪的人有較高的失智症風險，解剖經歷過腦震盪的失智症患者時，最常見的發現便是慢性創傷性腦病變——創傷性腦病變的定義為死者大腦中的特定區域裡同時出現纏結和 tau 蛋白，但纏結出現的區域和阿茲海默症的不一樣。

慢性創傷性腦病變曾以在接觸性運動（例如美式足球、曲棍球和足球）中遭受過腦震盪的運動員做過廣泛的研究，暴露在高強度爆炸環境中的士兵，也有慢性創傷性腦病變的風險。雖然不清楚頭盔或其他頭部護具能不能降低運動員或士兵身上的風險，但仍然建議使用。

## 大腦皮質基底核退化症

大腦皮質基底核退化症是失智症的罕見原因，現在被歸為tau病變失智症的類別（見「額顳葉失智症」P414～415。）。

初期症狀包括失用症（手臂喪失動作能力——即便患者的力氣是正常的）引起的單臂動作遲緩。大腦皮質基底核退化症患者也有肢體僵硬和記憶損傷問題。

## 憂鬱

憂鬱並非失智症的常見原因。憂鬱的症狀通常很明顯，但仍舊必須問清楚。憂鬱引起的失智症，其患者身心反應都很緩慢，但語言和知覺能力都沒改變。但更常見的情況是，憂鬱是由腦病變（例如阿茲海默症、中風或帕金森氏症）引起的失智症最初期的症狀。

阿茲海默症、路易體失智症、帕金森氏症失智症或血管型失智症的患者，都可能在失智症發生後產生憂鬱的症狀。他們通常有語言或知覺問題，那些症狀暗示了他們同時有憂鬱和由神經退化造成的失智症。無論患者有沒有不可逆性失智症，其憂鬱都應該獲得治療，不要讓醫生把憂鬱視為預料中的問題而不去處理它。**治療失智症患者的憂鬱，往往能緩解患者的痛苦，幫助他們生活得更愉快，並促進食欲，或許也能減少惱人的行為症狀**，但要記住，即便患者的憂鬱改善了，他們的記憶問題也許依舊不會得到改善。

## 額顳葉失智症

大約五％的失智症患者有限於額葉（額頭後方的大腦）或顳葉（太陽穴下方的大腦）部分的腦細胞喪失和腦萎縮。在正子斷層掃描和大體解剖中出現 tau 蛋白的異常沉澱，這種類型的失智症叫做額顳葉失智症。

影響到大腦額葉和顳葉部分的一些疾病，現在被歸類到同一組，其特徵都是 tau 蛋白異常，因此被稱為 tau 蛋白病變 P431～432。當疾病大部分都在特定的腦葉裡發展時，這些疾病就叫做腦葉失智症或額顳葉失智症。本章在其他段落中提到的大腦皮質基底核退化症 P413 和漸進性上眼神經核麻痺症 P418，便是包含在 tau蛋白病變類別裡的其他兩種疾病。

今日我們已經能辨識出兩種常見的額顳葉失智症，此疾病的行為表現開始於個性和行為上的明顯變化，有這些症狀的人應被送去進行評估。記憶受損的狀況往往很輕微——尤其是疾病剛開始時，因此，患者發病初期常被認為是壓力、「中年危機」或希望在工作或家庭狀況方面有所突破才出現的變化。在喪失行為抑制力類型的額顳葉失智症中，不當的社交行為（例如有關性的不當言論、與權威人物爭執或在店內行竊）可能是失智症的極初期徵兆。有些患者的初期症狀是變得極為冷漠——他們似乎變得退縮，也不太從事之前喜歡的活動。

在語言類型的額顳葉失智症方面，患者在初期會產生多種失語症症狀P418。他們或許喪失了自己的「詞庫」，無法找到適當的詞彙；他們或許能把話說得很流利但內容難以理解，因為他們喪失了文法能力；他們或許也喪失了理解字義的能力。

額顳葉失智症的進程通常比阿茲海默症迅速，患者平均與此疾病共存六、七年，但不同病人的差異很大：有的人只能活三年，有的人能活到十五年以上。大約三分之一的額顳葉失智症患者有強大的家族失智症病史，通常在家族成員五、六十歲時有失智症。

## 愛滋失智症

愛滋病（後天免疫缺乏症候群）首次出現於一九七〇年代末期，係由人類免疫缺乏病毒（ＨＩＶ）引起，這種病毒會使免疫系統失去功能，防礙身體消除病毒和其他感染。在愛滋病毒的療法出現之前，愛滋患者會死於他們的免疫系統原本能避開的感染和癌症。

愛滋病經由性行為和接觸受感染的血液或其他體液來傳播，常見的感染源是使用感染者用過的皮下注射針頭。今日，所有用來輸血的血液都要通過這種病毒檢驗才能進行輸血。感染風險最高的是有多個性伴侶的人、靜脈注射毒癮者和受感染的母親所生的新生兒。

在發明出將ＨＩＶ從血液中消除的藥之前，愛滋病通常在幾年內便導致患者死亡，不過，現今的ＨＩＶ療法非常有效，一般認為持續接受治療的患者，其預期壽命會和一般人一樣。

在抗病毒藥物出現之前，愛滋患者往往會罹患失智症，但今日由ＨＩＶ病毒引起的失智症很罕見。它發生在不能服用或沒有服用抗病毒藥物的患者身上，以及所感染的病毒具有抗藥性的患者身上。當ＨＩＶ感染到大腦或當患者感染到寄生蟲、真菌、細菌或其他感染大腦的病毒、或侵襲大腦的癌症時，就會產生失智症。

由ＨＩＶ引起的失智症會造成身心遲緩和記憶障礙，如果患者有腦瘤或某區域的大腦感染，其所表現出來的症狀則取決於大腦損傷的部位。

## 亨丁頓舞蹈症

亨丁頓舞蹈症的特徵是身體會產生患者本人無法控制的異常舞蹈動作，它也會引起失智症，其特徵是明顯的心智遲緩、執行力（規劃和心智靈活性）受損，以及家族史中有類似的疾病。平均發病年齡是四十五歲，但可能早至青春期或晚至七十歲。亨丁頓舞蹈症的發生，是由於第四條染色體變異導致一種叫亨丁頓的蛋白質異常。這種疾病是染色體顯性遺傳，也就是說，只要一對染色體其中之一具有突變的基因，疾病就會表現出來。

## 路易體失智症

路易體失智症佔了所有失智症案例的五％到十五％。路易體是大體解剖時在顯微鏡下發現於腦細胞的異常現象，這些異常結構原本被認為只出現在帕金森氏症患者身上，但是在一九八〇年代末期，有醫生發現一些失智症患者的大腦佈滿了路易體。

路易體失智症的症狀，是發現於阿茲海默症和帕金森氏症失智症症狀中的綜合體。不過，有些醫生懷疑路易體失智症是一種有別於其他的情況——確實有一些特徵讓它有別於阿茲海默症和帕金森氏症造成的失智症，路易體失智症患者中大約有八十五%會產生視幻覺，而且通常是很初期便會出現的症狀。路易體失智症患者也許有輕微的帕金森氏症症狀，但這些症狀對通常很有效的帕金森氏症療法只有些微的反應。此外，許多路易體失智症患者會斷斷續續產生持續好幾天的嗜睡。

路易體失智症患者對抗精神病藥物會產生嚴重的副作用，應該避免使用，就算真的需要用這些藥物來治療妄想與幻覺，也要儘可能使用最低劑量。對患者的視幻覺現象予以寬慰（「我知道你看到小小人，但那是因為你生病了」或「我知道你對家裡的小小人感到不安，但我已經把情況控制住了」）能幫助患者沒那麼害怕。

類似帕金森氏症的症狀包括僵硬、遲緩、平衡感不佳和經常跌倒。因此重要的是，需保護患者免於跌倒所產生的傷害（例如，把有尖角的矮茶几挪開，提供有輪子的助行器）。使用左旋多巴（藥品名：心寧美）也許有助於緩解這些症狀。

## 與帕金森氏症有關的失智症

帕金森氏症是一種腦病變，有四大症狀是其特徵：靜止性顫抖（當手放在桌上或大腿上時，會發生節奏性的顫抖）、身體僵硬、動作遲緩和思考遲鈍，以及平衡不佳。由帕金森氏症引起的失智症開始於這些症狀發生後的一年或幾年之後。

思考遲鈍、難以回想起事情而非真的記不住、難以解決問題和心智靈活性漸漸消失，是這種失智症的主要現象，而且視覺往往在疾病初期受損。抗帕金森氏症藥物也許能改善思考的速度和組織想法的能力。

## 原發漸進性失語症

原發漸進性失語症的第一個症狀是喪失以語言表達自我的能力。沒有能力找到自己想用的詞彙，是件令人沮喪的事。

原發漸進性失語症的最常見原因是語言類型的額顳葉失智症，隨著疾病從大腦語言區擴散到其他區域，便產生了記憶、知覺和判斷能力的損傷。原發漸進性失語症偶爾會是阿茲海默症的第一個症狀。透過磁振造影和去氧葡萄糖正子斷層掃描，通常會看到只出現於左顳葉的異常。

## 漸進性上眼神經核麻痺症

漸進性上眼神經核麻痺症患者的身體姿態僵硬，而且眼球移動困難，眼睛向上看和向下看的能力在疾病剛開始時便受損或喪失了。

上眼神經核指的是控制眼球移動的中樞，或「核心」，這個核心無法發揮正常功能，是因為從上方伸入核心的神經纖維沒有適當地運作，因此在要求患者向上看、向下看或向旁邊看時，他們無法做到這些動作。

漸進性上眼神經核麻痺失智症的特徵是心智遲緩不靈活。在疾病剛開始的時候記憶力相當正常，但執行力（規劃和心智靈活性）通常已經受損，僵硬的姿態和平衡不佳致使患者經常跌倒。

## 創傷性腦損傷（頭部創傷）

頭部創傷可能直接殺死腦細胞和損害連結腦細胞的神經束，進而破壞腦組織，或是造成出血而不殺死腦細胞。汽機車交通意外是創傷性腦損傷常見的原因，但因接觸性運動而反復遭受頭部創傷也可能導致創傷性腦損傷。經常接觸簡易爆炸裝置的海陸士兵，即使頭部未被彈片射穿，也可能有腦創傷——想必這是由於爆炸壓力波造成的腦損傷。

創傷性腦損傷的症狀端視損傷發生的位置，患者可能發生認知障礙、個性改變和行為改變——尤其在經歷反復的撞擊之後。頭部創傷也可能誘發阿茲海默症和額顳葉失智症。

頭部創傷有時候會造成顱內腦出血，可能在顱骨和大腦之間的腦膜間形成大量的血液蓄積，這叫做硬腦膜下血腫。由於顱骨很硬，內部壓力增大時無法擴展，所以硬腦膜下血腫會增加顱內的壓力，這可能直接損害腦細胞，或是把大腦往下推擠過顱骨基部通到脊髓的小開口，如果不緊急醫治可能造成死亡。年長者即使是輕微的跌倒也可能造成這種出血。硬腦膜下血腫的治療方式是以手術移除血塊。

## 血管型失智症

當腦血管被堵住（稱做「梗塞」）、破裂（「出血」）或發炎時會引發失智症。這些情況的每一個都足以殺死腦細胞，而且數個小中風的累積效應可能導致失智症。腦血管疾病也可能使患者更容易罹患阿茲海默症，但我們尚不清楚這是怎麼發生的。

**血管型失智症的症狀取決於大腦受損的部位**，常見的問題包括記憶、協調和語言損傷。

有些血管型失智症會隨著時間而慢慢進展，但有些經過了好幾年也沒有惡化。血管型失智症的進程，有時候可藉由防止再次中風和治療引起血管發炎的疾病來中止它。近年在治療中風上已有長足的進步；假如及早發現，血栓可以被溶解或經手術移除，而若能找到血栓的來源或發炎的原因，便能治療並預防下一次的中風。這些治療能夠防止進一步的腦損傷，故能降低失智症的風險和減緩其進程。

## 年輕型或早發性失智症

在六十歲以下的人身上，許多疾病都可能引起失智症。在四十到六十歲之間，半數的失智症患者都有阿茲海默症，比一半稍微少一點的人患有額顳葉失智症，其他疾病則佔了十％。在四十歲以下較年輕的人身上，失智症的原因很可能是攻擊腦血管的自體免疫疾病、中樞神經系統感染或罕見的遺傳性疾病。

年輕型失智症的照護問題往往有別於六十五歲以上的患者。六十歲以下的人多半都有工作，許多人家裡也有小孩，這些責任可能令照顧方面的考驗變得特別困難。本書中所提到的行為和精神症狀在發生於較年輕的失智症患者身上時，可能特別令人感到不安，因為這些人也許還沒有配偶或孩子，或是還沒有和照顧者培養出長期的家人關係。

較年輕的失智症患者在申請社會福利補助時可能較為困難，因此經濟方面的考驗很常見且難以克服。

# 其他大腦失調症

有些疾病會破壞思考能力，但不會造成失智症。

### 譫妄症

譫妄症是包含思考障礙、以及專注和覺察程度改變的一群症狀，它通常是**可以治療並好轉的**。就像失智症患者一樣，譫妄症患者或許健忘、失去方向感或無法自理，但與失智症患者不同的是，譫妄症患者嗜睡、覺察力和專注力不足，而且容易分心。**譫妄症通常是突然發生的，而失智症（除非是頭部創傷造成的）是經年累月地慢慢發展。**

譫妄症的其他症狀包括對事實的錯誤解讀、錯誤觀念、幻覺、語無倫次、夜裡醒著、活動力增加或減少。譫妄症的症狀常常在一天裡變來變去。

譫妄症的原因有很多種，如果能找出原因的話，通常是可以治療的。藥物副作用、感染和脫水或攝取過多水分，都是常見的原因。便祕和尿道感染可能造成譫妄症。太多藥物交互作用也可能造成譫妄症——即使是藥物治療已經開始了好幾個禮拜之後。當年長者生病或住院、而且變得意識混亂時，醫生在做失智症的診斷之前，必須先處理譫妄症的任何可能原因。

失智症患者比其他人更容易發生譫妄症，若失智症患者的情況突然惡化，應該把譫妄症列為可能原因。浮躁、嗜睡、失禁、激動和害怕，都可能是譫妄症引起的——其中或許只有一種症狀比較明顯，因而讓人看不太出來有哪裡不對勁。你也許注意到患者日常活動的增加或減少、覺察力降低或活動量的增加或減少。視幻覺常見於譫妄症。

## 中風及其他局部腦損傷

有些大腦的損傷可能僅限於一個區域，也就是「局部的」。這種損傷，可能由腦創傷、中風或頭部受損造成。然而，即便只是局部損傷，也可能導致不只一種心智功能受損；神經科醫生可以從症狀來判斷受損的部位。局部型的損傷叫做「局部腦病變」，而當損傷擴散時（「全身型」），其所表現出來的症狀可能代表著失智症的形成。

大中風就是大腦的某部分受損，其症狀有身體一側突然麻痺、一側面癱或語言問題。中風的原因可能是血栓堵塞腦血管，或是腦血管破裂導致顱內出血。即時救治非常重要，腦細胞有時候會因腫脹而受損，但在消腫之後就復元了，當大腦的其他部分慢慢學會受損區域的工作時，也可能發生復元的情形。**許多中風過的人都能慢慢復元，他們需要復健訓練，這能增加康復的可能性，使依然受損的地方沒那麼嚴重**。康復可能會持續好幾年，良好的醫療管理能夠降低再次中風的機率。

## 短暫性腦缺血發作

短暫性腦缺血發作是由大腦中某部分供血不足引起的**大腦功能暫時受損**，患者也許無法說話或口齒不清，也許虛弱或癱瘓、頭暈或噁心。這些症狀只持續幾分鐘或幾小時，然後完全自動消失，這和中風成了明顯的對照——中風有相同的症狀，但結果造成了長久的損傷。更進步的大腦磁振造影技術已為我們指出，即使當症狀完全消失後，仍可能發生永久的腦損傷。

**短暫性腦缺血發作應被視為中風的警訊，當症狀開始時就趕緊送急診室救治**，這是很重要的，因為血栓溶解藥只有在症狀開始的二十四小時內使用才有效。醫生也會找出短暫性腦缺血發作的原因，找出原因才有可能大幅降低未來中風的風險。

**暫時性全腦失憶症**是短暫性腦缺血發作的一種，患者發作時會有短暫的（頂多幾個小時）迷茫。即使完全康復，仍應該把患者送到急診室做立即的評估。

CHAPTER

# 18

# 失智症的相關研究

失智症研究已有令人振奮的進展。不久之前，多數人還認為失智症是老化的自然結果，只有少數先驅對失智症的研究感興趣，但過去四十年來，情況已經改變了。

關於失智症，我們知道的有：

- 失智症並不是老化的自然結果。
- 失智症是由特定、明確的疾病引起的。
- 不同的蛋白變異，造成不同的神經退化性失智症。
- 診斷能辨明可治療的疾病和做為治療的指引，因此非常重要。
- 就目前無法治癒的疾病來說，一次徹底的評估能做為疾病管理的重要指導方針。

今日相關研究的重點在於辨明造成失智症的特定疾病的原因和療法（見第十七章），新的儀器技術讓我們能更仔細檢視一般老化和疾病期間的大腦狀況，由於大眾對這種疾病的了解也更多，因此對於解決方法的需求也在不斷增長。

本章比前面幾章更著重於技術層面，我們建議你在放鬆時閱讀，如果想略過也無妨。

全球都在執行相關的研究。在美國，研究經費一開始是由國家老齡研究所、國家神經及中風疾病研究院和退伍軍人事務部提供的。國家老齡研究所出資成立了阿茲海默症研究中心，集結的諸多優異研究學者在這裡做了許多令人激賞的研究，此外，也還有其他來自個人捐款、基金會和製藥公司的研究經費。遺憾的是，每年都有許多可能帶來成果的研究計畫並未獲得經費支持。

## 理解研究

隨著大眾對阿茲海默症的認識日益增加，各種研究單位也源源不斷地宣告有「突破」和「對策」，這其中有些是療法研究中的重要基石，但每一個突破本身都只是尋求療法之路的一小步。

理解研究中的治療理念，對科學家和家屬等人來說可能是項考驗。關於研究，有些事情是你需要知道的，它們能幫助你理解你所閱讀的東西：

- 研究學者需要將他們的發現公諸於世，世人也想知道研究學者的發現。新聞媒體對這些發現的宣傳熱忱，在維持研究經費的公眾支持上扮演著很重要的角色，然而，當新聞媒體所宣布的「突破」變成令人失望的結果時，家屬也會因此感到洩氣。
- 科學必須鑽點牛角尖。某些事有一段時間看似表現突出，讓家屬和科學家都相當振奮，但之後卻沒有進一步的突破。這讓人感到挫折，但每一次我們都能因此排除某個項目，排除掉一條不需要研究的目標。許多線索都像是拼圖的一小片，通通拼在一起後，答案就浮現出來了，但這些碎片往往不屬於我們原以為它們該放的地方。
- 阿茲海默症等疾病不同於傳染病（例如白喉、水痘和小兒痲痺症）。每一種感染病都有其原因、特定的致病原、導致的結果，但阿茲海默症有好幾種、也許很多很多種原因，從這方面來看，它是屬於同一類別的數種疾病，就跟癌症一樣；這也說明了這種疾病在不同人身上有某些變化的原因。也許要同時誘發好幾種原因才會導致一個人罹患阿茲海默症，而在不同人身上的誘發原因可能也不同，但通常那些多重原因導致的症狀是相似的。所以，研究人員必須追查好幾種原因和療法。

◆ 在研究中排除其他因子的影響是很重要的。參加藥物研究的家屬有時候相信，他們的親人在做藥物治療時有好轉跡象，但當一個精心設計的研究完成後，研究人員才發現接受安慰劑或虛假療法的患者也有相同程度的進步。其中原因可能很多，例如執行該研究的部分研究人員和家屬一廂情願的想法，或是對研究成果懷抱著希望讓患者受到鼓舞，或是由於來自研究或實驗新療法處方藥的額外關注而暫時活絡了患者的思考等等，這就是安慰劑效應，這種情況相當常見，即使是在手術研究中也經常發生。優質的藥物和其他療法研究必須審慎地設計，排除由其他因子造成進步的可能性。

◆ 初步治療的試驗通常會在一小組人身上執行。由於患者的樣本規模較小，因此有可能提高與治療無關的外來因子，這會混淆結果，但基於安全考量，在新療法研發的一開始，只能讓一小組人來接受未經測試的療法。如果你聽到一個小組研究有了令人振奮的結果，記住，那些結果也許能、也許不能被涵蓋較多人的大型實驗或由其他研究人員所做的測試驗證。

◆ 兩個因子一起發生，並不表示其中一個就是另一個的原因。在失智症患者的大腦中也許同時發現A與B，但這並不表示A是B的原因或B是A的原因；A和B可能都是由未知的因子C引起的。人類可能要花好幾年的時間才能弄清楚這些疾病因子之間的關係。

◆ 專門用來治療阿茲海默症患者大腦的藥物，可能在患者全身引發嚴重的副作用。藥物研究有時必須中止，因為該藥物可能對其他身體器官造成損害，而其損害已經超出了治療價值。

◆ 動物研究讓科學家從中了解大腦運作的方式，並且利用動物測試藥物的安全性，通過後才能提供人類使用。在老化得比人類迅速的動物身上做研究，能比人類研究更快得到答案。政府有嚴格的法律規定，必須以人道對待實驗動物，而做動物實驗的研究人員也要考慮到，動物對治療的反應哪些與人類反應類似、哪些不類似。給予生命週期短的動物大劑量的化學物質，會有更多機會看到化學物質與疾病之間的關係（假如存在的話）。電腦模型也有幫助，但不能取代動物研究。

◆ 美國國家老齡研究所和阿茲海默症協會釋出與重大突破和廣為宣傳的聲明有關的報告，這些報告意欲提供大眾準確的資訊，並且能在他們的網站上查詢得到。美國國家老齡研究所網站上關於阿茲海默症和相關失智症的部分，是研究突破資訊的優質來源（www.alzheimers.gov）。

## 小心吹噓的假治療

有些沒品德的不肖分子會促銷昂貴、危險或沒用的「療法」，以不正當的手段燃起了患者和家屬的希望。美國的阿茲海默症協會握有一些假藥和假療法的清單，可以告訴你哪些療法已經漸漸被醫生認為成效不大或毫無價值。

假如有某種療法所聲稱的效益超過了美國國家老齡研究所或阿茲海默症協會所說的可能性，我們建議你最好在考慮使用它之前先徹底查清楚。

## 血管性失智症和中風的研究

多次中風是失智症第二常見的原因。全球的中風頻率在過去半世紀以來已經下降了三十％到五十％，某些國家的失智症發生率下降也許要歸因於此。假如能找到更好的方法來預防中風和血管疾病，將有數以萬計的人因此受惠。

中風的風險因子包括高血壓、低密度脂蛋白膽固醇偏高、肥胖、糖尿病、飲食中含高動物脂肪和高鹽、抽菸和心臟病；這些因子也會提高一個人罹患血管型失智症的機率。直接治療這些風險因子，經證實能降低中風的風險。運動也被證明能降低風險。

研究人員正在著手研究，在中風期間和中風後不久發生於大腦中的化學物質變化。他們冀望，阻斷破壞性化學物質的釋放能減少對腦組織的破壞。研究人員也在探索，特定的復健訓練在何時開始、如何實施能更有效地幫助大腦認知及改善到什麼程度，以逆轉腦損傷。現在很清楚的是，**中風的康復可能會持續好幾年**，有愈來愈多的證據指出，**復健治療能將中風後的康復提高到最佳程度**。

科學家還發現，憂鬱很常見於中風之後——即使身體受損的程度很小。這一點很重要，因為這種憂鬱已被證實對憂鬱的標準療法（例如藥物和心理治療）有反應。

# 阿滋海默症研究

## 大腦裡的結構變化

當年阿茲海默醫師在檢查某位患者（一位有失智症行為症狀的婦女）的大腦組織時，從顯微鏡下看到神經炎斑塊和神經纖維纏結的變化；類似的結構也發現於很少數未患有失智症之長者的大腦中。目前科學家正在分析這些斑塊和纏結的結構與化學物質，希望能找出跟它們有關的線索及它們在疾病中扮演的角色。

### 腦細胞

大腦由數百億個神經元或神經細胞所組成，這些神經元或神經細胞和其他或遠或近的細胞連結起來，連結後便能執行思考、記憶、感覺情緒和引導身體動作等任務。大腦裡其他類型的細胞負責支持和維護神經元的功能，與感染對抗，並修復損傷。

不同的退化性疾病，例如阿茲海默症、額顳葉失智症、帕金森氏症、亨丁頓舞蹈症和漸進性上眼神經核麻痺症等，它們很微妙的一個地方便是，每一種疾病都從大腦中不同地方的不同一組神經細胞開始，然後擴散開來。舉例來說，多年來科學家已知在阿茲海默症初期會喪失海馬迴的許多細胞——海馬迴是大腦深處的一個小區域。在疾病慢慢進行的過程中，其他區域裡的細胞以一種可預測的模式死亡，而細胞死亡和疾病症狀是並行發展的。

## 神經可塑性

可塑性一詞係用來形容神經系統的變化能力。二十世紀最偉大的發現之一，便是證明**大腦能夠製造新的細胞——即使是在老年期**。在此發現之前，人們一直以為大腦在完全發育後便不會再產生新的細胞。

同樣重要的發現是，在人類的一生當中，腦細胞能夠不斷製造新的連結。它帶給我們的希望是，人類能夠從失智症中康復——即使有些腦細胞已經死亡。因此，研究大腦如何形成新的連結和新的細胞，是現代研究的一大重點。

## 神經傳導物質

大腦裡有一種叫做神經傳導物質的化學物質，負責將訊息從這個神經細胞傳到另一個神經細胞，這些傳導物質在大腦中製造、使用和分解。神經傳導物質依細胞的種類不同而分成許多種，它們或許也各自司管各種不同的任務。在某些疾病裡，某種神經傳導物質的量會少於正常值，舉例來說，帕金森氏症患者在大腦黑質區所製造的神經遞質多巴胺的量異常的低，因為那塊區域裡的細胞死了。左旋多巴藥物能提升多巴胺的量，因此能急遽改善帕金森氏症的症狀。

科學家發現，阿茲海默症者缺乏好幾種神經傳導物質——尤其是乙醯膽鹼，或許也缺乏生長抑素、正腎上腺素、血清素、促腎上腺皮質激素釋放因子和物質P。不同的人所缺乏的神經傳導物質也很可能不相同，這也許說明了阿茲海默症患者間症狀各異的原因。

科學家企圖找出某種藥物，用以提高大腦中所缺乏的乙醯膽鹼和其他神經傳導物質的量，好藉此逆轉阿茲海默症。然而，這個方法並不能把病治好，因為它只是把缺乏的東西放回去，但不能阻止殺死腦細胞的進程。帕金森氏症也是一樣。

## 電訊號

腦細胞之間的溝通需要透過電訊號——尤其是在大腦裡相距遙遠的兩地。一些科學家正在探索，直接用電流刺激是否能提高大腦功能，讓大腦從損傷中康復。

## 異常蛋白

蛋白質是細胞和身體組成的主要成分之一。身體攝取食物，把食物分解成胺基酸，然後建構成它所需要的蛋白質。在顯微鏡下所觀察到的大腦病變（造成失智症的許多疾病的特徵），其組成就是變異的蛋白質，包括阿茲海默症的斑塊和纏結、在一些額顳葉失智症患者大腦中發現的匹克體、在帕金森氏症和路易體失智症患者大腦中發現的路易體，以及庫賈氏病的普恩蛋白P433。假如這些異常蛋白沉積物是任何（或所有）這類疾病的原因，那麼去除或防止這些蛋白沉積物或許能治療或預防疾病。

今日，研究人員正在探索由於蛋白質異常折疊而誘發或造成這些疾病的可能性。舉例來說，研究人員在阿茲海默症患者大腦中發現一種叫做β類澱粉蛋白的異常沉積物，從顯微鏡下可觀察到，阿茲海默症所特有的神經炎斑塊中，便含有這種β類澱粉蛋白，而有些阿茲海默症患者的腦血管中就有類澱粉蛋白沉積物。假如異常的蛋白折疊會導致可見於每個疾病中的結構異常，那麼預防異常折疊或清除異常折疊的蛋白質，也許就是有效的治療或預防方法。

我們知道，β類澱粉蛋白的製造由二十一號染色體上的基因控制，但尚無法判定這種蛋白質的功能。我們接下來會討論到，它有可能跟身體對入侵外來物的免疫反應有關P432~433；P435。

有一種得到許多關注的理論指出，有些人會製造身體無法正常處理的β類澱粉蛋白的分解產物。類澱粉蛋白的分解和處理過程，是由好幾種從腦細胞中自然產生的酵素所控制，某一種酵素會把類澱粉蛋白切成能被清除的好幾個小塊，但另一種酵素會把類澱粉蛋白切成不能清除的小塊，因此，大腦中堆積了不能清除的類澱粉蛋白分解產物的人，就會罹患阿茲海默症。許多用來治療或預防阿茲海默症的藥物，目標定為下列三者之一：**清除有害的類澱粉蛋白分解產物、減少有害的蛋白質產物，或是增加需要的蛋白質產物**。

## 腦細胞內的異常蛋白

腦細胞內含有一些蛋白質，它們的作用宛如讓化學物質通行的高速公路，有些阿茲海默症患者似乎具有這種蛋白質的異常形式，其中包括 tau 蛋白和微管蛋白。許多研究學者相信，這些異常的蛋白形成於前述討論的異常類澱粉蛋白出現之後，必定是由那些異常的類澱粉蛋白造成的。這些蛋白是顯微鏡下所看到的神經纖維纏結（出現於阿茲海默症患者死者的大腦中）的基本成分。異常的 tau 蛋白也發現於額顳葉失智症和漸進性上眼神經核麻痺症患者的大腦中，有些額顳葉失智症患者承襲了十七號染色體上好幾個跟製造 tau 蛋白有關之基因的異常形式。由於這項遺傳因素的發現，研究人員開始研發能夠清除異常蛋白的藥物。

帕金森氏症裡的異常蛋白是突觸核蛋白，聚集在一種叫做路易體的異常結構裡。研究人員從大約六十%的帕金森氏症患者身上發現各種基因的變異，有些是發生在出生之後，因為家族遺傳的帕金森氏症並不常見。希望藉著研究這些不同的基因變異，最後能得到與所有帕金森氏症患者切身相關的發現。

## 神經成長因子

大腦和脊髓內的細胞（以及中樞神經系統外的神經細胞）都有特定的發展模式，而這些模式是由一種叫做成長因子的蛋白質主導。我們長久以來已知中樞神經系統外的神經（周邊神經）在受損後能夠再生或再造，但直到最近才發現，在人的一生當中大腦裡會不斷產生新的細胞和連結，於是科學家一直在研究，大腦有沒有可能缺乏主導這個過程的神經成長因子，然後導致失智症。他們也在研究，神經成長因子能否用來刺激受損的腦細胞，使其再生或替換，以及這能不能使失智症患者（不管是什麼原因造成的）大腦內的細胞產生新連結。

## 感染

多年以來有一小群研究學者一直在研究，細菌、病毒或真菌有沒有可能引發阿茲海默症。直到最近以前，這個觀點在學術界一直得不到什麼支持，但自從幾位研究學者發現類澱粉蛋白也許是身體對細菌等入侵的外來物的初期免疫反應後，懷疑的態度就漸漸消失了。這表示，阿茲海默症患者大腦中的類澱粉蛋白沉積，是始於類澱粉蛋白包圍了入侵體內的有機物。

另一個被考慮的理論是，具傳染性的有機物被類澱粉蛋白包住了很多年，後來逃出老化的免疫系統的掌控，然後引起了進一步的類澱粉蛋白沉積，這種沉積隨著時間的推移持續破壞腦組織。

## 普恩蛋白

普恩蛋白（蛋白感染性粒子）是正常產生的小蛋白質的變異形式，經證明會造成數種罕見的失智症，包括庫賈氏病、庫魯病和牛海綿狀腦病（狂牛病）。之前有人認為，這些感染性粒子或類似的分子也許是阿茲海默症的原因之一，或者導致病毒性疾病擴散到大腦的機制，也許類似於其他神經退化性失智症的異常蛋白擴散的方式，但現在看來，**普恩蛋白極不可能與阿茲海默症有直接的關係**。

研究人員曾費盡心思去證明阿茲海默是否具傳染性——也就是說，它能不能從這個人傳染給另一個人。目前並沒有證據顯示阿茲海默症是由進展緩慢的病毒普恩蛋白或任何其他具傳染性的有機物引起的。但是研究人員發現，當$\beta$類澱粉蛋白和突觸核蛋白被注射到動物體內時，可能引起其他毒性類澱粉蛋白和突觸核蛋白的形成，然後這些變異的蛋白質會損害其他健康的細胞，這很類似於普恩蛋白在大腦中擴散的方式。研究這個過程的科學家希望找出一個能阻止這種擴散法的療法，以防止腦細胞因這些疾病而死亡。

## 腦（或幹）細胞移植

用移植新細胞來取代受損細胞的可能性，在近年來製造了不少令人激動的話題。由於許多失智症都開始於大腦裡一個很特定的區域，而且會先影響到單一類型的細胞，所以科學家相信，或許有可能讓每個疾病所特別針對的細胞系統更新和再生。

動物實驗指出，實驗室裡培養的某些細胞在移植到腦損傷的動物大腦時會再生和製造神經傳導物質。這些細胞裡有些來自於幹細胞，幹細胞有形成許多不同類型細胞的能力，舉例來說，皮膚幹細胞被用來取代受損或死亡的皮膚細胞。

有些實驗研究正在評估這種方法是否對阿茲海默症患者有效，不過許多專家懷疑，當阿茲海默症造成的損傷全面擴散開來之後，移植腦組織是否能逆轉情勢。從活人身上取得細胞然後「重新設計」它們去取代患者大腦中異常或已經死亡的特定細胞，或許有可能，甚至值得期待，但這種細胞是否能取代受損的腦神經迴路，仍有待證實。

## 金屬

研究人員曾在一些阿茲海默症患者大腦中發現超乎預期大量的鋁，因此多年來人們一直擔心鋁會引起阿茲海默症。其他金屬——例如錳，已知會引起其他形式的失智症，但現在看來起最有可能的是，不管失智症是什麼原因造成的，**鋁只是其結果而不是原因**。

大家有時候會納悶，我們是否應該停止服用製酸製、用鋁鍋煮飯，或停止使用止汗劑（都是鋁的來源），因為目前並沒有證據顯示，使用這些產品會造成失智症。一些人類暴露在大量鋁的環境中的研究指出，這種情況並不會造成阿茲海默症；提倡把鋁從體內排除的療法並不能改善阿茲海默症患者的情況，這些療法有的甚至具有嚴重的副作用。

## 免疫系統缺陷

免疫系統是身體對抗感染的防禦機制。研究指出，身體用來對抗感染的蛋白質，有些出現在大腦中阿茲海默症所特有的神經炎斑塊的周圍。

身體的防禦系統專門用來攻擊外來的細菌、病毒等有機物，然而，防禦系統有時候會出錯，轉而攻擊自己的細胞。有一派理論主張，初期的變異——像是β類澱粉蛋白沉積，會引起發炎反應，然後造成進一步的腦損傷。這種「連鎖理論」指出，干擾發炎反應來停止這種連鎖反應，能進一步延緩或中止阿茲海默症的進程——即使一開始的損傷仍然還在發生。

到目前為止，並未發現抗發炎藥能中止或延緩阿茲海默症，但仍有可能必須了解和找出人體免疫系統的某些層面，才能預防或延緩失智症的發生。

## 頭部創傷

有些拳擊手會罹患類似阿茲海默症的失智症，經大體解剖後發現，他們的大腦中有纏結，但沒有斑塊，這是將近一個世紀以來我們已經知道的事情。以前人們把這種情況叫做「拳擊手腦病變」症候群或「拳擊手痴呆症」，今日，這種形式的失智症叫做慢性創傷性腦病變，與反覆撞擊有關P413。

## 藥物研究

有上百種藥物被用於研究它們對阿茲海默症和其他失智症的效果。其中大部分很快就被發現沒效，或是具有毒性副作用，只有少數被報導出來，因為初步證據顯示它們能減少症狀。

研究人員已經研發出幾種藥物，能用來延緩或預防乙醯膽鹼（阿茲海默症患者大腦中所缺乏的一種神經傳導物質）的分解。這些藥物（多奈哌齊、加蘭他敏和卡巴拉丁）能夠暫時改善認知功能，但是疾病似乎仍以同樣的速率進展；這三種藥物已流行許多年，它們的功效相同，但各有不同的副作用。另一種藥物——美金剛胺，被認為是藉著阻斷另一種叫做GABA的腦神經傳導物質的毒性而發揮效用。然而，沒有證據顯示這些藥物中的任何一個能預防腦細胞死亡或延緩引起疾病的過程。

因為這些藥物並未延緩或逆轉造成失智症的損傷，所以科學家把他們的焦點轉移到去除或預防阿茲海默症所特有、也發現於額顳葉失智症和路易體失智症的異常蛋白質。藥物阿杜卡奴單抗（商品名為阿杜荷姆）能清除被認為造成這些疾病的蛋白質之一，已被美國食品藥物管理局核准用來治療輕度認知損傷和初期阿茲海默症P405～406。

## 流行病學

**流行病學是關於疾病在較大族群中分布的研究**，失智症方面的流行病學研究，能找出疾病與環境中各項因子的關聯。到目前為止，我們已發現阿茲海默症出現於夠長壽的所有族群裡。老化是罹患失智症和阿茲海默症最強大的風險因子，許多流行病學研究指出，**女性**、**教育程度較低**、**中年血壓偏高**、**糖尿病和失智症家族史**，**都會提高罹患阿茲海默症的可能性**。早年憂鬱和聽力受損，是罹患失智症的其他可能風險因子，但這不表示有相關風險因子的人就會罹患這種疾病，只能說他們比沒有那些因子的人更容易患病。有些流行病學研究發現，教育程度較高和身體活動較多的人比較不容易罹患失智症，這些發現並不能證明前述因子是致病原因，但它們是必須追蹤的線索——這種關聯性需要以科學方法加以證實或駁斥。

## 唐氏症

唐氏症是造成智力障礙的原因中最常見的遺傳因素，患者在四十幾歲之前就會產生和阿茲海默症患者一樣的斑塊和纏結，許多唐氏症患者在六十歲之前會罹患失智症。

唐氏症的原因是多了一條二十一號染色體，這個事實再加上製造類澱粉蛋白的基因是位於造成唐氏症的二十一號染色體上，更突顯出類澱粉蛋白對阿茲海默症的影響之重要性。

## 老化

進入老年期是罹患阿茲海默症最大的風險因子，其原因仍是該疾病最大的謎團之一。成人在隔年罹患阿茲海默症的風險，從六十五歲開始大約是每年〇．二五%，此後每五年增加一倍，所以到了八十歲，在隔年罹患阿茲海默症的風險是四%。不過，即使到了八十歲，統計數據指出，七十%到八十%的人仍有正常或接近正常的智力。

## 遺傳與失智症

失智症研究中有些最令人驚歎的發展是發生在傳遺領域。家屬常擔心這種疾病是遺傳性的，他們或他們的孩子將來有可能會得到。在你學習關於阿茲海默症的遺傳性時要記住，遺傳的方式分為兩大類。

**有些遺傳會直接造成每一個基因繼承者患病**，如果你繼承了那個基因，而且如果你活得夠久的話，你就會罹患那種疾病。以阿茲海默症而言，科學家已經找出三種疾病基因，分別位於一號、十四號和二十一號染色體上，六十歲以前發病的患者大約半數都跟此有關。因為年輕人罹患阿茲海默症的情況並不常見，所以這些基因變異大約只佔所有阿茲海默症患者的二％不到。藉著研究這些罕見的案例，科學家希望找出或許與多數阿茲海默症病例有關的疾病過程。

在額顳葉失智症方面，另外三個基因佔了大約三分之一的案例，此外還有七個基因佔了小部分的比例。所有的亨丁頓舞蹈症患者都繼承了一個位於四號染色體上的異常基因，而就帕金森氏症而言，只有很少數的案例是由繼承異常基因造成的。

**致病基因運作的第二種方法是提高罹患該疾病的風險**。「有風險」指的是一個人比別人更容易罹患某種疾病，但這不表示那個人一定會罹患那種疾病。**「有風險」不等於「一定會」**。

若是知道自己有患病風險，即使那是機會比較高的傳遺風險，也許就能設法降低罹患該疾病的可能性。舉例來說，血膽固醇和低密度脂蛋白強烈地受到基因影響，如果你去驗血，然後知道自己有高膽固醇或偏高的低密度脂蛋白，你心臟病發作和中風的風險就比較高；改變飲食和／或服用藥物能降低你的膽固醇和低密度脂蛋白，因此能減少你心臟病發作或中風的風險。

科學家正在試圖找出與阿茲海默症有關的基因。十九號染色體上有一個基因會影響一個人罹患阿茲海默症的可能性，但不會引發該疾病，這個基因叫做載脂蛋白E基因，顯然是被研究得最深入的一個。

載脂蛋白E基因以三種形式存在：二型、三型及四型，這些都是載脂蛋白E的正常形式。由於每個人從父親和母親各繼承了一個基因，所以我們體內的每種基因都有一對，也就是說，我們每個人的載脂蛋白E基因都是二型、三型及四型的組合（編註：比如說二／二、二／三，或二／四等等）。

繼承一個四型基因的人，罹患阿茲海默症的可能性是其他人的兩、三倍，繼承兩個四型基因的人不到總人口的五％，其風險會提高十二到十四倍。繼承二型基因的人，有對抗阿茲海默症的保護力。

有一個很有用的方式可以幫忙了解這種複雜的遺傳：

我們用八十歲以前罹患阿茲海默症的風險來思考，假設總體人口的患病風險是二十％到三十％，某個八十歲的人有一個四型形式的載脂蛋白E基因，他罹患阿茲海默症的機會是四十％到四十五％，而沒有四型基因的人，患病風險是十五％。

有一種基因檢測能找出你繼承的是哪種形式的載脂蛋白E基因，不過，你在做這項檢測之前，應該考慮自己想不想知道。

研究人員也找到另外四十個會提高阿茲海默症風險的基因，每一個致病機率都小於一％。他們希望能找出這些基因是如何提高風險的，才能引導他們找到可能的療法。

在額顳葉失智症方面，十七號染色體上的基因異常佔了大約三分之一的案例。就帕金森氏症而言，六十％的案例與基因異常有關，但尚不清楚這些異常是遺傳性的，還是後天發生的。所有由亨丁頓舞蹈症引起的失智症，是由於四號染色體上的基因異常所造成。繼承一個這種基因的每個人都會罹患此疾病——除非他們在發病前先死於其他情況。

我們建議，有明顯失智症或阿茲海默症家族病史的人，如果擔心自己的罹病風險的話，可以考慮和研究中心聯繫。

**如果你決定做基因檢測，應該在事前先找一位遺傳諮商師談談，確定自己了解基因檢測的意義和限制——檢測能告訴你什麼和無法告訴你什麼。**

在過去，遺傳因子和環境因子被認為是有明顯區別的，而今科學家們知道，它們以很多我們尚不清楚的方式相互影響，預防失智症很可能需要同時應付這兩種類型的因子。

## 性別

我們已知在每個年齡階段，罹患阿茲海默症的女性多於男性，但其原因尚不清楚。

## 神經心理檢查

神經心理學家利用**標準化的問題**、**指派任務**和**觀察**來評估和判斷一個人在認知能力上是否有退化的情形，並且鑑定這個人目前的能力程度，他們用這些檢查來**鑑定一個人的哪些心智技能已經受損或喪失**、**哪些仍完好無缺**。這項資訊能幫助家屬和醫生擬定計畫，來協助失智症患者使用他們尚存的技能，並降低對已經退化的能力的需要。得自神經心理檢查的資訊，能幫助家屬了解患者無法做某些事情但卻能做其他類似活動的原因。當懷疑一個人的能力是否真的退化時，神經心理檢查也能做出明確的診斷。

長久以來，我們已知大腦不同的區域各自負責不同的工作（記憶、動手臂、講話、感到害怕等等），也有的區域是負責協調這些心智活動的。研究人員靠著神經心理評估和大腦掃描找出大腦的哪些區域受到極嚴重的損傷，才能獲得關於疾病的資訊，醫生和家屬也能藉此得到如何給予優質照護的資訊。

## 腦部影像

電腦斷層掃描利用多光源X光成像技術來呈現大腦組織的影像。磁振造影利用短時間內產生非常強大的磁場來呈現出大腦內部結構的圖像，它也可以用來評估大腦裡的血流量，以及檢查腦細胞運作的狀況。

正子斷層造影從兩方面提供大腦的運作圖。第一，它可以顯示腦細胞正在使用多少氧或葡萄糖（血糖），並提供腦部各區域在靜止時和受到刺激去執行特定心智活動時的運作狀況的圖像，第二，有些放射性示蹤劑能找出大腦裡正常和異常的蛋白質，它可以和這種放射性示蹤劑一起使用。近年來已研發出能找出大腦中 $\beta$ 類澱粉蛋白和 tau 蛋白的示蹤劑，如今用在診斷阿茲海默症 P412 和判定實驗中的療法能否減少大腦裡異常蛋白質的量。

## 保持身心活躍

我們常常猜想，保持心智、社交和身體的活躍，是不是就能預防失智症 P400~401。許多研究發現，沒有失智症的人在身心方面都比同年齡的失智症患者更活躍，但這並不能證明活動是暫時遠離失智症的因子。失智症患者的身體、社交或心智活動程度偏低，有可能是疾病最初期的症狀，症狀有可能在發現患病之前的好幾年就出現了。不過，即使沒有絕對的證據指出保持身心活躍能預防或改變阿茲海默症的進程，但是很顯然，**身心活動有助於維持整體的健康和促進生活品質**。

許多研究已經證實，教育程度較高的人比較不容易罹患失智症，不過我們還不清楚，這是不是因為失智症在教育程度較高的人身上比較難察覺出來。同樣的道理，有些研究發現，退休人員罹患失智症的風險比同年齡的未退休人員高。進一步的研究指出，有些人退休的原因是他們已經罹患了初期的失智症。

罹患阿茲海默症之後繼續運動，或許能延緩疾病進程，而且能幫助患者保持活躍得更長久（見第五章「運動」P127~128）。

## 急性病對失智症患者的影響

有些人似乎在重病、住院、麻醉或手術之後得了失智症，但是這些因素會誘發阿茲海默症或改變其進程的相關證據很薄弱。不過，中風及直接影響大腦的其他疾病可能會引發失智症，或是使原本就存在的失智症變得更糟。

一個人的認知能力在重病、住院、麻醉或手術之後突然惡化，最可能的原因是，失智症患者是譫妄症的高風險群P420~421，譫妄症會讓一個人的思考能力暫時惡化，因此可能令原本看不出來的輕度失智症變得顯然易見。**因原本就存在的輕度失智症而造成的腦損傷，也會令急性病或手術之後的復元變得更困難。**

許多人反應說在麻醉過後得了失智症，或是失智的狀況變得更嚴重。這個議題因此成了許多科學家熱烈投入的研究領域，但幾乎沒有證據指出麻醉會造成失智症。許多研究發現，做過心臟手術的人在術後五到十年有較高的失智症風險，而目前的解釋是，失智症風險增加是由需做手術的心血管疾病所造成的，而不是手術或麻醉本身。

## 研究如何推廣服務？

研究教我們如何幫助失智症患者過著舒適、滿足的生活，也教我們如何協助負責照顧的家屬。在能預防或治療所有類型的失智症之前，這些事情都非常重要。這類研究已經向大眾示範過如何促進失智症患者的生活品質：**幫助他們儘量自理**、**降低他們的焦慮和恐懼**，**並協助他們享受人生**。這些研究也影響了我們呈現在本書中的許多觀念，舉例來說，研究證實，原本會來回踱步、吼叫、試圖打人的患者，在參加愉快有趣的活動之後就變得放鬆，也比較沒那麼苦惱了。

我們知道家屬需要協助：日間照護、喘息服務、互助團體，以及其他令情況變得正向的協助。科學家正在研究，如何最有效地把服務資訊傳達給家屬、家屬最需要的是什麼、如何鼓勵家屬利用喘息服務，以及如何以最有效的方式提供喘息服務。這些問題的答案看似明顯，但不同的家庭有不同的需求，況且大家不見得會依照科學家所預料的方式去做。審慎的研究能避免把大家的金錢浪費在不必要的服務上，也能避免因為家屬不知情的原因而使服務變得毫無用處。

## 保護因子

**預防是醫療的終極目標**。找到降低失智症風險的環境、自然和遺傳因子，或許有助於制定出預防個人和族群罹患失智症的策略。

已經探索過的領域有：飲食；身體、社交和心智活動；避免壓力；改善聽力減退；高血壓、糖尿病、過重和血脂異常的積極性治療，以及強化保護性遺傳因子的療法。幾項研究指出，若能做到低膽固醇、少量酒精和在從事具有頭部損傷風險的活動時使用頭部護具，或許能對抗或延緩阿茲海默症的發生。

藥物的預防法包括，研究能清除或預防發現於阿茲海默症患者大腦的異常類澱粉蛋白和 tau 蛋白形成的藥物。在遺傳上容易罹患阿茲海默症的人，假如能採取預防措施來修正環境誘發因子，就能降低患病風險。若想找出這些方法中有哪些能預防或延緩本書所討論的疾病，唯一的方法便是周延的研究。

## 一種或多種疾病？

雖然我們常常把阿茲海默症當成一種疾病來討論，但很顯然它的原因有很多種。正如我們在本章所討論到的P437~439，有三種異常基因會導致任何一個繼承了其中一種基因的人罹患阿茲海默症，而且至少還有四十種其他的基因變異會提高罹患阿茲海默症的風險。總括上述情況，這些基因變異大約佔了阿茲海默症風險的四十%到七十%——這表示，三十%到六十%的風險是由環境因子或由環境和基因之間的相互影響造成的。

即便阿茲海默症有多種成因，但無論原本的誘發因子是什麼，人類或許能找出一種或數種方法來預防或治療此疾病，但也有可能，每個不同的致病原因都需要一個相應的療法。雖然這些重要的問題有待科學來解答，不過本書中所提到的方法已能促進失智症患者及其照顧者的福祉——無論致病原因為何。